医事法講座 第6巻

臓器移植と医事法

A Series of Medical Law VOL.6

医事法講座
第6巻

臓器移植と医事法

甲斐克則 編
Katsunori Kai (Ed.)

Organ Transplant and Medical Law

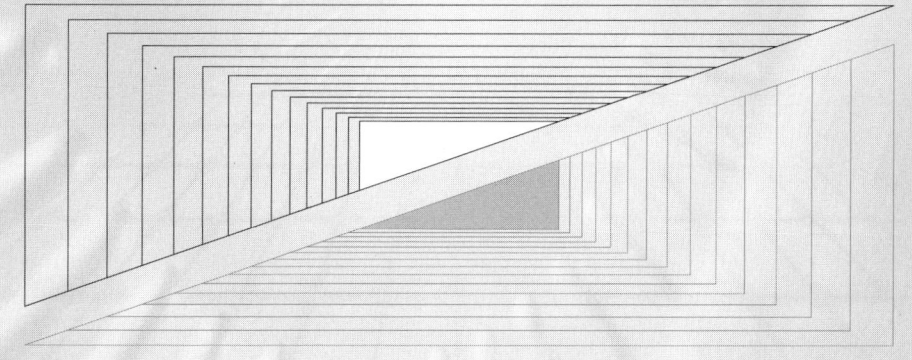

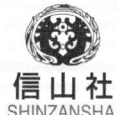

信山社
SHINZANSHA

『医事法講座』発刊にあたって

　　　　　　　　　　　　　　　企画責任者　甲 斐 克 則

　人間が生きていくうえで，医療を抜きにしては語れない時代になっている。同時に，歴史的にみても，医療は，利用を誤ると人権侵害をもたらす可能性を内在している。そこには，一定限度で適正な法的・倫理的ルールが求められる。とりわけ21世紀になり，バイオテクノロジー社会ないしポスト・ゲノム社会を迎えて，医療と法をめぐる諸問題が多様な展開を見せているだけに，医事法学に課せられた任務は，今後ますます増大するものと思われる。医と法は，人間社会を支える両輪である。

　欧米では，それに対応すべく，医療と法に関する研究書が長年にわたりシリーズで刊行されている。しかし，日本では，学問的蓄積は相当に増えたものの，学会誌『年報医事法学』を除けば，まだそのような試みはない。そこで，この度，信山社より『医事法講座』を刊行することになった。医事法学自体，民法や刑法のように実定法として体系が完結しているわけではないので，「何巻で完結」というスタイルをとらないことにした。いわば開かれた学問として，ある程度の体系性を考慮しつつも，随時，医療と法に関する重要問題を取り上げて，医事法学の深化を図りつつ，その成果を社会に還元して適正な医療を確保する一助となることが，本講座の企画趣旨である。本講座が末長く続き，日本の医事法学がさらに発展することを切に祈念する次第である。

　　　　　　　　　　　　　　　　　　　　　2009年　秋

《巻頭言》

『医事法講座 第6巻 臓器移植と医事法』の企画趣旨

甲 斐 克 則

　『医事法講座 第6巻 臓器移植と医事法』がようやく刊行される。本巻は，改正臓器移植法が施行されて5年目であることを念頭に置きつつ，国内外の臓器移植の法制度および運用面の諸問題に焦点を当てて，医事法の喫緊の重要課題にチャレンジした。

　第1章の甲斐論文は，本巻全体の総論とも言うべき臓器移植と医事法の関わりについて，臓器移植法成立および改正の経緯等を中心に論じ，課題を明示する。第2章の旗手論文は，臓器移植をめぐる法と倫理の基礎について，臓器移植に内在する法的・倫理的問題を析出し検討する。この2つの章により，臓器移植の問題の概略および本質が理解されるであろう。

　第3章の秋葉論文は，脳死・臓器移植の現行刑法上の意義と問題点・課題を論じる。また，生体移植は，改正臓器移植法の下でも，なお射程外に置かれているが，第4章の城下論文は，生体移植と刑法上の問題点・課題を論じ，第5章の岩志論文は，生体移植と民法上の問題点を論じる。この3つの章により，脳死・臓器移植および生体移植の法的問題性が浮き彫りになるであろう。

　比較法研究として，第6章の丸山論文は，アメリカにおける臓器移植制度の現状と課題について論じ，第7章の佐藤論文は，イギリスにおける臓器移植制度の現状と課題について，第8章の神馬論文は，ドイツ・オーストリア・スイスにおける臓器移植制度の現状と課題について，さらに，第9章の磯部論文は，フランスにおける臓器移植制度の現状と課題について論じる。いずれもそれぞれの国の制度および実情を長年にわたる研究の成果だけに，最新の状況がよく理解されるであろう。医事法は，とりわけ比較法研究が重要であることが，本巻でも示されている。

　第10章の中山論文は，法理論的観点から小児の臓器移植の現状と課題について論じる。重要な課題がそこに呈示されている。第11章の粟屋論文は，

WHO 勧告前後の臓器売買と移植ツーリズムの実態および問題点を論じる。この問題の第一人者の研究成果が示されている。第 12 章の朝居論文は，臓器移植制度の運用を担う著者が，日本における臓器移植制度の運用と課題について実務的観点から論じる。ここにも重要な実践的課題が明示されている。第 13 章の絵野沢論文は，日本における臓器移植の課題と展望について医学的観点から論じる。著者の医療実務を踏まえた貴重な問題提起がなされている。本巻でも医療の専門家に加わっていただいたことにより，内容全体の厚みが増した。

　以上のように，本巻も，『医事法講座』にふさわしく，臓器移植に関する多彩な分野の専門家による本格的研究成果が盛り込まれており，読者は，大いに示唆を得るであろう。本巻も，多くの方々に読まれることを期待したい。最後に，ご多忙中，貴重な論稿をお寄せいただいた執筆者の方々に心から謝意を表したい。

2015 年 7 月

医事法講座 第 6 巻
臓器移植と医事法

【目　次】

◆◆◆『医事法講座』発刊にあたって ◆◆◆

〈巻頭言〉
『医事法講座 第 6 巻 臓器移植と医事法』の企画趣旨(vii)

1　臓器移植と医事法の関わり ……………………甲 斐 克 則 … 3
2　臓器移植をめぐる法と倫理の基礎 ……………旗 手 俊 彦 … 29
3　脳死・臓器移植と刑法 …………………………秋 葉 悦 子 … 51
4　生体移植と刑法 …………………………………城 下 裕 二 … 71
5　生体臓器移植と民法 ……………………………岩志和一郎 … 97
6　アメリカにおける臓器移植 ……………………丸 山 英 二 … 125
7　イギリスにおける臓器移植 ……………………佐藤雄一郎 … 147
8　ドイツ・オーストリア・スイスにおける臓器移植
　　………………………………………………………神 馬 幸 一 … 159
9　フランスにおける臓器移植 ……………………磯 部 　 哲 … 185
10　小児の臓器移植の法理論 ………………………中 山 茂 樹 … 207
11　臓器売買と移植ツーリズム ……………………粟 屋 　 剛 … 239
12　臓器移植制度の運用と課題 ……………………朝 居 朋 子 … 257
13　臓器移植医療に見る課題と展望 ………………絵 野 沢 　 伸 … 281

医事法講座 第6巻『臓器移植と医事法』
〈執筆者紹介〉 （執筆順）

甲斐克則（かい かつのり）	早稲田大学大学院法務研究科教授
旗手俊彦（はたて としひこ）	札幌医科大学医療人育成センター法学・社会学教室准教授
秋葉悦子（あきば えつこ）	富山大学経済学部経営法学科教授
城下裕二（しろした ゆうじ）	北海道大学大学院法学研究科教授
岩志和一郎（いわし わいちろう）	早稲田大学法学学術院教授
丸山英二（まるやま えいじ）	神戸大学大学院法学研究科教授
佐藤雄一郎（さとう ゆういちろう）	東京学芸大学教育学部准教授
神馬幸一（じんば こういち）	獨協大学法学部准教授
磯部　哲（いそべ てつ）	慶應義塾大学法科大学院教授
中山茂樹（なかやま しげき）	京都産業大学法務研究科教授
粟屋　剛（あわや つよし）	岡山大学大学院医歯薬学総合研究科生命倫理学分野教授
朝居朋子（あさい ともこ）	公益社団法人日本臓器移植ネットワーク 事業推進部副部長・チーフ移植コーディネーター
絵野沢　伸（えのさわ しん）	東京医科大学外科学第三講座客員教授（国立成育医療研究センター元先端医療開発室長）

医事法講座 第6巻

臓器移植と医事法

1　臓器移植と医事法の関わり

甲 斐 克 則

医事法講座 第 6 巻　臓器移植と医事法

- Ⅰ　序
- Ⅱ　臓器移植法成立までの経緯と医事法の関わり
- Ⅲ　臓器移植法改正諸案の概要
- Ⅳ　改正臓器移植法の意義と課題
- Ⅴ　医事法的観点から見た脳死臓器移植制度のゆくえ
- Ⅵ　生体移植と医事法の関わり
- Ⅶ　結　語

I 序

　改正臓器移植法が2010年に施行されて，丁度5年になる。臓器移植は，社会にかなり定着してきたが，課題も多い。そもそも，臓器移植技術自体が，医療技術の中でも特殊な性格を有する。なぜなら，特に脳死臓器移植の場合，ドナーとなる脳死者からの提供を待って具体的に移植手続が始まるので，レシピエントの側も誰かに強く臓器提供を要求するわけにはいかないし（親族優先提供も基本的には同様。），生体移植の場合も，ドナーは自らの健康を犠牲にしてでも「わが身を削って」臓器を提供するからである。したがって，臓器移植と医事法の関わりは多様であり[1]，人体の利用という観点から見ても，留意すべき点が必然的に多くなる。

　第1に，当然ながら，殺人罪ないし傷害罪の成否，すなわち，生命ないし身体の統合性という法益に関わる問題である以上，刑法が深く関係する。第2に，不法行為や相続とも関係することから，民法も深く関係する。第3に，中心法規である臓器移植法が深く関わることは，論を俟たない。その他，刑事訴訟法や医事関連法規とも関係する。まさに臓器移植は，医事法上の問題と関係する多様な現行法規範と深く関わらざるをえない。そこで，本章では，以上の点も含め，本巻全体の総論とも言うべき臓器移植と医事法の関わりについて，臓器移植法成立および改正の経緯等を中心に論じ，課題を明示することにする。詳細は，本巻の各章の執筆者が論じてくれるであろう。

II 臓器移植法成立までの経緯と医事法の関わり

　1　脳死は人の死か。この問題は，欧米では人工呼吸器の中止の問題として議論されてきたが，日本では，1968年の札幌医大「和田心臓移植事件」以来，臓器移植問題と密接な関係をもって議論されてきた[2]。臓器移植を人

（1）　岩志和一郎「臓器移植」宇都木伸＝平林勝政編『フォーラム医事法学』88頁以下（尚学舎，1994年）参照。
（2）　唄孝一『臓器移植と脳死の法的研究——イギリスの25年』（岩波書店，1988年），同『脳死を学ぶ』（日本評論社，1989年），中山研一『脳死・臓器移植と法』（成文堂，

体利用の一場面だとすると，生体であれ，純然たる死体であれ，脳死体であれ，被摘出体は，臓器移植供給源になる。このうち，脳死体は，脳死状態のことであるが，脳死を全脳の不可逆的機能停止（多くの国で採用されている全脳死説）とみるか，脳の中枢部分である脳幹の機能停止（イギリス等で採用されている脳幹脳死説）とみるか，大脳皮質の死（アメリカの一部の学説がかつて説いた大脳死説）とみるか，争いがあるが，現在では，全脳死説が一般的であり，日本でもこれが前提となっている。その判定基準としては，1985年（昭和60年）12月6日に公表された（旧）厚生省「脳死に関する研究班」（竹内一夫班長）の「脳死の判定指針および判定基準」（いわゆる「竹内基準」）によれば，（1）深昏睡，（2）自発呼吸の消失（人工呼吸器をはずして自発呼吸の有無をみる検査（無呼吸テスト）は必須である），（3）瞳孔固定（瞳孔固定し，瞳孔径は左右とも4 mm以上），（4）脳幹反射の消失，（5）平坦脳波，（6）時間経過（（1）～（5）の条件が満たされた後，6時間経過をみて変化がないことを確認する。二次性脳障害，6歳以上の小児では，6時間以上の観察期間をおく。）が柱となり，その後，いくつかの批判を受け若干の補足を経て，現行法にも受け継がれている。

　2　ところで，伝統的に人の死は，自発呼吸の停止，心臓の拍動の停止，および瞳孔の散大という3つの徴候の存否で判定されてきた（三徴候説）。これは，法律で明文化されていたわけではなく，そのような医療慣行を社会が暗黙のうちに受容していたのである。これによって，法的にも，民法上の権利・義務の消滅や相続をめぐる問題のみならず，刑法上の殺人罪の成否をめぐる問題も処理されてきた。ところが，人工呼吸器の普及に伴い，心臓の拍動停止以前に脳死状態が発生することになったのである。そこで，「脳死こそが人の死ではないのか」，「そもそも脳死とは何か」，「脳死判定基準は何か」，「脳死は本当に人の死か」という問題提起がなされ，医事法学を含め，

1989年），同『脳死論議のまとめ——慎重論の立場から』（成文堂，1992年），同『脳死移植立法のあり方』（成文堂，1995年），町野朔・秋葉悦子編『脳死と臓器移植〔第2版〕』（信山社，1996年），丸山英二「脳死と臓器移植——臓器移植法の成立」神戸法学雑誌47巻2号229頁以下（1997年），甲斐克則「医事刑法への旅 第18講 人体の利用と刑法・その2——刑法的観点から見た脳死体の法的地位（1）（2）」現代刑事法6巻7号103頁以下（2004年），6巻8号130頁以下（2004年）等参照。

各方面で長年に亘り議論が展開されてきた[3]。そして，1990年（平成2年）2月に政府の諮問機関として設置された「臨時脳死及び臓器移植調査会」（いわゆる「脳死臨調」）が1992年1月22日付けで「脳死及び臓器移植に関する重要事項について（答申）」を公表し，多数意見は，竹内基準に基づき脳死を人の死と認めたうえで脳死体からの臓器摘出・移植を許容する，と提言した。少数意見は，脳死を人の死と認めずに，一定の条件下で脳死体からの臓器摘出・移植を認めるという違法性阻却論を主張したが，一定の条件さえ充足されれば脳死段階での臓器摘出・移植を許容するという点で多数意見と共通理解（いわゆる社会的合意）が得られた。

　これを契機に，国会に各種法案が出され，数度の廃案・提出の紆余曲折を経て，1997年（平成9年）6月17日に「臓器の移植に関する法律」（法律第104号。以下「旧臓器移植法」という。）が成立し，臓器移植については法的に「一応の決着」が着いたが，課題は多々残された。特に，脳死体の法的地位について，欧米では人工呼吸器の打切りの問題として脳死が議論されたが，日本では前述の「和田心臓移植事件」以来，臓器移植の問題と連動して議論されてきたというところに特徴がある。したがって，脳死は法律上一律に人の死なのか，それとも臓器移植との関係だけで人の死なのか，あるいはそもそも脳死は人の死ではなく，法的に生体に属するのか，という問題が臓器移植法成立後も続いた。

　3　問題となった6条1項は，「医師は，死亡した者が生存中に臓器を移植術に使用されるために提供する意思を書面により表示している場合であって，その旨の告知を受けた遺族が当該臓器の摘出を拒まないとき又は遺族がないときは，この法律に基づき，移植術に使用されるための臓器を，死体（脳死した者の身体を含む。以下同じ。）から摘出できる。」と規定していたため，「脳死体」について生体のようにも読めるし，死体のようにも読めるという「玉虫色」の文言が多様な解釈を生み出した。特に，脳死が人の死であるか否かの判断を本人の希望に委ねることに起因する「死の相対化」ないし二元論は，初期のころ，過剰報道がなされたこともあり，医療現場にも混乱をもたらした。しかも，世界で最も厳格な制度と言われていた本人の提供意

（3）　甲斐・前掲注（1）「（1）」では，その経緯を6期に分けて整理している。

思と家族が拒否しないという組合せによるオプトイン方式を採用したことも相まって，提供数はあまり増えなかった。

Ⅲ　臓器移植法改正諸案の概要

1　2009年7月17日に成立した「臓器の移植に関する法律の一部を改正する法律」（以下「改正臓器移植法」という。）は，「拡大された同意制度」へと衣替えをして2010年7月17日に全面施行された[4]。1997年の「旧臓器移植法」が成立して以後，この法律に基づく脳死判定は82例，臓器提供数は81例であったが，改正臓器移植法施行後，臓器提供数が一定程度増加し，日本臓器移植ネットワークによれば，2015年7月現在，331例の脳死臓器提供数である。さて，この制度変更と現状の変動をどのように受け止めるべきであろうか。

そもそも2009年度国会の改正論議の当初から複数の案があって，衆議院では後述のA案が採択されたとはいえ，参議院では議論が膠着して，廃案・再提出の可能性もあるかもしれないという予想もあった。ところが，周知のように，衆議院の解散という切迫した政治状況も絡み，参議院では，衆議院以上に多くの案が出されたにもかかわらず，予想外の速さで審議が行われ，A案が採択されたという経緯がある。しかし，参議院でも審議不十分な点もあり，採択されなかった案にも，示唆深いものがあると考えられる[5]。

2　まず，臓器移植法改正の経緯を簡潔に述べておこう[6]。旧臓器移植法が誕生して以来，臓器移植の年間数はあまり増えず，したがって臓器不足は解消されてこなかった。もちろん，程度の差はあれ，臓器不足は海外でも同

---

(4)　改正臓器移植法の内容については，甲斐克則（司会）・岩志和一郎・絵野沢伸・有賀徹「〈座談会〉改正臓器移植法の意義と課題」L＆T45号4頁以下（2009年），甲斐克則「改正臓器移植法の意義と課題」法学教室351号38頁以下（2009年），同「改正臓器移植法の施行とその後」法学セミナー672号34頁以下（2010年）参照。

(5)　国会の審議の模様については，衆議院小委員会議事録，第171回国会衆議院議事録，第171回国会参議院議事録参照。

(6)　これまでの臓器移植法改正議論の詳細については，町野朔・長井圓・山本輝之編『臓器移植法改正の論点』（信山社，2004年），宇都木伸ほか「シンポジウム／臓器移植をめぐる今日的問題」年報医事法学20号38頁以下（2005年）所収の諸論文等参照。

様である。この法律が施行後5年以内に予定していた見直しによる改正も行われないまま、10年以上経過したが、この間に、海外へ渡航して移植手術を受けた患者もたくさんいた。あるいは、それもできずに国内の移植を待ちつつ死亡した患者も多数いた。特に小児の場合は国内での移植は困難であったということから、なお一層問題は深刻であった。

　こうした現状に対して、一方では、関係者からは国会の立法不作為ではないかという批判も出されてきた。他方で、安易な法改正による対応に対しては批判的な声も根強く存在していた。こうした状況下で、第171回国会に複数の臓器移植法改正案が出され、旧臓器移植法が改正されたのである。

3　衆議院提出法案（1）——A案　そこで、つぎに、国会に出された改正案のポイントだけ簡潔に説明しておきたい。衆議院では4つの案が出された。まず、A案は、中山太郎議員ほかの提出に係るものであって、結論的には2009年6月18日の本会議において、投票総数430（欠席・棄権47）のうち、賛成263、反対167で、このA案が衆議院で可決された。最終的には、参議院でもこのA案が可決されたのである。

　このA案のポイントとして4点を挙げることができる。第1に、6条2項において、「その身体から移植術に使用されるための臓器が摘出されることとなる者であって」という文言を削除したという点が特徴である。これにより、脳死は一律に人の死である、という解釈が可能になったという理解が広がる余地がある。ただし、この法律が依然として臓器移植のための法律であることから、この点についてはまだ不明確である。

　第2に、本人の書面による拒否がなく、家族が摘出に対して書面により承諾する場合にも臓器提供が可能となった（6条1項の2）。いわゆる同意システムがかなり変更になったということである。これは、重要な変更点となるので、あとで詳細に取り上げたい。これと関連して、年齢制限が撤廃されたので、家族の同意があれば、15歳未満の者の間での臓器移植も可能となったという点も重要である。実はこれも大きな変更点になる。従来、小児の臓器移植が国内では実際上困難であったのが、この変更により、大きな方向転換をしたことになる。

　第3に、親族への優先的な移植の意思を書面により表示することが可能になった点である（6条の2）。これも、ある意味では特徴的なところであっ

て，誰に提供するかということは，今までは公平性という観点から，「誰それに提供したい」ということはドナーのほうからは言えなかったのであるが，親族については優先的に移植の意思を書面によって表示することができるようになったわけである。

第4に，これは多くの案が規定しているが，移植医療に関する教育の充実，啓発に関する規定を設けている点（17条の2）も挙げておこう。

4　衆議院提出法案（2）——B〜D案　つぎに，B案であるが，これは，石井啓一議員ほかの提出に係るものであり，特徴は3点ほどある。第1に，臓器移植の場合のみ脳死を人の死とし，12歳以上の者の意思表示を有効とするということで，枠組みとしては従来の法律の枠組みであるが，ただ，年齢を12歳まで下げたという点が特徴である。第2に，親族への優先的な移植の意思を書面により表示することが可能となったという点は，先ほどのA案と同じである。第3に，移植医療に関する教育の充実，啓発等に関する規定の創設もA案と同じある。したがって，B案固有の特徴は，第1の，年齢を12歳以上の者の意思表示を有効とした点である。

それからC案は，阿部知子議員ほかの提出に係るものであるが，これは枠組みにかなり特徴がある。第1に，脳死判定基準を明確化・厳格化し，しかも検証機関を設置すべきであるという規定を盛り込んでいる点が特徴として挙げられる。しかも第2に特徴的なのは，生体からの臓器移植も規定に盛り込むという点である。この生体からの臓器移植もあとで取り上げるが，非常に重要であり，ヨーロッパの多くの国ではこれを臓器移植法に同時に盛り込んでいる。しかし，日本の改正臓器移植法は，生体からの臓器移植について結局取り込んでいない。第3に，臓器のほかに（人体）組織も規定に盛り込むという点である。（人体）組織も，多くの国で臓器移植法の中に盛り込んでいるが，日本ではA案に（人体）組織はやはり含まれていない。C案は，これを盛り込んだらどうかという提案であった点で特筆すべきである。それから，小児については，15歳未満の子どもの移植については変更がないということなので，小児移植をどう扱うのかという課題は，このC案だと，依然として残ったままになる。

最後に，D案であるが，これは根本匠議員ほかの提出に係るものである。特徴として，第1に，家族の代諾と第三者の確認により15歳未満の子ども

の臓器提供を可能にするという点が挙げられる。これは、小児の移植の道を、家族の代諾と第三者の確認という方式で打開しようという提案である。第2の特徴は、前述のA案、B案と同じように、移植医療に関する教育の充実、啓発等に関する規定の創設という点にある。

以上の案のうち、上述のように、結局、A案が可決されたわけである。

5　参議院提出法案　このA案が参議院の審議に移ったが、参議院では、それを含めてもっと深い審議がなされるのではないかという期待・予測に反して、結局、審議は不十分であった。確かに、案は、A案、B案、C案、D案のほかに、A案の修正案というのも提出された。このA案の修正案というのは、A'案ともいわれるが、臓器移植の場合のみ脳死を人の死とするもので、この部分については従来の枠組みを残しつつA案に近い内容を盛り込むという趣旨の案であった。

その他、E案も提出された。これは、「子どもに係る脳死及び臓器の移植に関する検討等その他適正な移植医療の確保のための検討及び検証等に関する法律案」というやや長い法律案であり、略して「子ども脳死臨調法案」といわれるものであった。ところが、参議院の審議においては、結局、すでにA案が可決されていたので、E案の採決はされないままであった。したがって、参議院では、結局、A案と修正A案が実質的に採決に付され、最終的にA案が可決されたのである。

Ⅳ　改正臓器移植法の意義と課題

1　国会に提出された諸法案は、ある意味では今までの日本の臓器移植制度が抱えていた問題点を明らかにして、これを克服しようという側面もある。そこで、それらを考慮しつつ、なお検討すべき課題をいくつか抽出しておこう。まず、改正臓器移植法は、同時に脳死体からの臓器提供という道をかなり広くしたので、脳死が法的にどのようになったかを確認する必要がある。

2　旧臓器移植法6条1項は、「医師は、死亡した者が生存中に移植術に使用されるために提供する意思を書面により表示している場合であって、その旨の告知を受けた遺族が当該臓器の摘出を拒まないとき又は遺族がいないときは、この法律に基づき、移植術に使用されるための臓器を、死体（脳死

した者の身体を含む。以下同じ。）から摘出することができる。」と規定していた。また，同条2項は，「前項に規定する『脳死した者の身体』とは，その身体から移植術に使用されるための臓器が摘出されることとなる者であって脳幹を含む全脳の機能が不可逆的に停止するに至ったと判定されたものの身体をいう。」（下線は筆者による。）と規定し，同条3項は，「臓器の摘出に係る前項の判定は，当該者が第1項に規定する意思の表示に併せて前項による判定に従う意思を書面により表示している場合であって，その旨の告知を受けたその者の家族が当該判定を拒まないとき又は家族がいないときに限り，行うことができる。」と規定していた。

ここからは，かりに脳死を人の死と認めるにしても，臓器移植の場合に限定する方向での解釈とならざるをえない規定の仕方が看取される。しかも，前述のように本人が臓器提供を希望して，家族もこれに反対しない場合に，脳死が人の死とされるので，いわば「死の相対化」を暗黙のうちに含んでいたのである。また，法文の「玉虫色」という性格から，脳死はまだ人の死ではないという解釈の余地も残されていた[7]。

3　これに対して，改正臓器移植法6条1項は，「医師は，次の各号のいずれかに該当する場合には，移植術に使用されるための臓器を，死体（（脳死した者の身体を含む。以下同じ。）から摘出することができる。」としている。そして，1号では「死亡した者が生存中に当該移植術に使用されるために提供する意思を書面により表示している場合であって，その旨の告知を受けた遺族が当該臓器の摘出を拒まないとき又は遺族がいないとき。」という具合に従来とほぼ同義の規定をしているのに対して，2号では「死亡した者が生存中に当該臓器を移植術に使用されるために提供する意思を書面により表示している場合及び当該意思がないことを表示している場合以外の場合であって，遺族が当該臓器の摘出について書面により承諾しているとき。」と規定

---

(7)　この点については，甲斐・前掲注(1)，町野朔「臓器移植——生と死」町野ほか編・前掲注(6)312頁参照。なお，脳死をめぐる論争全体については，唄・前掲注(1)の諸文献，中山・前掲注(1)の諸文献，齊藤誠二『脳死・臓器移植の論議の展開——医事刑法からのアプローチ』（多賀出版，2000年），井田良「脳死説の再検討」『西原春夫先生古稀祝賀論文集第三巻』43頁以下（成文堂，1998年），同「生命維持治療の限界と刑法」法曹時報51巻2号1頁以下（1999年）参照。

している点が大きな変更点である。

　また，同条 2 項では，旧規定の下線部が削除され，「前項に規定する『脳死した者の身体』とは，脳幹を含む全脳の機能が不可逆的に停止するに至ったと判定された者の身体をいう。」と改められた。ここだけみると，脳死判定をされれば一般的に人の死だというように一応読めるようにも思われる。しかも，同条 3 項では，臓器摘出に係る判定（同条 2 項）に関して，「当該者が第 1 項第 1 号に規定する意思を書面により表示している場合であり，かつ，当該者が前項の判定に従う意思がないことを表示している場合以外の場合であって，その旨の告知を受けたその者の家族が当該判定を拒まないとき又は家族がないとき。」(1 号)または「当該者が第 1 項第 1 号に規定する意思を書面により表示している場合及び当該意思がないことを表示している場合以外の場合であり，かつ，当該者が前項の判定に従う意思がないことを表示している場合以外の場合であって，その者の家族が当該判定を行うことを書面により承諾しているとき。」と規定された。

　この規定の仕方から，改正臓器移植法は，旧臓器移植法よりも鮮明に脳死を人の死と規定したと解することができる。臓器提供年齢を撤廃したことは，それを補強するものである。なぜなら，同意能力のない幼児であっても，親の同意で臓器提供が認められる以上，脳死を人の死と解さないかぎり，臓器摘出は不可能だからである。国会の審議が十分であったとは思われないが，臓器移植法が成立・施行されて以来の 10 年余りの間に行われた 81 例の脳死判定およびそれに基づく臓器移植が相当に慎重に運用されてきたことも，一定の社会的信頼を獲得してきた要因と考えざるをえない。これを「社会的合意」という観点からみると，積極的な「社会的合意」が形成されたとはいえないかもしれないが，強力な脳死反対論は（なお一部で存在するとはいえ）影を潜めつつあり，脳死に理解を示すという消極的な「社会的合意」は形成されつつあるように思われる。もちろん，本法はあくまで臓器移植法であることから，臓器移植の枠を超えて統一的に脳死が人の死とまで規定したとは断言できない。しかし，刑法でいえば，殺人罪（刑法 199 条）の客体の是非に影響を及ぼすし[8]，民法でいえば，相続（民法 887 条）の問題に影響を及ぼ

---

(8)　この点については，甲斐克則「脳死移植立法の意義と問題点」法律時報 69 巻 8 号 4 頁（1997 年），井田良「改正臓器移植法における死の概念」町野朔・山本輝之・辰井

すので，具体的問題が生じた場合，臓器移植の場面以外でもこの改正臓器移植法が引き合いに出される可能性は高まったといえる。

　4　つぎに，臓器提供意思システムの変更の意義と問題点に言及しなければならない。前述のように，本人の書面による拒否がなく，家族が摘出に対して書面により承諾する場合にも臓器提供が可能となった（6条1項の2）。これを「拡大された同意方式」と呼ぶことができる。従来の方式は，世界で唯一，本人が臓器提供意思を文書で示しているほか，家族の同意をも要件とする「最も厳格な同意方式」（オプティング・イン方式ないしオプト・イン方式）であっただけに，この変更の意味は大きい。

　海外に目をやると，ヨーロッパは，家族の同意を条件に臓器提供を認めるという「拡大された同意方式」をとっている国が多い[9]。例えば，デンマーク，ドイツ，ギリシャ，英国／アイルランド，オランダ，スイスがそうである。「拡大された同意方式」では，提供者が生前に何らの指示も行わなかっ

聡子編『移植医療のこれから』17頁以下（信山社，2011年）参照。

（9）　ヨーロッパの臓器移植制度の詳細については，2009年9月25日にオランダのライデン市にある EUROTRANSPLANT を訪問した際に学ぶことができた。EUROTRANSPLANT は，オーストリア，ベルギー，クロアチア，ドイツ，ルクセンブルク，オランダ，スロヴェニアが加盟する国際臓器移植協力機関である。なお，2009年7月21日に早稲田大学で行われたスイス・チューリヒ大学法学部のクリスチャン・シュワルツェネッガー（Christian Schwarzenegger）教授の講演「スイス臓器移植法」（早稲田大学比較法研究所主催，早稲田大学グローバル COE《企業法制と法創造》医事法グループ・刑事法グループ共催）でも，その詳細が紹介された（講演訳（甲斐克則・福山好典訳）として比較法学（早稲田大学）44巻1号1頁以下（2010年）参照）。また，2009年3月16日に早稲田大学で行われたドイツ・マックス・プランク外国・国際刑法研究所主任研究員のハンス－ゲオルク・コッホ（Hans-Georg Koch）博士の講演「補充交換部品貯蔵庫および生体試料供給者としての人か？」（早稲田大学比較法研究所主催，早稲田大学グローバル COE《企業法制と法創造》医事法グループ・刑事法グループ共催）では，ドイツの最新の臓器移植問題の状況が述べられた（講演訳（甲斐克則・福山好典・新谷一朗訳）として比較法学（早稲田大学）43巻3号145頁以下（2010年）参照）。なお，甲斐克則「ヨーロッパにおける臓器提供意思システム」Organ Biology Vol.17, No.1 7頁（2010年）以下，朝居朋子「ドネーションに関する欧米の相違――日本はどこを学ぶべきか――特に米国のドネーションと比較して」同誌15頁以下，篠崎尚史「欧州に学ぶ，医療文化と臓器提供推進機関のあり方」同誌27頁以下，神馬幸一「臓器移植医療に関する EU 指令の概要」静岡大学法政研究15巻1号1頁（2010年）以下，町野ほか編・前掲注（8）207頁以下の第3部所収の各論稿参照。

た場合には，近親者もまた，臓器の摘出について決定することができるという方式であり，したがって，近親者は患者の意思を推定することが決定の基礎をなすというのが原則となる。アジアでも，例えば，中国の人体臓器移植条例（2007 年 3 月 21 日成立，同年 5 月 1 日施行）8 条も，この方式を採用している[10]。したがって，比較法的にみると，この方式は特異なものではない。いわゆる町野研究班の案もこの方式をモデルにしていたと思われるし，改正臓器移植法もこれを採用したのである[11]。

それ以外で多いモデルは，「反対意思表示方式」（オプティング・アウト方式ないしオプト・アウト方式）である。これは，本人が生前に提供しない旨を意思表示していない以上，臓器摘出を認めるシステムであり，イタリア，ルクセンブルク，オーストリア，ポルトガル，スロヴェニア，スペイン，チェコ，ハンガリーという具合に，相当な勢いで増えている。スペインなどで臓器移植数が多いのは，この制度によるところが大きいともいわれている[12]。しかし，家族の役割が大きい日本でこの制度を採用するのは困難であろう。そういう中にあって，同じヨーロッパ内で，スイス，ドイツ，それからオランダが，「拡大された同意方式」に踏みとどまっている点に注目したい。これらの国には私も調査に行ったが，その中でもオランダの状況は，法改正論議はあるものの，やはり徹底したオプト・アウト方式にはいかないで，ドナー・リクルートのあり方を検討し，啓発活動等を中心にして，「拡大された同意方式」に踏みとどまって提供数を増やしている点に興味を惹かれる[13]。

---

(10) この点の詳細については，劉建利「中国の『人体臓器移植条例』について」早稲田大学法研論集 133 号 265 頁以下（2010 年）参照。

(11) 町野ほか編・前掲注（6）1 頁以下参照。なお，ドイツでは，2012 年にさらに移植法を改正し，意思決定推進方式を採用したが，「移植医療に関する意思表示の機会が国民の間で増加するという以外には，従前における承諾意思表示方式の在り方から抜本的な変更が行われたわけではない。」という評価がなされている。神馬幸一「2012 年改正ドイツ移植法」静岡大学法政研究 17 巻 3 - 4 号 345 頁以下，特に 351 頁（2013 年）参照。

(12) もっとも，2011 年にスペインに実態調査に行ったところ，オプトアウト方式を実践するに際して，家族の理解を得るべく様々な努力がなされているほか，移植コーディネーターの徹底した教育システムが臓器移植に大きく貢献していることが判明した。詳細については，甲斐克則「スペインにおける臓器移植——バルセロナでの調査から」比較法学 46 巻 2 号 35 頁以下（2012 年）参照。

なお，その他若干違うモデルが，近親者もまた反対意思表示権を有するとする「近親者の異議申立権を伴う反対意思表示方式」（拡大された反対意思表示方式）であり，ベルギーやノルウェーがこれを採用している。また，これとやや異なるのが，フランスやスウェーデンであり，「通知方式」を採用している。スイスのクリスチャン・シュワルツェネッガー教授の分析[14]によれば，この場合，立法者は，生前に反対意思表示がない場合には臓器提供への用意があるということを前提にしており，死者が生前に，例えば，反対意思表示登録簿において，臓器摘出に明示的な反対の意思を表示した場合にのみ，臓器を摘出することができないことになり，さらに，近親者は，いかなる場合でも，計画された摘出について知らされなければならないということになる。しかし，近親者には，異議申立権は与えられていない。

5　改正臓器移植法は，「拡大された承諾意思表示方式」を採用したが，家族あるいは遺族の承諾の問題に関して，「臓器の移植に関する法律の運用に関する指針（ガイドライン）」（平成9年10月8日付け厚生省保健医療局長通知）によれば，家族や遺族の範囲について説明がなされ，総意をまとめる，とされているので，この点が改正臓器移植法でも変わらないとすれば，そこで取りまとめられる「総意」とはいったいどういうものを指すのか，とい点を詰めて考えておく必要がある[15]。家族が死者の意思を忖度して判断するのか，それとも死んでしまった人について，遺族自身の判断として臓器を提供してよいと思うのか，特に小児の場合には忖度といったことがありうるのか，という問題を検討しておく必要がある。

また，6条3項1号によると，一人住まいの世帯も増えている中，高齢者から臓器提供があるかどうかわからないが，独身者の場合で家族がいなければ，結局，家族に関係なく臓器を取られるということになる懸念もある。こ

---

(13)　ペーター・タック（甲斐克則編訳）『オランダ医事刑法の展開――安楽死・妊娠中絶・臓器移植』155頁以下（慶應義塾大学出版会，2009年）参照。ちなみに，死後の臓器摘出数は，1998年196，1999年165件，2000年202件，2001年187件，2002年202件，2003年222件，2004年228年，2005年217件であり，また，2006年の臓器移植数は，446件（腎臓272件，肝臓67件，肺45件，心臓34件）であった。しかも，最近親者との相談体制（consultation）を重視する取組みも行われている。
(14)　シュワルツェネッガー（甲斐・福山訳）・前掲注（9）参照。
(15)　甲斐ほか・前掲注（4）「座談会」12-13頁（岩志発言）参照。

れをどのようにチェックしていくかも，課題である。

　6　最後に，小児の臓器移植の問題について若干の検討をしておく。2009年の法改正には，2009年3月26日付のWHOの勧告案（Human organ and tissue transplantation）の影響が強い。この勧告案は，要するに，臓器移植は原則として国内で実施し，基本的に海外に渡航して臓器提供・移植を求めないというものである。国際移植医療学会も，すでに2008年の「イスタンブール宣言」でそういう議論をしている[16]。こうした世界の動きがある一方で，海外渡航移植に一定程度頼っていた日本としては，かなりこの要求を飲んだうえで，国内で今後どう対応していくかということが喫緊の課題とならざるをえないし，法改正もそういう事情でなされたという経緯がある。

　このWHOの勧告案も，もとはといえば臓器売買に絡むところがあり，特にフィリピンやインドなどでは，日本人が腎臓を買い求めに行ったり，中東から富裕層が一気に臓器を買い求めに行ったというようなこともあったりして，問題となった[17]。そういうことのないように，できるかぎり国内で問題解決を図るべきだ，ということである。

　こうした現状を踏まえて，それでは海外への道は本当に閉ざされるのか，という点も考える必要がある。脳死判定あるいは臓器提供意思システムが変わったことによって，一定程度臓器提供数は増えるであろうが，しかし臓器不足は解消できないと思われる。当面，海外に移植の道を求める人もなお残るのではないかと思われる。そこらあたりのバランスをどう考えたらよいかということが課題となる。そのためには，正確な実態把握が不可欠である[18]。

　また，小児の脳死判定については，成人とは異なる側面もあることから，早急に公的な小児脳死判定基準を確定する必要がある。同時に，何よりも小児救急医療体制のさらなる整備も不可欠である[19]し，十分な生存権の保障と

---

(16)　この点については，小林英司「イスタンブール宣言と世界の動向」町野ほか編・前掲注（8）209頁以下参照。
(17)　詳細については，ラリーン・シルーノ（甲斐克則・新谷一朗訳）「フィリピンにおける腎臓提供」甲斐克則編『医事法講座第1巻　ポストゲノム社会と医事法』99頁以下（信山社，2009年）参照。また，粟屋剛教授の実態調査は，よく知られている。
(18)　実態に関する興味深い詳細については，甲斐ほか・前出注（4）「座談会」20-21頁および27頁（有賀・絵野沢発言）参照。
(19)　この点に関しては，甲斐ほか・前掲注（4）「座談会」13頁以下参照。なお，次の

十分な看取りの保障を確保すべきである。

V　医事法的観点から見た脳死臓器移植制度のゆくえ

1　それでは，脳死臓器移植制度は今後どのような方向に向かうのであろうか。医事法的観点から，課題も含めて，この点を分析しておこう。

　第1に，旧臓器移植法では，本人が臓器提供を希望して，家族もこれに反対しない場合に脳死が人の死とされるので，いわば「死の相対化」を暗黙のうちに含んでいた。また，法文の「玉虫色」という性格から，脳死はまだ人の死ではないという解釈の余地も残されていた。しかし，改正臓器移植法は，鮮明に脳死を人の死と規定したと解することができる。臓器提供年齢を撤廃したことは，それを補強するものである。なぜなら，同意能力のない幼児であっても，親の同意で臓器提供が認められる以上，脳死を人の死と解さないかぎり，臓器摘出は不可能だからである。強力な脳死反対論は（なお一部で存在するとはいえ）影を潜めつつあり，脳死が人の死であるということに理解を示す傾向が強まりつつある。もちろん，本法はあくまで臓器移植法であることから，臓器移植の枠を超えて統一的に脳死が人の死だとまで規定したとは断言できない。しかし，刑法でいえば，殺人罪の客体の是非に影響を及ぼすし，民法でいえば，相続の問題に影響を及ぼすので，具体的問題が生じた場合，臓器移植の場面以外でもこの改正臓器移植法が解釈論として引き合いに出される可能性は高まったといえる。

2　第2に，臓器提供意思システムの変更がもたらしている点に言及しなければならない。改正臓器移植法が採用する「拡大された承諾意思表示方

ような日本小児科学会理事会の見解が平成21年4月29日付で出されている。「臓器を提供する子どもの多くは小児救急医療から発生すると予想される。しかし小児救命救急医療を行う施設・設備は全国的に未整備であり，小児救命救急医の育成も不十分で，また脳死判定を実際に行う医師の配置もきわめて不十分であるなど，子どもの救命救急医療の環境が充分に整っているとはいい難い現状にある。臓器提供の可能性の有無にかかわらず，小児救命救急医療を提供する体制を可能な限り整備し，救急医療の環境を保証すること，とくに臓器提供にかかわる手続き等により救命救急医療の内容が変更されることがないように格別の配慮を求める。」というものであるが，これは妥当な指摘である。

式」により，家族あるいは遺族の承諾が重視される結果，臓器提供数が増加しつつあるのは，かつて日本人は霊肉一体的心情から脳死移植に心理的抵抗が強いといわれたこととどのように関係するのであろうか。むしろ，「死後に家族の臓器を役立てて欲しい」という談話が提供家族から聞かれ，臓器提供数の増加もそのことを示しつつある。同時に，家族に選択の重責が委ねられる結果，家族に想像以上のプレッシャーがかかりつつある点も否定できない。普段から臓器提供について家族間で話し合っていた場合はともかく，臓器提供の決断が短時間で迫られる場合は，決断のプレッシャーはなおさらである。適正な情報公開と家族の心理的動揺に対応するケアを行う専門家（臨床心理士等）の整備・充実が今後も不可欠である。

　他方，医療者側にも，一方で，救命を望みつつも，他方で，どのタイミングで家族に臓器提供の話をもちかけるべきか，というジレンマが生じつつあるのではないだろうか。この点をいかに克服するかは，喫緊の課題である。また，家族が死者の意思を忖度して判断するのか，それとも遺族自身の判断として臓器を提供してよいと思うのか，という問題も重い課題である。この領域での家族の役割が問われ続けるであろう。

　3　第3に，小児の臓器移植の問題について若干の検討をしておこう。臓器提供例は増加しつつあるが，小児の提供例は少ない（2015年7月時点で14件）[20]。臓器提供年齢制限の撤廃は，小児の臓器移植を目指したものであったが，現実は従前とあまり変わらないようである。そもそも小児の場合に臓器提供意思を忖度するということはあまり考えられない以上，両親が決断せざるをえないが，小児の看取りのすぐあとに臓器提供を申し出ることは心理的にも抵抗が強いと思われる。そして，小児救急医療体制のさらなる整備も不可欠の前提であるし，何よりも生存権の保障と十分な治療および看取りの保障をすべきである。それでも困難はなお続くであろう。

　前述のように，2009年3月のWHOの勧告案以来，臓器移植は自国で行うという原則が世界的に広まりつつあるが，小児の臓器移植に関しては，今後もアメリカ等の海外に渡航して行う方策がまだ続くことが予測されるが，アメリカでも臓器不足という現状があり，渡航移植の途は狭くなっていると

---

(20)　日本経済新聞2015年7月18日朝刊による。

いえるかもしれない[21]。

  4　第4に，臓器移植ネットワークを中心として今まで「公平性」の確保という理念で運用されてきたが，臓器提供の親族優先主義が移植の公平性にどのような影響を及ぼすのであろうか。現段階ではなお不明確な部分もあるが，家族に提供のプレッシャーがかからないような配慮を様々に積み重ねる必要がある。また，医師も家族への提供をどのように切り出すべきか，現場で悩むに違いない[22]。その苦悩と方法を共有する必要がある。

  なお，6条3項1号によると，独身者の場合で家族がいなければ，結局，家族に関係なく臓器を取られるということになる懸念にどのように対処し，これをどのようにチェックしていくかも，課題である。

  5　第5に，臓器移植数がこのまま伸びれば，それを支える医療スタッフの不足がより深刻化するであろう。これが通常の医療に影響するのであれば，大きな問題となる。医療スタッフの確保は，国の責務である。また，臓器移植ネットワークの人材確保とさらなる質的向上も不可欠である[23]。さらに，医療費の負担をどのようにするかも喫緊の課題である。

VI　生体移植と医事法の関わり

  1　最後に，生体移植と医事法の関わりについて簡単に論じておきたい。この問題は，本巻でも2つの論稿が掲載されているので，詳細はそちらを参照していただきたい。

  生体間の移植（以下「生体移植」という。）は，実施数が多いにもかかわらず，その法的問題点はあまり正面から議論されてこなかったし，刑事法的観点からも十分には論じられてこなかったが，ようやく最近関心がもたれるようになった[24]。1979年（昭和54年）に成立し，1980年（昭和55年）に施行

---

[21]　日本経済新聞2015年6月19日夕刊によれば，受入れ国が減少しているほか，円安で渡航および手術の費用が高騰しているという。

[22]　親族優先提供の唯一の例と家族の苦悩について，毎日新聞2015年7月16日朝刊報道参照。

[23]　最近も，日本臓器移植ネットワークによる脳死に伴う腎臓移植患者の選定ミスが問題になった（日本経済新聞2015年3月6日朝刊）。

[24]　生体移植については，石原明「臓器移植の法律問題」同著『医療と法と生命倫理』

された旧・角膜及び腎臓の移植に関する法律は，死体からの眼球または腎臓の摘出を，原則として遺族の書面による承諾がある場合に限定し，ドナーが生存中に書面による承諾をしている場合であって，医師がその旨を遺族に告知し，遺族が摘出を拒まない場合，および遺族がいない場合を例外としていた（同法3条3項）。また，変死体または変死の疑いのある死体からの摘出を禁止していた（同法4条）。要するに，同法は，摘出対象体を同法4条が禁止する対象以外の死体としていたのである。したがって，例えば，腎臓が各人に2個あるがゆえに実態としてはむしろ生体からの1つの腎臓摘出が「被害者の承諾」を論拠としてより多く行われていたにもかかわらず，その精密な理論的検討は十分になされてこなかったし，何よりもこれに関する明文規定は現在まで設けられていない。

　ところが，従来あまり表に出なかった生体移植の問題性が，愛媛県宇和島市内で起きた腎臓・臓器売買事件（2005年9月実行，2006年10月逮捕）およびM医師による病気腎移植事件が表面化（2006年11月）するに及び，クローズアップされた。第1に，生体から腎臓（しかも病気の腎臓）の1個を摘出してそれをレシピエントへ移植する「生体腎移植」はどこまで許されるか，あるいは近親者がドナーとなることが多い点（特に生体部分肝移植）に，提供意思を含めて法的・倫理的問題はないのか，第2に，臓器売買罪をどのように考えるべきか，という問題が注目されたのである[25]。

　2　生体移植全体の問題として，理論的には，まず，生体移植の正当化根拠が問題となる。ドナーの方は，前述のように，明文規定を欠く現状では，生体からの臓器摘出は，治療行為の正当化根拠として通常引き合いに出される刑法35条の正当業務行為を適用できず，「被害者の承諾」の法理を中心に正当化根拠を考える必要がある[26]。なぜなら，健常者であるドナー自身が何

　　185頁以下，特に206頁以下（日本評論社，1997年），大野真義「臓器移植をめぐる法的課題」同著『刑法の機能と限界』267頁以下，特に292頁以下（世界思想社，2002年），加藤久雄『ポストゲノム社会における医事刑法入門〔新訂版〕』441頁以下（東京法令，2004年），旗手俊彦「生体臓器移植の問題点」年報医事法学20号41頁以下（2005年），城下裕二編『生体移植と法』（日本評論社，2009年）等がある。
(25)　この問題については，簡潔ながら，甲斐克則「病気腎移植」法学教室321号2頁以下（2007年）で論じておいた。
(26)　大野・前掲注(24)292頁参照。なお，甲斐克則「医療行為と『被害者の承諾』」現

らかの身体的な優越的利益をそこから得ることはなく，むしろ身体的には一方的な不利益を被ること（傷害罪成立可能性）を覚悟の承諾だからである。ただし，現実には，腎臓にせよ肝臓にせよ，人体を構成する重要部分であるだけに，生命の危険に直面するほどの内実を伴うがゆえに医療行為の一環として摘出行為が行われることから，通常の同意傷害の問題におけるように単純に「被害者の承諾」の法理だけを考えればよいというものではない。もちろん，承諾が有効でなければ，傷害罪（刑法104条）が成立する。他方，レシピエントの側にも，インフォームド・コンセントを中心とした正当化根拠が必要であり，しかも，利益（ベネフィット）とリスクの衡量，場合によっては緊急性と補充性（他の代替手段がないということ）も必要となる。要するに，生体移植の場合は，ドナーとレシピエントの双方の正当化要件が充足されなければならず（ある意味では，これは脳死移植の場合も同様である），したがって，そこに自ずと生体移植の限界もある[27]。

3　そこで，承諾が有効であるためには，第1に，ドナーに承諾能力（同意能力）がなければならない。この能力は，旧臓器移植法を受けて策定された「『臓器の移植に関する法律』の運用に関する指針（ガイドライン）」（第1）とパラレルに考え，それが予定していた15歳以上の年齢の者であって，かつ合理的な判断能力を有する者に限定すべきである。それ以外は，原則として無効である。

第2に，承諾が任意のものでなければならない。強制や錯誤がある場合には，その承諾は無効となり，傷害罪が成立する。強制は，例えば，生体移植の場合，家族間で行われることが多いが，提供への過度なプレッシャーがかけられているとすれば，それは承諾としては無効である。また，錯誤は，実はインフォームド・コンセントと関わる。すなわち，ドナーは，何よりもまず，どのような侵襲が自己の身体のどの部分にどの程度加えられるのか，当該摘出に伴うリスクはどの程度か，あるいは摘出後の回復ないし社会復帰の見通しはどのようなものかを詳細に説明されたうえで承諾を与える必要があ

代刑事法6巻3号（2004年）26頁以下および佐久間修「医療行為における『被害者の承諾』」同著『最先端法領域の刑事規制』（現代法律出版，2003年）102頁以下では，医療行為と「被害者の承諾」の問題の一般論が述べられている。
(27)　甲斐克則「生体移植をめぐる刑事法上の諸問題」城下編・前掲注(24)99頁。

り，法益に大きく関わるこの点に錯誤があると，いわゆる「法益関係的錯誤」となり，承諾は無効である。特に肝臓の一部切除は，再生可能とはいえ，高度のリスクが伴うといわれており[28]，さらに，ドナーは，臓器提供により患者を救うことが目的であり，自己の臓器が真に有効かつ公正に提供されることを信じて摘出を承諾するのであるから，それに著しく反する提供となる場合には，やはり承諾自体が無効となる。後述の臓器売買になりうる利益誘導がある場合も，承諾は無効である[29]。

4 他方，レシピエントの側でも，臓器提供を受けるために身体を切開するのであるから，その医療行為が正当と評価されるためには，有効な承諾が決め手となる。もっとも，生体部分肝移植の場合には，緊急な場合が多いので，緊急性および補充性（他の代替手段がないこと）を加味する必要がある。ただし，いずれの場合も，ベネフィットとリスクの衡量が必要であり，リスクの方が著しく高い場合は，正当化は困難である。

では，具体的に，生体から腎臓（しかも病気の腎臓）の1個を摘出してそれをレシピエントへ移植する「生体腎移植」はどこまで許されるであろうか。摘出臓器の範囲が問題となる。病気腎移植の問題について。前述の宇和島市の腎移植事件では，腎移植の前提となる疾患者（ネフローゼ，尿管狭窄，腎動脈瘤，腎結石，がんの患者を含む）の提供臓器（摘出臓器）の適格性が問題とされている。何よりも，腎がん患者の腎臓をレシピエントに移植すれば，がんが転移する危険性があることは重大である。日本移植学会等も調査に乗り出し，2007年3月31日，関連4学会が，こうした実験的医療が医学的・倫理的な観点から実施されたことに対して非難声明を出した。もちろん，当該疾患が厳密に危険性を伴う不適格な臓器であるかどうかは，医学的判断を参考にするほかないが，その情報を十分に当該患者および国民（潜在的患者）に提供しておくべきである。そこに法益関係的錯誤（法益処分についての重

---

(28) 毎日新聞2007年7月7日付朝刊報道によれば，日本肝移植研究会ドナー安全対策委員会の調査では，国内で実施された生体肝移植で，ドナーの3.5%に再手術が必要となるなど重い症状が出ていたとのことである。また，最近でも，神戸市の民間病院「神戸国際フロンティアメディカルセンター」で生体肝移植を受けた患者4人が術後1か月以内に死亡したと報道されている。毎日新聞2015年6月5日付夕刊参照。

(29) 甲斐・前掲注(27)99-100頁。

大な錯誤）があると，承諾自体が無効となり，傷害罪が成立する余地がある。もっとも，レシピエントが提供用の病気の腎臓のリスクを十分承知のうえで移植術を受けた場合，刑法上は「危険（リスク）の引受け」論ないし自己答責性論により不可罰の途が残る余地もある[30]。

5　この種の医療行為は，「治療的実験」ないし「実験的治療（医療）」の段階にあるものであり，したがってプロトコール作成のうえで，ドナーとレシピエント双方についてインフォームド・コンセントの徹底をし，ベネフィットとリスクの衡量を入念にしてリスクが著しく上回らないことを確認し，倫理委員会の審査を経て臨床研究・臨床試験のルール（メディカル・デュープロセスの法理）に則って実施されるべきであって，これらが充足されれば，「正当化事由の競合」として正当化されるのである[31]。この議論の前提として，必要な範囲でこれまでの国内外のこの手術に関する医学的データが公表されるべきである。この点が無視されてはならない。

他方，臓器不足の現状からして，腎移植であれ，アメリカでの実施例にならって「第三の道」として病気腎移植の禁止に反対する見解も根強い。結局，病気の種類も様々であり，ドナーの希望が強く，レシピエントの希望とも合致し，かつ双方に高度の危険性がない場合，全面禁止することには抵抗もある点を考慮し，前述のように，プロトコール作成のうえで，ドナーとレシピエント双方についてインフォームド・コンセントの徹底をし，ベネフィットとリスクの入念な衡量をしてリスクが著しく上回らないことを確認し，厳格な第三者的倫理委員会の審査を経て（現段階では施設内倫理委員会の審査だけで十分かはやや疑念がある），臨床研究・臨床試験のルール（メディカル・デュープロセスの法理）に則って実施する場合にかぎり例外的に認めるべきことになろう[32]。

なお，2008年5月18日付で公表された日本移植学会倫理委員会の「生体

---

(30)　甲斐・前掲注(27)100-101頁。
(31)　詳細については，甲斐克則『被験者保護と刑法』64頁（成文堂，2005年）参照。
(32)　この点は，甲斐・前出注(27)において論じたところである。2007年7月に出された厚生労働省の生体臓器移植に関する通達は，病腎移植が「現時点では医学的に妥当性がない」として，臨床研究以外は原則禁止としているが，基本的にはこの方向にあると思われる。もっとも，その研究成果から安全性が確認された場合，部分的に限定して認める余地はあろう。

腎移植ガイドライン」は，腎臓提供者（ドナー）適応基準として，a. 全身性の活動性感染症，b. HIV 抗体陽性，c. クロイツフェルト・ヤコブ病，d. 悪性腫瘍（原発性脳腫瘍及び治癒したと考えられるものを除く），を適応除外としているが，これに対しては，厳しすぎるという批判も出されている。なお，気質的腎疾患の存在（疾患の治療上の必要から摘出されたものは移植の対象から除く）については「慎重に適応を決定する」としている。

6　最後に，臓器売買の問題について簡潔に触れておこう。第 1 に，臓器移植法 11 条による臓器売買禁止の具体的内容は，①移植術に使用されるための臓器（以下「移植用臓器」という。）を提供する（した）ことの対価として財産上の利益の供与を受け，またはその要求もしくは約束をすること（同条 1 項），②移植用臓器を提供すること・受けたことの対価として財産上の利益を供与し，またはその申込み・約束をすること（同条 2 項），③移植用臓器を提供すること・その提供を受けることのあっせんをする（した）ことの対価として財産上の利益の供与を受け，またはその要求・約束をすること（同条 3 項），④移植用臓器を提供すること・その提供を受けることのあっせんを受ける（受けた）ことの対価として財産上の利益を供与し，またはその申込み・約束をすること（同条 4 項），⑤臓器が①〜④のいずれかに違反する行為に係るものであることを知って，当該臓器を摘出し，または移植術に使用すること（同条 5 項），である。これらの禁止規定に違反すると，5 年以下の懲役もしくは 500 万円以下の罰金，またはその併科に処される（20 条 1 項）。しかも，この罪は，国民の国外犯（刑法 3 条）の適用を受けるので（同条 2 項），海外でこの種の行為を行っても処罰される。なお，②〜④の対価には，交通，通信，移植用臓器の摘出，保存もしくは移送または移植術等に要する費用であって，移植用臓器を提供すること・その提供を受けることまたはそれらのあっせんをすることに関して通常必要であると認められるものは，含まれない（同条 6 項）。

これに関して，上記宇和島市の M 医師は売買には関与していなかったが，レシピエント側の会社役員が内縁関係のある者に仲介を依頼してドナー側に見返りとして現金 30 万円と普通乗用車（150 万円相当）を渡したことで，前二者が 2006 年 10 月 1 日，施行後はじめて上記臓器移植法違反の罪で逮捕・起訴され，同年 12 月 26 日，松山地裁宇和島支部でともに懲役 1 年執行猶予

3年の有罪判決が下された（確定。ドナーは略式で罰金100万円，追徴金30万円，乗用車没収。）。レシピエントからすれば，自己の願望を充足するために有償であっても腎臓を手に入れるべく，このような事態に及んだようである。なお，その後，養子縁組を偽装して暴力団関係者らが総額1,800万円で臓器売買を行った事案について，第1審（東京地判平成24・26）および第2審（東京高判平成24年5月31日判例集未登載）で有罪が認定されている[33]。

そもそも臓器売買（世界的にはTraffickingの問題として議論されている）の処罰根拠の根底には，やはり「人体の尊重」の礎としての「人間の尊厳」があり，したがって人体から切り離された人体構成体である臓器には，なお人格権に準じたものとして尊重すべき「不可売買性」ともいうべきものがあると思われる。また，死後の臓器についても，人格権を直接引き合いに出すことはできないにせよ，なお「人体構成体の尊重」を「人間の尊厳」から導き出すことができると考える[34]。

7 以上のように，生体移植の問題は，医事法的観点からも様々な問題を提起しており，このことは，何よりも公的な明文のルールが存在しなかった，あるいはルール策定の動きが強くなかったところにも原因がある。今後は，生体移植の問題についても，詳細はガイドラインに譲るとしても，現行の改正臓器移植法の中に，ドイツのように一定の範囲で基本的な事項を盛り込む必要があるのではないだろうか。また，近親者からの臓器提供に関わる提供意思に関わる問題について，生体腎移植にかぎらず，生体部分肝移植も含め，総じて生体移植の場合，近親者としての愛情が強ければ強いほど，レシピエントを救うべく，大きな自己犠牲を払ってでもドナーになろうとする傾向があり，プレッシャーもかかる場合もあるが，任意性・自発性に疑義が残らないよう，様々なコンサルテーションを行い，真のインフォームド・コンセン

---

[33] 本件の詳細については，城下祐二「判批」甲斐克則・手嶋豊編『医事法判例百選 [第2版]』202-203頁（2014年，有斐閣）参照。

[34] 甲斐克則「人体構成体の取扱いと『人間の尊厳』」法の理論26 3頁以下，特に14頁以下（2007年），同「人体・ヒト組織・ヒト由来物質の利用をめぐる生命倫理と刑事規制」刑法雑誌44巻1号101頁以下（2004年），同「人体およびヒト組織等の利用をめぐる生命倫理と刑事規制」唄孝一先生賀寿記念論文集『人の法と医の倫理』481頁以下（信山社，2004年）参照。なお，イギリスの人体組織法（Human Tissue Act 2004）32条では，Traffickingの禁止規定が11項にわたり詳細に規定されている。

トを確保して限定的に生体移植が実施されるような法的・倫理的ルールを策定すべきである。

Ⅶ 結 語

　以上，臓器移植と医事法の関わりについて論じてきたが，改正臓器移植法の評価は，長期的スパンで行う必要があるとして，最後に，なお3点を指摘しておきたい。

　第1に，人体組織等の移植の問題が挙げられる。これは，2009年の改正では見送られたわけだが，ドイツでは，2007年の改正で，人体組織も盛り込んだ。日本では臓器だけが対象であるが，多くの国では人体組織も移植法に組み込まれている。今後は，人体組織も，同じ法律に一緒に盛り込むべきである。

　第2に，生体移植も同じ法律に一緒に規定した方がよいと思われる。現状のように，いわば解釈論でかろうじて成り立っている非常に不安定な状況は妥当でない。

　第3に，再生医療の発展状況や人工臓器の開発状況等も視野に入れておく必要がある。

　いずれにせよ，適正な運用のためには，類似の臓器提供システムを採用する諸外国の運用状況を参考にしつつ，具体的な課題を自覚し，信頼を積み重ねて，必要に応じて制度を充実させていくべきである。そのためには，適正な情報公開と啓発活動も不可欠であろう。いずれにせよ，公平性と公正さを確保しつつ，移植医療に対する社会の信頼を損なうことなく移植医療を実施することが望まれる。

2　臓器移植をめぐる法と倫理の基礎*

旗 手 俊 彦

医事法講座 第6巻　臓器移植と医事法

　　Ⅰ　問題の原型
　　Ⅱ　臓器移植の倫理的基礎
　　Ⅲ　日本の「臓器の移植に関する法律」
　　Ⅳ　臓器移植の今後

I　問題の原型

　臓器移植は，先端医療の象徴としての位置を占めている。現在は，肝臓や膵臓，腎臓，小腸など多臓器にわたって移植医療が実施されているが，今日の臓器移植は，1967年に南アフリカでクリスチャン・バーナード博士が手掛けた心臓移植に始まったことに凝縮されているとおり，心臓という人間の生存にとって最重要の臓器の移植医療であったため，その衝撃は，医学・医療が社会全体に与えた影響の中でも最大であったといえる。他方で，当初の臓器移植は，脳死からの臓器摘出を必要不可欠の前提条件としていたため，脳死判定をめぐって医学的および倫理・社会的問題が当初より臓器移植と裏腹の関係に立ち，今日にまで及んでいるというのが，倫理的・社会的・法的問題の原型となっている。

　まず問題とされたのが，果たして脳死をもって人の個体死といえるかどうかという点であった。この問題は，医学的問題のみならず，社会的・倫理的問題としての側面も持ち合わせている。理論的には，循環中枢をつかさどっている脳幹部が不可逆的に機能停止すれば，間もなくそのひとは息絶え，帰らぬ人となることは間違いない。しかし，問題とされたのは，その判定の医学的な難易度の高さである。脳死が人の個体死であるとしても，患者が脳死判定された場合には，その近親者にとって受け入れはかならずしも容易ではない。このため，脳死判定をする上では，施設面と医療スタッフ面の双方においてその高度な判定を成しうる条件を充足した施設しかなしえないのが，今日の医療の現状である。

＊本稿で取り扱う臓器とは臓器移植法第5条に定める，心臓，肺，肝臓，腎臓，その他厚生労働省令で定める膵臓および小腸を主として念頭に置く。また，本稿では主として脳死移植を念頭に置いており，生体移植に関しては，倫理的問題を論ずる上で脳死移植と関連する範囲内でのみ論ずる。

（1）「臓器移植と移植ツーリズムに関するインスタンブール宣言」国際移植学会2008年5月2日イスタンブール　日本移植学会アドホック翻訳委員会
〈http://www.asas.or.jp/pdf/istanblu_summit200806pdf#searcch='%E3%82%）（最終閲覧日2014年12月28日）。

また，ここで問題とされるのが，脳死を判定された患者あるいはその近親者が臓器移植を想定している(た)か否かである。臓器提供を望んでいた場合には，その前提となる脳死判定に近親者が抵抗を感じることは少ないであろう。しかし，臓器移植を想定していなかった場合には，脳死をもって個体死とし，治療を一切終了することを，近親者が受け入れ難い場合が少なからず存在しえよう。このため，臓器提供を希望しない場合には，脳死判定は患者の死のプロセスの重要な局面として近親者の説明し，近親者の納得を待って最終的な死の宣告と治療の終了をすることが，少なくとも日本の医療の現場でよくとられる対応となっている。

　しかし，問題はこれで解決をみたわけではない。脳死に関する以上の対応は，いわゆる先進諸国でとられているものである。いわゆる途上国においては，医療保険制度が国民に行き届いていない点なども相まって，安易な脳死判定と臓器摘出が行われているとの問題点が指摘されている。これは，それらの国で脳死判定の対象となりうる傷病を抱えた患者の人権が保障されていない可能性を示している。さらに，先進諸国でドナーが思うように得られない・移植を必要とする患者が外国でドナーを得るために渡航して移植を受けている事実は，広く知られている（本書第11章移植ツーリズム）。これは，移植医療における南北格差を示すものであり，今日の移植医療の抱える最も大きな倫理的・社会的問題として挙げることができる。主として途上国において生活費を得る目的で臓器を提供することは，提供する者とその近親者の搾取にあたる可能性が高く，それらの人々の尊厳を損なう行為であることには，衆目の一致するところである。この問題の解決を図るために，国際移植学会は2008年に「イスタンブール宣言」を発表した。その内容は，商業目的での海外渡航移植を批判し，それを防止するために，臓器移植に関しては，国内自給の原則を明示したものとなっている。

　また，厳格な脳死判定とともに，移植の適応が拡大したことも，先進諸国の医学・医療の発展の成果である。かつて，移植医療が始まった1970年代から1980年代前半にかけては，移植医療は拒絶反応との闘いであり，医学上はその克服が最大の課題とされてきた。その後，効果の高い免疫抑制剤の開発を中心とする拒絶反応を相当程度の克服されたこともあいまって，移植医療の成績は著しく向上し，臓器移植の適応となる患者層は大幅に拡大した。

他方で臓器提供は全く追いついておらず，慢性的な提供臓器不足は，移植医療にとって今日最も深刻な課題となったといえよう。この提供臓器不足は，医学の発展を背景としていわば宿命的な問題であり，移植医療に関する世界共通の最も切実な問題として位置づけられている。

医学の発展による移植の適応拡大もその要因に加わった1990年代以降，提供臓器不足はいよいよ深刻な問題となってきた。それに対応するべく編み出された苦肉の策ともいうべき方法が，生体移植である。日本では，2つある腎臓の親族内移植は，1970年代ころより実施されてきたが，1989年からは，肝臓移植に関しても親族内で実施されるようになり，脳死移植が極端に少ない日本においては，腎臓移植および肝臓移植については生体移植が主たる地位を占め，近年ではその対象は，肺や小腸にも拡大している（本書第4章参照）。

臓器移植分野での医学の発展や，法的な基盤の整備，そして臓器移植に関する知識の市民への普及に伴い，主たる倫理的論点が，ドナーの人権保障から，それに加えてレシピエントとなる重篤な患者・障害者の（移植）医療を受ける権利の保障へと広がった点も，臓器移植が始まってから今日までの倫理的議論のあり様として挙げることができる。以下に，医療・生命倫理学の四原則として有名な，患者の自律，無害性，恩恵，正義，そして臓器移植に特有の倫理原則である無償性の原則の順に考察を進めて行きたい。

II 臓器移植の倫理的基礎[2]

1 患者の自律

現代の医療・生命倫理学において最も優先されるべき原理は，患者の自律の尊重であり，移植医療もその例外ではありえない。それに加えて，身体の

（2） 米国の Organ Procurement and Transplantation Network (OPTN) は，Ethical Principles in the Allocation of Human Organs 中 General Ethical Principles として，Utility, Justice, Autonomy の3つを挙げる。〈http://optn.transplant.hrsa.gov/resources/ethics/ethical-princciples-in-the-allocation-of-human-organs〉（最終閲覧日 2014年12月28日）。

所有権はその本人に属しているとする，他者への隷属の禁止という意味における自立は，カント哲学に代表されるとおり，近現代の哲学・倫理学の基本原則である。医療においてもその原則に例外はなく，基本的に受ける医療の内容は患者本人の自律的決定に委ねられている。ここから，身体の（しばしば生存にとって極めて重要な）一部である臓器提供するか否かの決定は，当然のことながら本人の決定に委ねられるべき事項とされる。この原則を実現するために，まずは，臓器摘出の前提となる脳死を持って自己の死とするか否かに関して，判定を受ける可能性のある患者の自己決定に従うこととなる。脳死をもって自己の個体死とするか，心臓死をもって自己の個体死とするかは，全面的に本人の選択するところとされ，脳死をもって自己の死として選択することが，道徳的に優越的に扱われるようなことがあっては，間接的に脳死を選択する社会的圧力が脳死に至る疾病を患った患者に加わりかねず，そうなると，死の自己決定の原則が損なわれてしまう。また，臓器提供においては，生前にドナーカードを作成し，正常な判断能力を有する段階から提供の意思を文書にて明示していることが推奨される。米国の The National Organ Transplant Act（1984）[3]とそれに基づく医療慣行に代表されるように，臓器提供に始まる臓器移植全般にわたって法制化している国が多く，それらの臓器移植法制に関して，臓器摘出の要件が厳格に定められている。

　もっとも，移植先進国の米国をはじめとして，多くの国で遺族同意による脳死判定と臓器提供も容認している。この遺族同意には，二つの倫理的基礎が考えられる。その一つが，自己決定の補完である。ドナーカード，日本では意思表示カードの所持率は決して高くない。このため，意思表示カードを有していない本人の意思確認として，親近者による代諾という方法が採られている。他方，脳死を迎えようとする患者本人の提供意思を家族として判断しかねる場合であっても，遺族同意による脳死判定および臓器移植を実施することが実施国のスタンダードになっており，その倫理的基礎として，以下の（3）に述べる恩恵の原則が挙げられよう。すなわち，脳死を迎えようとしている近親者の提供意思を確認する経験はなかったものの，脳死移植を受けなければ生存が危ぶまれる患者を救いたいという，いわば社会貢献の動機

（3）〈http://historynih.gov/reserch/downloads/PL98-507.pdf#search='the + National Oran Transplant Act〉（最終閲覧日 2014 年 12 月 28 日）。

から遺族が同意する場合ももちろんありえよう。この動機は，自己決定およびおの補完の範疇を超えており，恩恵の原則に基礎を置くと理解することが適切であろう。

2 無害性の原則

臓器移植のために，治療生存のある患者から臓器を摘出することは，倫理的にも，法的にも容認されない。倫理的には，医療の目的は，患者の生存と安楽にあり，厳格な要件下での安楽死以外には，患者に死をもたらすことは，その医療の目的そのものに反する。また，日本の刑法にあてはめると，医療関係者が治療すれば生存する患者の治療を放棄することは，保護責任者遺棄致死罪（刑法第218条）を問われる可能性が高い。このため，脳死移植の対象となるドナー患者は，医学的に死亡が確実でなければならない。米国の移植論議では，この原則は，Dead Donor Rule として有名である[4]。

脳死がヒトの個体死であることは，理論的には疑いの余地はない。しかし，脳死判定に誤りが発生したり，あまりにも侵襲的な検査を必要としたりするのであれば，そのような脳死判定は，無害性の原則に違反する。そのような違反に至らないために，脳死判定基準は，各国ともに厳格に定められている。また，日本の脳死判定基準では，脳死判定の各項目が充足されることが確実となった段階で，主治医は「脳死とされうる状態」として家族に説明し，患者本人や家族の意思を確認した上で倫理委員会の承認も得た上で法的脳死判定を下すこととされている[5]。

（4） NIH Public Access Author Manuscript 〈http://www.ncbi.nlm.nih.gov/pmc/articles/PMC3372912/〉（最終閲覧日 2014 年 12 月 28 日）。しかし，本稿本文でも論じているとおり，提供臓器不足は世界的な問題であり，The American Journal of BIOETHICS. Vol.14, No.8(2014)は，"Special Issue: The Brain Death Controversy というタイトルでの特集を組んでいる。同誌中，Robert M. Sade，Andrea D. Boan は "The Paradox of the Dead Doner Rule: Increasing Death on the Waiting List(pp.21-23) は，Dead Donor Rule が移植を受けられずに死を迎える患者を増加させる皮肉を持たらしているとして，より早い段階で臓器摘出が可能とする DID(Donor Imminently Dead) という新たな死の概念を提唱している。

（5） 「法的脳死判定マニュアル」厚生労働科学研究費補助金厚生労働科学研究特別事業「臓器提供施設における院内体制整備に関する研究」脳死反映基準のマニュアル化に関する研究班　平成 22 年度〈http://www.jotnw.or.jp/jotnw/law_manual/pdf/nous-

この無害性の原則に抵触する恐れがあるのが，健康体から臓器摘出を実施する生体移植である。しかし，世界的な，特に日本における圧倒的な提供臓器不足の状況下において，1990年代より，主として親族間で生体からの臓器摘出による移植医療が実施されるようになってきた。人間にとって，寿命を迎えるのではなく疾病により家族を失うことは大きな苦痛である。まして，それが我が子であるなら，その苦しみは図り知れない。このような背景の下，日本では特に腎臓，肝臓に関して親族内での生体移植が実施され，その実施数は脳死移植を大きく上回っている[6]。また，米国においても，特に腎臓移植で生体移植が実施されるようになってきた[7]。生体移植が無害性の原則に違反しないためには，ドナーの安全性が確実に守られなければならない。生体移植は，ドナーとレシピエントの自己決定，その移植が高い成功率を見込めることによる恩恵の原則，そして，貧困ゆえに臓器売買をする海外渡航移植に頼らないという正義の原則を総合した結果，倫理的に正当化されうると考えるべきであろう。

　生体移植の正当性は，移植医療の水準に大きく左右される。生体移植は，そもそも脳死ドナーが見つからないために実施されるものであり，再移植，再々移植は原則として避けられなければならない。というのは，再移植，再々移植の場合には，ドナー候補者が最初の移植よりも限られてくるために，事実上の親族内での圧力が加わりかねないからである。さらに，もし健康体のドナーが死亡することがあれば，生体移植の信頼性が失われかねない。生体移植においては，生体ドナーの安全性を最大限度保証する医学・医療界の努力に，倫理的正当性は大きく左右されるのが現実といえよう[8]。

hi-hantei.pdf〉（最終閲覧日 2014年12月29日）。
（6）　一般社団法人日本移植学会『臓器移植ファクトブック 2013』1-3頁〈http://www.asas.or.jp/jst/pro/pro8.html Accessed Dec.28,2014〉（最終閲覧日 2014年12月29日）。
（7）　同上 23頁
（8）　臓器移植法は，脳死臓器移植のみを対象としており，生体移植，組織移植は対象としていないが，厚生省保健医療局長通知「臓器の移植に関する法律の運用に関する指針（ガイドライン）の制定について」（平成9年通知，平成24年改正現在）の第13で生体からの臓器移植に関して，また第14で組織移植に関して基本事項に関する規定を置いている。生体移植に関しては，日本移植学会倫理指針が，現場に対して最も強い拘束力

3　恩恵の原則

　臓器移植は，移植を受けた患者が，移植を必要とした疾病の治癒を迎え，患者に対して恩恵をもたらすものでなければならない。多くの場合，移植を必要としている患者は，移植を受けなければごく限られた生存期間しか望めないため，移植医療は，それを受けた患者に恩恵をもたらすことはほぼ確実である。また，慢性腎不全により人工透析を受けている患者に関しては，長期の生存は望めるものの，透析を受けるためのコスト負担や飲食を中心とした生活上大きな制約を強いられている。生存自体が苦痛との闘いともいえる生活を送っている患者にとって，腎臓移植により透析から解放され，健常人とほとんど変わらない飲食等の生活を享受できることを考えると，人工透析という代替措置があるにせよ，腎臓移植はそれを受けた患者に大きな恩恵をもたらしているといえよう。

　もっとも，今日の移植医療の現状・水準を考慮すると，移植を受けた患者の生存期間が大幅に延長するのみで恩恵の原則が充足されたとはいえない。それが充足されたといえるためには，移植を受けた患者が，移植とは全く縁のない生活をしている健常人と変わらぬ学業生活，職業生活，市民・家庭生活を送れることが必要といえよう。この点に関しては，移植医療関係者において，移植医療が社会に定着するための最も大きな課題として受け止められており，関係各学会や社団法人日本臓器移植ネットワーク，また患者団体によって積極的に移植医療への社会による理解を深める取組がなされている[9]。

　さらに，臓器移植が真に恩恵をもたらす医療といえるためには，移植を受けた患者が健常人と同様の生活を送れるようになった段階で満足するわけにはゆかない。前述の海外渡航移植に顕著に代表されるように，移植医療が社会あるいは世界の格差を助長してしまいかねない場合には，世界的レベルでみた場合に，臓器移植が人類に恩恵をもたらしているとは言い切れないであろう。その意味でも，臓器移植が恩恵の原則にかなったものであるためには，

を有している。「日本移植学会倫理指針」平成26年9月10日社員総会承認〈http://www.asas.or.jp/jst/pdf/info_20120920.pdf〉（最終閲覧日2014年12月28日）。
(9)　NPO法人日本移植医療者協議会〈http://www.jtr.ne.jp/jtr/support.html〉（最終閲覧日2014年12月29日）。

貧困層が立場の互換性なしに一方的にドナーとなりうるような移植のあり方は早急に是正が図られなければならない。また，日本の宇和島徳州会病院で実施された病腎移植に関しては，移植された腎臓の生着率やレシピエントの予後が通常の腎移植と変わらない成績を挙げてこそ移植医療としての医学的・社会的承認を得られるというべきであり，現状は，同病院が取り組んでいるとする臨床研究としての病腎移植の5年生存率の数値が発表されるまでは，積極的に取りくむべき移植の類型とは評しがたいといえよう[10]。

4 正 義

医療における正義とは，同じ疾病を患った者は，同じ治療を受けられることを意味する。我々の直観として，同じ疾病を患ったにも関わらず，患者本人の希望とは別に，他者が受けている医療を受けられない場合に遭遇した場合，不平等もしくは不公正であると感じ，不平等という意味において，正義にもとると感じる。臓器移植における正義は，一国内レベルと世界レベルの二つのレベルで位相が異なる点があり，以下にその順に考察を加えて行きたい。

一国内のレベルでは，その国の移植関連団体が作成した脳死判定基準および移植基準に従い，その基準を充足し，希望する者であれば，だれでも脳死判定が下され，また移植適応疾患を患った誰もが移植を受けるチャンスを与えられることが，正義にかなった臓器移植である。それを担保する仕組みが，独占的な臓器配分機関による臓器移植の実施である。全国一律に脳死判定基準にのっとった臓器摘出と移植基準にのっとったレシピエントリストの作成，および臓器提供がなされた場合の個別ケースにおけるレシピエントの決定は，一元的に行われる必要があり，多くの国と地域で独占的な臓器配分機関がこれを担っている。米国の United Network for Organ Sharing[11] は非常に有名であり，日本でも，臓器移植法第12条により，公益社団法人日本臓器移植ネットワーク[12]がその役割を独占的に担っている。

---

(10) 「病腎移植に関する日本腎臓学会の見解」（平成19年5月2日社団法人日本腎臓学会理事長 菱田明）は，病腎移植に関して，社会，政策当局，関連学会と強調しての公開の議論の必要性を主張している。
(11) 〈http://www.unos.org/〉（最終閲覧日 2014年12月29日）。

2 臓器移植をめぐる法と倫理の基礎 ［旗手俊彦］

　しばしば臓器移植をめぐる正義問題に関して，社会的に不利な状況に置かれた階層に負担がかかりがちであるという問題点が指摘されるが，少なくとも日本，米国，欧州諸国においては，そのような正義問題は起こりにくくなっているのが現状であるといえよう。それを支えているのが，臓器提供の無償性と自己決定という原則の貫徹である。日欧，そして原則上は米国においても，脳死からの臓器提供に対して何らの経済的誘因も働かない。脳死を自分あるいは親族の個体死として捉えて臓器提供するか否かは，すべて患者本人あるいはその親族の（場合によっては恩恵の原則にも基づいた上での）自己決定の範疇内にある。

　他方，移植を受けるレシピエントの側についていうと，それぞれの国内で移植専門学会等によりレシピエント選択基準が定められており，それにしたがってレシピエントリストが作成され，臓器提供の意思を表明するドナー患者が発生次第，そのリストにしたがって，移植を受ける意思があるかどうか，その準備が整うのかの連絡がそれぞれの国の移植配分機関より連絡がなされている[13]。そのレシピエント選択基準は，主として医学的見地から専門団体によって作成されており，極めて厳格に守られるべき性格のものである。そのレシピエント選択基準が厳格に守られることにより，同様の病状にある患者は，順次同順位としてレシピエントリストに登載されることが，正義原則にかなったレシピエントの選定方法だといえる。もっとも，このレシピエント選択基準は，主として医学的見地から作成されており，臓器移植に必要とする経済的支払能力は考慮されていない。したがって，医学的には臓器移植のレシピエントたりえても，それに必要な経済的負担を担い切れないためにリスト搭載を見送る患者もいるであろう。厳格にいえば，そのような状態は，同一疾病を患った患者が同一の治療を受けられないことを意味し，正義の原則にもとる可能性が出てくる。その場合には，レシピエントとなりうる患者が，移植医療をカバーする保険に加入していたか否か，移植に代わるある程

---

(12)　（公社）日本臓器移植ネットワーク〈http://www.jotnw.or.jp/〉（最終閲覧日 2014年12月29日）。
(13)　前注(12)の日本臓器移植ネットワークのホームページに移植までの流れが分かりやすく説明されている。〈http://www.jotnw.or.jp/transplant/flow.html〉（最終閲覧日 2014年12月29日）。

度の有効性を期待できる治療方法があるかなど個別の事項も，正義原則にかなうかもとるかの判断に必要とされるであろう。日本についていうと，現在，臓器移植は公的医療保険でカバーされており，経済的理由から移植を見送る適応疾患患者は可能な限りゼロに近づける制度的工夫がなされている。

　これに対して，世界レベルでは，問題状況がかなり異なる。詳しくは，本書第11章で取り上げられるが，経済的格差により，ドナーとなりうる階層とレシピエントになる階層とが分離し，その間に互換性はない状況となっている。同様に移植を必要としている患者が世界では居住している地域やその家計の収入により，移植医療を受けられる患者とそうでない患者とに分離した状態となっており，これは移植医療における正義の原則にもとるといわざるを得ないであろう。

　また，臓器提供における自己決定が最優先原則だとしても，もし提供者が提供を受ける患者の民族や性別等を指定できるとすれば，社会的差別を助長する結果ももたらし，臓器移植は，その社会に禍根を残すであろう。このため，臓器移植においては，原則として提供先を指定できないこととされてきた[14]。正義原則の派生原則としての公平性の原則を保証するための制度的工夫である。しかし，圧倒的な提供臓器不足の下，提供臓器を増やす目的で，一定条件下で提供先を指定することも可能とされつつある。平成21年7月改正施行の日本の現行臓器移植法も，第6条の2において，親族への優先移植を可能とした。

---

[14] 日本の臓器移植法では，その第二条（基本理念）4において，「移植術を必要とする者に係る移植術を受ける機会は，公平に与えられなければならない。」と規定している。また，WHO Guiding Principles on Human Cell, Tissue and Organ Transplantation 中の Guiding Principle 9 では，The allocation of organs, cells and tissues should be guided by clinical criteria and ethical norms. Not financial or other consideration. Allocation rules, defined by appropriately constituted committees, should be equitable, extremely justified, and transparent. として，やはりレシピエントは，まずは医学的基準によって選択されなければならないとしている。〈http://www.who.int/transplantation/Guiding_Principles Transplantation_WHA63.〉（最終閲覧日2014年12月29日）。

5　無償の原則

　以上に医療生命倫理学の基本原則が移植医療においてどのような意味を持ち，その結果，なぜ順守されなければならないのかについて考察してきた。以上の倫理原則以外に，無償の原則が，移植医療に特有かつその根幹を支える最重要な原則であることを指摘しておかなければならない。

　今なお，世界には，経済的に苦しい生活を余儀なくされている人々が大勢いることは周知の事実である。もし，そこで臓器売買が容認されれば，生活資金を手にするために自らの臓器，特に2つある腎臓を提供する者が出てくることは想像に難くない。それどころか，粟屋の研究によれば，実際に生活苦から臓器提供する人々がアジア地域には大勢いることが確認されている（本書第11章）。生活苦からの脱出を目指しての臓器提供は，自己決定によるものとは評しがたく，臓器提供はドナーの健康に大きな影響を及ぼすだけに，ドナーの尊厳を損なうものであり，強い批判の対象にされるべきである。さらに，家系内の弱い立場にあるものに，一家の家計を支えるために臓器提供が強制されているとすれば，日本語でいうところの搾取以外の何物でもない。

　このような理由から，臓器提供には無償の原則が貫かれなければならない。そのために，臓器移植に関する法制化をしている国では，臓器売買に対して罰則をもって対処している。日本の臓器移植法においても，第11条および第20条で，臓器売買に関わった者に5年以下の懲役または500万円以下の罰金を科している（併科可）。脳死移植においても，かりに臓器売買が容認されるなら，臓器提供の見返りの代金を得ることを目的に，脳死に至る可能性の高まった家族に対して十分な医療の提供に同意しない者が出てくる可能性も十分に想定される。

　以上のような問題を避けるために，臓器提供の無償性は臓器移植の根幹を支える倫理原則なのである。臓器提供は，移植を必要とする重病を患った患者を救いたいという，いわば人類愛の精神からのみなされるべきとするのが，移植医療の倫理を根幹で支えている。移植関連団体においても，その根幹が揺らぐことがないように，臓器提供した者の崇高さをたたえる様々な取組を重ねているところである[15]。

　さらに，いわゆる交換移植は，現段階の日本では積極的に進められるべき

とはいい難い。交換移植とは、生体移植を希望する1組の親族間では組織適合性が移植に適さないが、2組の生体移植を希望する親族間で、ドナーとレシピエントを入れ替えることにより、高い組織適合性を得て実施する移植のことである。患者自己決定権の定着した米国においては、今や大きな違和感なく実施されており、UNOSも交換移植（paired donation）について積極的な情報提供を行っている[16]。しかし日本では、圧倒的な提供臓器不足という状況が、逆に交換移植を目的とした婚姻を誘発する危険性なども十分に想定されるため、日本移植学会も積極的には推奨していないのが現状である[17][18]。

III　日本の「臓器の移植に関する法律」

1　制定の経緯

日本の臓器移植医療および「臓器の移植に関する法律」（以下、臓器移植法）の成立や、やや複雑な経緯をたどってきていることは周知のとおりである。その原因は、1968年に札幌医科大学において和田寿郎教授（当時、現在は故人）により執り行われた心臓移植手術にあることも、周知のとおりであろう。このいわゆる和田心臓移植は、脳死判定および臓器移植のみならず、医療全体に対する大きな不信を招き、それ以来、脳死・臓器移植論議は、その後1970年代終盤まで日本社会ではいわばタブー視されることとなった[19]。

---

(15)　前注（9）のNPO法人日本移植医療者協議会が、最も盛んに活動している。

(16)　〈UNOS：Kidney Paired Donation〉〈http://www.unos.org/donation/index.php?topic=kpd〉（最終閲覧日2014年12月30日）。

(17)　一般社団法人日本移植学会「ドナー交換腎移植に関する見解」平成16年6月11日〈http://www.asas.or.jp/jst/news/news007.html〉。

(18)　米国では、かねてよりマーケットを通しての供給を可能とすることによって、提供される腎臓を有意に増加させることができるのではないかとする主張が根強くなされている。The American Journal of BIOETHICS Vol.14, No.10(2014)は、"Assessing the Likely Hormsto Kidmey Vendors in Regulated Organ Market" とテーマの特集を組んでいる。同誌中、Monir Moniruzzaman, "Regulated Organ Market: Relatiu Versus Rhetoric(pp.35-33)は、マーケットによる正当な対価の支払いは、搾取には当たらないと主張する。

(19)　いわゆる和田心臓移植に関しては、共同通信社社会部移植取材班編著『凍れる心

欧米においても，1970年初頭より本格的に臓器移植が手掛けられたが，1970年代中盤より手術数が頭打ちとなる。その大きな原因が拒絶反応であったが，1970年後半以降，以前にも増して有効な免疫抑制剤や免疫抑制方法が開発されたことにより，1980年代には，再び臓器移植は活発となり，手術数は大幅に増加した。日本と欧米とのこの違いが日本社会において主として移植医療関係者や移植を必要とする患者側から提起されたが，和田移植以来の移植医療に対する不信は根強く，議論はやや錯綜気味に展開していくこととなった。その議論の落ち着き処として，移植医療に携わる者の恣意を防止し，患者，特に脳死判定を受け，臓器提供に応じるドナーの人権を最大限度保障するためには，立法措置を講じることが最も有効な方策であるとして，1997年（平成9年）に臓器移植法が成立・施行されることとなったのである。

2　平成9年施行臓器移植法

以上のような経緯を反映して，平成9年施行の臓器移植法は，移植医療を実施しようとする者に対して厳しい制約を課する内容となった。最も厳しい制約が課されたのが，臓器提供に関してである。和田心臓移植の反省から，移植医療を実施しようとする医療関係者のいわば恣意が介在する可能性を限りなく完全に排除するために，臓器提供に厳しい要件を設定したのである。それによれば，臓器提供に際しては，脳死判定を死をとして受け入れることと臓器を提供することの双方において，提供者の意思が書面により表示されていなければならず，さらに遺族が臓器摘出を拒まない場合という制約が課されたのである（第6条）。また，書面により意思表示できる年齢は15歳以上とされた（第2条）。

このような厳しい制約条件が課された結果，臓器移植施行後の移植件数は，極めて少数にとどまった。日本臓器移植ネットワークによれば，1999年から2009年までの約10年間，脳死下移植は年間10件前後で推移してきたのである[20]。また，当然のことながら，小児への脳死移植の実施は不可能のま

臓』（共同通信社，1998年）．
(20)　日本臓器移植ネットワーク「移植に関するデータ」〈http://www.jotnw.or.jp/datafile/offer/2009.html〉（最終閲覧日 2014年12月30日）．

まとされた。この結果，腎臓，肝臓に関しては，依然として親族間の生体移植に，また，主として小児の心臓移植は海外渡航移植に頼る状況は，ほとんど変わらぬままに推移したのである。和田心臓移植の轍を二度と踏まないことを目的に法的制度設計がなされた結果であったが，この状況は，移植を受けなければ生存できない患者にとって酷な状況であった。さらに，本章前出のとおり，国際移植学会（TTS：The Transplantation Society）が発表したイスタンブール宣言[21]により，移植用臓器に関しては国内自給の原則が宣言されたことが大きなきっかけとなり，海外渡航移植に頼る現状は早急に改善を迫られることとなったのである。

3　平成21年改正施行の臓器移植法

以上のような状況の下，臓器移植法は，2009（平成21年）7月に改正施行されることとなった。主な改正点は，以下のとおりである。まず，臓器提供に関して有効な意思表示が可能な年齢が，臓器移植の移植に関する施行規則第二条二により生後12週以後と大幅に拡大され，小児の脳死下からの臓器摘出が可能とされた。また，臓器提供の要件として，本人が臓器提供の意思を表示している場合の他，本人の意思が不明である場合でも，書面による遺族同意で臓器摘出が可能とされた（改正第6条）。また，親族への優先提供が可能とされ，その親族の範囲は，配偶者，父母，子とされ，それ以外の者を指定してもその意思表示は無効となり，指定がない場合と同様に，日本臓器移植ネットワークにより，レシピエントが選出される仕組みとされたのである（改正第6条の2）。特に2つある腎臓の移植において，一つを腎臓移植を必要としている親族に優先して提供することを可能にすることにより，もう一方の腎臓は，日本臓器移植ネットワークを介して移植に供されることとなり，やはり移植を推進する効果を期待しての改正内容とされている。

　2009年（平成21年）に改正され，まだそれほど年月が経過していないので，評価するにはやや早計かもしれないが，日本臓器移植ネットワークの報告によれば，臓器提供数は期待したほどには増加していない。それによると，2006年からは改正後も含め，脳死下提供数は，約40件前後でいわば安定し

---

(21)　前掲注（1）参照。

ている。他方，脳死下提供と心臓死下提供の早計をみると，2006年以降約110件前後で安定してきたものの，2013年には84件とやや大きく落ち込んでいる[22]。なぜ，臓器移植法が改正され，臓器提供要件が緩和されたにも関わらず臓器提供数が期待したほどには増加していないかについては，筆者の憶測の域は出ないが，次のような理由が考えられる。

　まず第一に，移植に関する法令・ガイドラインの内容が複雑過ぎて，多くの医療施設が脳死下での臓器提供を担えるだけの準備をすることが極めて困難なことである。それは，脳死移植の判定に必要な人材や医療器材にとどまらず，医療施設全体として関連する法令・ガイドラインに習熟していなければならず，それは決して容易なことではない。脳死判定をなしうる施設に関しては，「臓器の移植に関する法律の運用に関する指針（ガイドライン）の制定について」第四に大学病院等5類型の医療施設が規定されており，これ以外の施設で脳死判定がなされても，それは移植にはつながらない。さらには，この5類型の医療施設においてさえ，法令・ガイドラインに沿った脳死判定をすることは極めて高度かつ煩雑な作業となり，医学的には脳死判定および臓器移植が可能であるにもかかわらず，法令・ガイドラインに完全に沿った動きを当該施設がとれないために脳死判定を見送っている例も少なくないと聞いている。

　第二に，脳死下での移植が可能となったことにより，心臓死下からの提供が法的に不可能となったわけでは決してないにもかかわらず，現場に，移植のメインが脳死移植へと移行し，心臓死を迎えた場合にはわざわざ臓器提供しなくてもよいのではないかとの認識が広まったことが予想される。そのように予想する根拠が，やはり日本臓器移植ネットワークの発表している移植統計であり，改正法施行前には90件前後で推移していた心臓死下での移植が，改正法施行後に大幅に減少し，30数件から40数件の間にとどまっている[23]。

---

(22)　一般社団法人日本移植学会・前掲注（6）2頁図3〈http://www.asas.or.jp/jst/pro/pro8.html〉（最終閲覧日 2014年12月30日）。

(23)　前出(22) 2頁。

4　日本の臓器移植法と倫理

　これまで見てきたとおり，日本の臓器移植法は，臓器移植に極めて厳しい制限を課しており，そこにはかつての和田心臓移植の反省が大きな原因となっていることは間違いない。そのため，提供意思の不明確なドナーあるいは遺族からの臓器提供や，移植関係者の恣意が介在する余地のある臓器移植が実施される可能性は限りなく皆無に近いと評しうる。その意味では，ドナーと遺族の自己決定の尊重という移植医療において最優先されるべき倫理原則は堅持されているといえよう。しかしその裏返しであるが，臓器移植の要件が極めて厳格なために，臓器提供の意思を有していても，それが実現されないケースも決して少なくない。その理由となっているのが，上述のとおり，極めて厳格な移植関連の法令・ガイドラインである。臓器提供という患者の自律原則が必ずしも活かされ切れてないという認識は，移植医療関係者間で共有されており，提供臓器不足解消のためにも，臓器提供の自己決定は十分に活かされる制度設計・運用が移植医療の課題であるといえよう。

　さらに，和田心臓移植が大きな社会問題となった1960年代，あるいは1970年代までは，日本の医療における権限分配は大きく医師に傾いていた。このため，和田心臓移植が，臓器移植にとどまらずに，日本の医療全体における医師の優位性あるいは専断の象徴的な出来事として捉えられたために，日本の移植医療全体に対する国民の疑念を招いたことも，日本でその後移植医療が停滞する背景要因として挙げることができよう。この点に関しても，医療政策や学会の取組，また患者の権利意識の高まりという要因により，上述の疑念は，程度には評価は分かれようが，現在までに払拭されつつあることも，臓器移植の社会的普及に役立っているであろう。政策的には，1980年以降数度にわたる医療法改正などにより，医療施設側の情報提供の体制が整備され，患者の知る権利が相当程度保障されるようになってきた。学会レベルでは，日本移植学会はもとより，移植とは関係しない学会でも，現在は一般市民向けの公開講座を開催することは学会運営のいわば常識となり，一般論として，患者と医療者との距離は1960年代後半よりはかなり短縮したといえよう。また，移植を必要とする患者により構成された団体も全国各地で自主的な勉強会を重ね，患者側の医学知識も飛躍的に豊富となり，医学知

識の面でも患者と医療者との距離は相当程度近づいている。このような背景の下，医療不信は解消へと向かっており，臓器移植においてもその傾向は顕著に表れている。その一旦が，腎不全の患者側からの先行的腎移植の希望の表明である。従来は，腎不全を患うと，まずは透析医療を開始し，献腎移植のレシピエントのリストに登載され脳死あるいは心臓死からの提供を待つことになるが，多くの患者は透析治療の辛さ故に献腎移植を待つことはできず，親族内にドナー候補者がいないかどうかを探し，もし見つかれば，厳しい医学的スクリーニングを経て，生体腎移植が行われる，という流れが一般的であった。和田心臓移植の反省から，医療者側から移植を提起することは最後の手段とされていたのである。しかし今日，腎臓病が進行し，やがて透析が必要となることが確実となった時点で，患者側から，透析を経ずしての腎移植である先行的腎移植[24]の可能性を積極的に質問する段階を迎えている。少なくとも腎臓移植の現場を見る限り，決定権限は患者側にほぼ移行している。

Ⅳ　臓器移植の今後

1　人工臓器

現在実用可能な人工臓器としては，人工腎臓である人工透析と，人工心臓がある。

透析方法には，腹膜透析とダイアライザーを用いたいわゆる人工透析とがある。小児の場合は，学校・校外生活をできるだけ健常な子どもと過ごせるように，腹膜透析から始まる例も少なくない。しかし，腹膜透析を長期間継続していると，腹膜が固くなり腸疾患を招きやすくなるなどの合併症があるため，やはり人工透析がメインとならざるを得ない。他方，人工心臓に関し

---

(24)　先行的腎移植に関しては，一般社団法人日本腎臓学会「エビデンスに基づく CKD 診療ガイドライン 2013」215- 6 頁〈http://www.jsn.or.jp/guideline/ckdevidence2013.php〉（最終閲覧日 2014 年 12 月 30 日）。

　なお，一般社団法人日本移植学会は，先行的腎移植に関する基準を作成し，先行的腎移植を実施する場合には同学会に申請することとしている。〈http://www.asas.or.jp/jst/news/20120720.html〉（最終閲覧日 2014 年 12 月 29 日）。

ては，欧米および日本で鋭意開発が進められている。国立循環器病センターのホームページによれば，現在主に開発が進んでいる補助人工心臓の3年生存率は52％とされており，心臓移植の5年生存・生着率の約96.5％に比して，決して満足できる数値には至っていない。本章前述のとおり，提供臓器不足は深刻であるが，現在移植を必要としている患者が人工臓器の恩恵に浴する段階は迎えておらず，やはり倫理原則を堅持しつついかにして提供臓器数を増やすかという方向での努力は欠かすことができないといえよう。また，肝臓に関しても，人工肝臓については研究はされつつも，いまだ治験等実用化への段階をいつ迎えるのかの見通しはなお明らかとはいえない段階である[25]。

2 再生医療

再生医療に関しては，いわゆるライフイノベーション戦略と名付けられた政府の成長戦略の後押しもあって現在の日本で最も注目を浴びている研究分野である。再生医療とは，「損傷を受けた生体機能を幹細胞などを用いて復元させる医療」と定義されている。幹細胞以外にも，多能性に優れた細胞や遺伝子を用いた再生医療も研究されている。また，法制面においても，再生医療三法，すなわち，「再生医療推進法」（2013年4月26日成立，5月10日公布），「再生医療安全確保法」，「改正薬事法」（正確には，「医薬品，医療機器等の品質，有効性及び安全性の確保等に関する法律」）（共に2013年11月27日成立，2014年11月25日施行）が整備され，再生医療を進める法的・制度的環境は整ったといえる。（いわゆるSTAPP細胞をめぐる研究不正の問題は，当事者および所属機関の問題であり，再生医療に対する国民的イメージは低下したものの，それらの当事者・所属研究機関とは別の研究者による研究までも否定されたわけではなく，研究の公正さが担保された再生医療研究の意義までも失われたわけではない。）京都大学の山中伸弥教授らが開発し，2012年にノーベル生理学・医学賞を受賞したことで有名なiPS細胞に関しても，2014年に滲出型加齢黄斑変性という失明にいたる眼科疾患への第一症例目の臨床研究が始まった段階であり，移植の適応となる臓器不全の治療法の開発にはなお相当の段階

---

(25) 国立循環器病研究センターホームページ上の「[42] ここまできた人工心臓」を参照〈http://www.ncvc.go.jp/cvdinfo/pamphlet/heart/pamph42.html〉。

と時間を必要とする見込みである[26]。

　このようにみてくると，現在急速に進展をみている再生医療といえども，現在あるいは今世代に臓器移植を補完するまでの地位までには至らないかもしれない。そうすると，臓器移植の抱える倫理的課題は自然退行することはなく，引き続きわれわれの世代がこれに取り組んでゆくよりほかないであろう。

---

[26]　肝臓の再生医療の現状を分かりやすく解説したものとして，汐田剛史「再生医療を切り拓く」再生医療（日本再生医療学会誌）13 巻 3 号 1 頁（2014 年）。

3　脳死・臓器移植と刑法

秋葉　悦子

Ⅰ　はじめに
Ⅱ　移植医療の倫理
Ⅲ　改正臓器移植法の問題点
Ⅳ　刑法の課題：自己決定権の正しい位置づけ

I　はじめに

（1）　脳死が人の死であることについての一致が得られないまま1997年に成立した臓器移植法は，脳死が人の死であることの選択をドナーの自己決定に委ねる脳死相対説を採用することで脳死移植への道を開いた。しかし法施行後，脳死ドナーは少数にとどまり，肝臓や腎臓など生体移植の可能な臓器に関しては，法規制不在のまま，親族からの提供に依存する生体移植が移植医療全体の9割を占める，世界的に見て極めて特異な状況が続いていた[1]。他方，生体移植の不可能な心臓移植や，特に移植への道が閉ざされたままであった15歳未満の小児については，海外での手術を選択する以外に救済手段がない状況にあった。

（2）　しかし移植用臓器の不足は海外でも同様である。臓器売買だけでなく，いわゆる「移植ツーリズム」――臓器取引（organ trafficking）や移植商業主義の要素を含む渡航移植だけでなく，渡航患者の臓器移植に供される医療資源（臓器，専門家，移植施設）のために自国民の移植医療の機会が減少する場合も含む――は，公平，正義，人間の尊厳原則に反するとして，その禁止と犯罪化を明確に打ち出し，死体ドナーによる臓器移植の最大化を各国に要請した国際移植学会の「臓器取引と移植ツーリズムに関するイスタンブール宣言」（2008年5月2日）[2]を機に，日本でも小児の心臓移植を可能にし，脳死ドナーの増加を目的とした改正臓器移植法が2009年に成立した。

「イスタンブール宣言」は，その10日前に発された，「人臓器の提供及び移植に関する欧州議会決議」（2008年4月22日）[3]――臓器不足が人身売買や，

---

[1]　粟屋剛次郎＝出河雅彦『移植医療』8頁，86頁（岩波書店，2014年），高橋公太「日本における臓器移植の現況」町野朔ほか編『移植医療のこれから』27-42頁等（信山社，2011年）参照。

[2]　Participants in the International Summit on Transplant Tourism and Organ Trafficking convened by The Transplantation Society and International Society of Nephrology in Istanbul, Turkey, April 30-May 2, 2008, *The Declaration of Istanbul on Organ Trafficking and Transplant Tourism*.

[3]　European Parliament resolution of 22 April 2008 on organ donation and transplantation: Policy actions at EU level（2007/2210（INI））．邦訳として，神坂亮一訳

誘導・強制によって得られた臓器売買の違法組織を促進しうることへの懸念を明確に表明した2004年の欧州評議会の勧告[4]以来の取り組みの結実——を追認した内容になっている。WHOも2004年に臓器取引や移植ツアーの犠牲になりやすい社会的弱者集団の保護を呼びかけ，2010年には「人の細胞，組織，臓器移植の指導原則」[5]を公表し，臓器移植目的の渡航の自粛を求める決議案を採択するなど一致した方向性を示している。それらは「イスタンブール宣言」が前文に明記しているように，「『世界人権宣言』の諸原則に立脚する」。「世界人権宣言」の最高原則は「人格の尊厳原則」[6]であり，それは，「ヘルシンキ宣言（ヒトを対象とする医学研究の倫理原則）」（1948年，最終改正2013年）に代表される，今日の国際的な医学倫理の最高原則でもある。イスタンブール・サミットに参加した小林英司氏が評するとおり，「イスタンブール宣言」は，「ヘルシンキ宣言」に匹敵する移植医療の職業倫理宣言[7]であり，国際的な移植コミュニティにおける新たな移植倫理として位置づけることができる。これらの宣言や文書で示された内容は，人格の尊厳の新たな侵害形態である「臓器取引」や移植ツーリズムを犯罪と位置づけて，その防止と，合わせて生体ドナーの軽減を図り，倫理的な仕方で稀少な移植用臓器を調達するために，自由意思に基づく脳死後の臓器提供を「贈与」と位置づけて，移植コミュニティの構成員に，積極的な協力を呼びかけたもの，と要約することができる。

（3）　以上のような動向を踏まえて，各国で臓器移植に関する国内法や医師職業義務規程の整備が行われた。この新たな倫理方針の下で，各国の国内法は，移植医療の適正な条件を定め，ドナーとレシピエント双方の尊厳と基本的人権，特に生命と身体の完全性，そして死後の臓器提供を「贈与」たらしめる自由意思，別の表現では連帯精神（旧来の表現では隣人愛あるいは博愛

「人臓器の提供及び移植に関する欧州議会決議」東海法学41号181-222頁（2009年）。
（4）　Recommendation Rec(2004)7 of the Committee of Ministers to member states on organ trafficking.
（5）　WHO, *Guiding Principles on Human Cell, Tissue and Organ Transplantation*, the 63rd World Health Assembly, May 2010.
（6）　「人間の尊厳原則」と同義であるが，「人間の尊厳」は人格概念から導かれるため，本稿では「人格の尊厳」という表記で統一した。
（7）　小林英司「ポストイスタンブール宣言」日本臨床68巻12号2231頁（2010年）。

精神）を保護し，反対に人格の尊厳を侵害する臓器取引を禁止する役割を期待されていると言える。

　日本で 2009 年に成立した改正臓器移植法は，死体ドナーの増加を主眼に，本人の自己決定を臓器提供の絶対要件とする旧法の立場を大幅に緩和し，本人が事前に書面による反対意思を表明していない限り，本人の意思が不明な場合であっても家族の同意のみで脳死者から臓器を摘出できる旨の規定に改めた。臓器提供を促進するために親族への優先提供を認める規定も新たに導入した。他方，臓器売買やあっせんに対する従来からの処罰が，臓器取引や移植ツーリズムに拡大されることはなかった。改正法施行後，脳死ドナー数は増加したものの，以前から家族の同意だけで可能であった心停止ドナー数は逆に減少し，両者を総計した死体ドナー数はほとんど増加していない[8]。15 歳未満の小児ドナーからの移植も 6 例にとどまっており（2014 年 11 月現在），移植医療のほとんどを占める生体移植はさらに増加する傾向を示している。

　以上のような日本の特異な現状は，もっぱら家族の役割に期待する日本の臓器移植法と，国際的な移植コミュニティの構成員として個人の果たすべき役割を喚起する，新たに提示された国際的な移植倫理との隔たりを背景にしているように見える。そして，国際的な倫理規範と国内法規範のダブルスタンダードは臨床現場を困惑させ，移植医療についての一般国民の理解にも混乱をもたらしているように見える。

　（4）「イスタンブール宣言」は，脳死が医学的な人の死であることを当然の出発点としており，この前提がなければ，死後の臓器提供を，今日の高度医療福祉社会における道徳的行為──市民的義務と境界を接するほどの──として位置づける，宣言の描く移植医療の倫理を理解することはできない。

　脳死が医学的な人の死であることについては旧稿で繰り返し指摘してきた[9]ので，本稿では，まず，イスタンブール宣言の立脚する移植医療の倫理

（8）　日本臓器移植ネットワーク HP で公表されている臓器提供件数（1997 年 10 月〜2013 年 12 月）。

（9）　拙稿「臓器移植法の成立──死の選択権の認容」法学教室 205 号 43 頁（1997 年），同「Ⅲ．脳死と臓器移植」ホセ・ヨンパルト・秋葉悦子『人間の尊厳と生命倫理・生命法』97-113 頁（成文堂，2006 年），同「第 14 講・臓器移植」甲斐克則編『ブリッジ

を概観し（Ⅱ），それに基づいて国内法の改正を実施したイタリアの臓器移植法を参照しつつ，わが国の改正臓器移植法の変更点を検討し（Ⅲ），最後に移植医療に係る刑法の役割について，若干の考察を試みる（Ⅳ）。

Ⅱ　移植医療の倫理

1　人格の尊厳原則

　臓器売買が臓器移植をめぐる最大の問題の一つであることについては，その理由づけについては相違があるにせよ，早くから国際社会で一致した認識が得られていたと言ってよい。日本の臓器移植法も，臓器売買については旧法時代から処罰規定を設けていた。もっともその保護法益は必ずしも明らかではない[10]。しかし新たに提示された移植倫理においては，この点が明確にされている。

　臓器売買，より正確には身体の商品化の禁止は，人格の尊厳原則から導かれる。身体は人格（person）の構成部分である。人の身体に関して「市場」を語ることは，「物」，「対象（object）」，「所有権」のカテゴリーを適用することを前提とする。市場や売買は所有権の財や対象に言及する。しかし身体が人の「主体（subject）」であって対象でないなら，交換商品とはみなされない。人の身体と物との間には存在論的な質的飛躍があり，前者は物を超える価値，すなわち尊厳を帯びる。

　身体の尊厳原則は，まず生きている人の身体について妥当するが，死者の身体についても，人格の身体性という価値を生きた（経験した）「形見」として妥当する。換言すると，人の身体の一部は，その死後も生前の人の形見として，その象徴的な尊厳を保持する。そして，もし人の身体が価値であって価格を持たず，したがって商品化されえないなら，それを「交換」する唯一の可能性は，無償，連帯，愛他主義の内部に位置づけられる「贈与」でし

　　ブック医事法』158-169 頁（信山社，2008 年），同「我が国固有の倫理観と脳死下臓器移植」日本臨床 68 巻 12 号 2234-2238 頁（2010 年）等。
(10)　川口浩一「臓器売買罪の保護法益」城下裕二編『生体移植と法』109-122 頁（日本評論社，2009 年）のように，売買の全面禁止に反対する論者もある。

かないことになる[11]。EU 議会決議の表現は明快である。「次のことを強調する。臓器を提供するか否かに関する自由な選択は、ドナーの排他的権利であり、保護される必要があること。そして臓器提供は一人の人から他の人への贈与とみなされなければならないこと。このことが指示するのは、〔臓器の提供は、〕体内市場の商品として扱われうることを示唆する経済用語〔「取引」、「売買」等〕を避けて、使用される言葉〔「贈与」〕に反映される必要がある、ということである」(38)（傍点および〔　〕内は訳者が補った）。

2　移植医療に関する諸々の倫理原則

かくして人格の尊厳原則は、身体（またその部分である臓器）の取引を禁じるが、一定の要件の下での「贈与」を倫理的な行為として評価する。しかしそのためには、移植医療が持つ医学的問題性（ドナーを必要とし、特に生体ドナーの場合はドナーの身体の損傷を必要とすること；レシピエントは予後必ずしも満足な質の生を持つわけではないこと；死体ドナーの場合においても、死の確認が十分でない場合は生命を害する危険があること；患者に不利な形で先進的な研究的取り組み——病腎移植、ドミノ移植、異種移植等——が実施される危険が大きいこと）を踏まえて、以下の諸々の倫理原則を満たす必要がある[12]。

（1）「生命・身体尊重の原則」

ドナーから移植用の臓器を摘出する行為は、それ自体、ドナーの身体を現実に侵害し、あるいは生命を危険にさらすおそれがある。たとえ移植が医学倫理的に有効と判断される場合でも、移植医療の実施には、通常の医療の目的とは相容れない、ドナーの身体（の健康な部分）の損傷が必然的に要求される。それは、ヒポクラテス以来、医師の間で伝統的に受け継がれてきた「害をなしてはならない」という医学倫理の第一原則に抵触する。この第一原則を破る移植用臓器の摘出は、被害者の同意に基づく傷害が必ずしもつねに合法化されるわけではないように、たとえドナーの同意があってもそれのみでただちに正当化されるわけではない。ドナーの健康に現実に害を及ぼす

---

(11)　E. Sgreccia, *Manuale di bioetica, Vol. 1*, 4$^{ed.}$, pp. 166-168, Vita e Pensiero, Milano, 2007. 邦訳として、エリオ・スグレッチャ（拙訳）『人格主義生命倫理学総論』170-172頁（知泉書館、2015年）。

(12)　E. Sgreccia, *op.cit.*, pp. 823-872.

生体移植は，もし許されるとしても最後の手段（*ultima ratio*）であり，そのようなおそれのない死体からの移植を優先すべきということになる。

（2）「全体性の原則（治療原則）」

外科手術に象徴されるように，医療行為においては「生命・身体尊重の原則」を破る身体の侵襲が許される。伝統的な医学倫理学においては，それが許されるのは，まさしく「治療原則」とも呼ばれる「全体性の原則」に従って，その行為がより大きい身体的善に奉仕するからだと考えられてきた。しかし身体の健康な部分を損傷することが許されるのは，それによってもたらされる利益との間に均衡が保たれている場合のみである。たとえば，火傷の傷痕に自家移植するために健康な皮膚の一部を切除することは，美容目的であっても許容されると考えられている。

（3）「社会性・連帯性の原則」との結合

ドナーの臓器摘出を伴う他家移植の場合は，「全体性の原則」のほかに「社会性・連帯性の原則」が要求される。この原則は，人格を関係的存在として観念し，人格の社会性・連帯性（隣人愛，博愛に基づく他者との関係性）に着眼する人格主義倫理学に由来する原則であり，他人（隣人）の善の実現に参与することによって，自己実現を図るようどの人格をも義務づける。そしてこのことは，生命をただ個人的な善としてだけでなく社会的な善ともみなすよう各人を義務づけ，各人の生命と健康を促進し，各人の善を促進しつつ共通善を促進するようコミュニティ（共同体）を義務づける。かくして社会性の原則は，より高次の目的のためにドナーの身体に損傷をもたらす臓器や組織の贈与をも正当化することができる[13]。EU決議が，臓器提供及び臓器移植に関する共同体意識を涵養する必要性を強調し（36），イタリアで「贈与の文化」の構築と推進が図られているゆえんである。

しかし生体ドナーの場合は，「生命・身体尊重の原則」に従って，ドナーは自己の生命と機能に実体的，回復不能の損傷を被ってはならず，レシピエントにおける移植成功の高度の可能性がなければならない。ドナーが被る犠牲，身体的精神的損害とリスクは，「全体性の原則」の下で，レシピエントのために追求される，生に関する真の利益の可能性と，確実に均衡していな

---

(13) *Ibid.*, pp. 227-229；拙訳・前掲注(11)223-225頁．

ければならない。

　（4）　インフォームド・コンセント

　ドナーとレシピエントの双方に，リスク，結果，移植術の難しさ等が伝えられなければならない。生体ドナーと死体ドナーのインフォームド・コンセント（以下，「IC」）は区別して論ずる必要があるが，「身体の尊厳原則」の下で，臓器提供の贈与性を担保するものが本人の同意であることについては，生体ドナーと死体ドナーの間で相違はない。したがって，死体ドナーにおいても本人の IC は必須条件である。

　1）　自らの生体を損傷して他者に臓器を贈与する行為は，単なる社会的連帯の行為，すなわち自然本性的な博愛，隣人愛の行為を超えて，自己犠牲を伴う英雄的（超自然本性的）な愛徳の行為として評価される。「イスタンブール宣言」は，生体ドナーの行為が，各政府や諸々の市民社会機関によって，「英雄的で名誉なもの（heroic and honored）」とみなされなければならないことを明記している。

　しかし「生命・身体尊重の原則」を破る生体からの臓器の摘出は，獲得される利益と釣り合ったものでなければならない。したがって，ドナーの将来の労働能力，健康に関するすべての帰結に関して，厳格な IC が義務づけられる。もしドナーの IC が臓器提供の贈与性を担保するに足るものと言えない場合は，ドナーの尊厳と身体の完全性を侵す犯罪行為となりうる。このため，欧州の医師職業義務規程（拘束力を伴う）においては，生体移植は一般に最後の手段として位置づけられており，医師は絶対的な技術的確信がなければ実施しない。

　2）　生体ドナーの場合とは異なり，ドナーの健康を害するおそれのない死後の臓器提供に関する同意は，明示のものではなく，「推定的同意」や「沈黙の同意」，あるいは反対意思表示方式（オプト・アウト方式）のような緩やかなものでも足りるとされる。しかし，いずれの同意形式を採用する場合でも，ドナー本人の同意が要求される。EU 議会決議は，前述のとおり，臓器を提供するか否かに関する選択の自由，すなわち臓器を誰かに「贈与」する自由は，ドナーの「排他的権利」でなければならないことを特に強調している（38）。

未成年者については保護者（親権者）の同意で提供が可能であるが，施設入所者や知的障害者は，搾取されやすい社会的弱者の特別な保護を要請する「ヘルシンキ宣言」の精神に照らして除外される。

(5) 死の確認

生体移植と死体移植は，上述の通り，倫理的に同列には論じえないため，両者の限界を画する死の確認は不可欠である。脳死が人の死でないなら，脳死者は生体ドナーと同じ厳格な条件の下で扱われなければならない。もとより生命を犠牲にする心臓の摘出は，「全体性の原則」を満たさないので不可能である。

死は臓器移植が予定されているか否かに関わりなく確認される。

III 改正臓器移植法の問題点

1 脳死相対説

「イスタンブール宣言」は，脳死説を前提としており，脳死相対説に立脚して理解することは不可能である。しかし厚労省は，改正法も旧法同様，「臓器の提供のケースに限って脳死は人の死」とする脳死相対説を採用したものとして理解している[14]。この解釈に立つならば，少なくとも脳死を選択する本人の自己決定がなければ，脳死体からの臓器の摘出は殺人罪を構成すると考えざるをえない。仮に本人の自己決定があっても，同意殺人罪が成立する余地も否定できない。しかし改正法は，このような重要な法的効果を持つ「死の自己決定」を家族に委ねている。相対的脳死説を維持するのであれば，改正法は家族に脳死者の生殺与奪権を付与しているという到底是認しえない結論に至ってしまう。このように考えると，改正法は従来の立場を変更して，脳死を一律に人の死とする規定に改めたとしか解釈しえないように思われる。

---

(14) 2010年6月5日衆議院厚生労働委員会における岡本衆議院法制局参事の発言など参照。

2　臓器提供意思：改正法6条の解釈をめぐって

　本人の意思が不明の場合にも家族の承諾で臓器の摘出を許す改正法6条は，本人の意思を不要とし，家族の意思をそれに代える趣旨のようにも見える。臓器提供の「贈与性」を強調する移植倫理の視点からは，この考え方には疑問を提起しなければならないが，すでに6条の解釈をめぐっては，刑法学者の間で異なった見解が提示されている。

　（1）　町野教授は，「死後に臓器を提供するつもりなのが人間の本性」であり，「人間は，死後の臓器提供へと決定されている愛他的存在である」[15]との理由から，改正法は「本人の承諾を必要としない」[16]との理解に立たれる。

　しかし，人間の意思は，自然本性的に究極的善——利他的な愛——に方向づけられているとしても，個別的善——死後の臓器提供——に拘束されない。人は目的へと向けられた具体的な事柄を選択する行為に関して，完全な意味で自らの行為の主人（原因）であり，その意味で自由である。善への自然本性的傾きを持っているとしても，人には具体的な場面で実際にその行為を選択する自由意思がある。たとえば，死後，遺された家族の心情に配慮して，臓器提供を思いとどまることもありうる。利他的な愛の道徳的価値は人の自然本性に由来するが，利他的な愛の実行は個々人に由来する[17]。

　人が利他的な自然本性を持っているというだけで，本人の臓器提供意思を不要とする町野教授の意思決定論的見解は，現実には，臓器提供の自由を家族に転嫁する結果になる。しかし今日の移植の倫理は，前述のとおり，人の身体は死後も人格的価値を失わないことを認め，死後の臓器提供の自由をドナーの排他的権利として位置づける。このような排他的権利を家族に移行することは，死者の尊厳を侵害する行為に家族を関与させることにもなりかねない。本人よりも遺族の承諾の優越を認めていた日本の旧角腎法に対しては，すでに金澤教授の批判がある[18]。

---

(15)　町野朔「小児臓器移植——法と倫理」町野朔ほか編『臓器移植改正法の論点』328頁（信山社，2004年），同「『脳死臓器移植』について」年報医事法学20号62頁（2005年）など。

(16)　同「改正臓器移植法と今後の課題」町野ほか編・前掲注（1）8頁。

(17)　Cf. S. Vanni Rovinghi, *Elementi di filosofia, vol. III*, La Scuola 1963, p. 218.

（2）　井田教授は，町野教授の見解に対して，幾人かの生命倫理学者から「多くの人が違和感を持つ，驚くべき考え方」とする批判が寄せられた[19]ことを指摘しつつ，以下のようにして町野教授の見解を支持される。「大多数の人はポテンシャルには提供意思をもっている。家族の同意により摘出を行う方式は，人がポテンシャルにはもっているはずの提供意思を，本人のことをいちばんよく知っている家族が具体的な提供意思の形にするという方法である」。「本人の現実意思に頼る度合いを下げて，むしろ大多数の人がもつポテンシャルな提供意思を支えにすることこそが，日本の移植医療の停滞を打破するためには必要である」。こうして井田教授は，「厳格な承諾意思表示方式の立場を修正し，拡大された承諾意思表示方式へと移行した」ものとして，改正法を理解する立場に立たれる[20]。

井田教授の見解に対しては，町野教授の見解に対する批判がそのまま向けられる。さらに，家族が「本人のことをいちばんよく知っている」とは限らないことは，日常的な経験則からも明らかである。2006年11月に実施された内閣府の世論調査では，7割以上の者が本人の書面による意思表示がある場合か本人の意思が確認できる場合にのみ脳死下臓器提供を認めるべきであると答えており，本人の意思が不明の場合は家族の判断に委ねるべきでないと答えた者が3割を超えている[21]。

井田教授は，「大多数の人にとり自分の死後のことを考えるのは気が進まないこと」であり，「死後を考えることを無理強いし，提供意思の表示を求め，そしてその意思表示に頼る，そういう移植医療は，限界にぶつからざるをえない」[22]として家族の判断へと転換した改正法を支持される。しかし移植医療の臨床の立場からは，臓器提供の決断が家族に負わせる多大な精神的

---

(18)　金澤文雄『刑法とモラル』190-192頁（一粒社，1984年）。
(19)　香川知晶『命は誰のものか』251頁（ディスカバー・トゥエンティワン，2009年），小松美彦ほか編『いのちの選択――今，考えたい脳死・臓器移植』11頁（岩波書店，2010年）。
(20)　井田良「改正臓器移植法における死の概念」町野ほか編・前掲注（1）20-22頁。
(21)　内閣府大臣官房政府広報室：1.臓器移植法について，2.調査結果の概要，臓器移植に関する世論調査，2008.〈http://www8.cao.go.jp/survey/h20/h20-zouki/index.html〉
(22)　井田良「改正臓器移植法における死」日本臨床68巻12号2225-2226頁（2010年）。

負担を回避するために，臓器提供に対する考え方を家族と話し合う機会を持ち，臓器提供や移植に対する自分の意思を明確にしておく必要性が指摘され，そのための地道な広報活動が展開されている[23]。

（3）　甲斐教授も，改正法を「最も厳格な同意方式」から「拡大された同意方式」に変更したものと解釈されている[24]。井田教授の「厳格な承諾意思表示方式」，「拡大された承諾意思表示方式」と類似した表現であるが，井田教授とは異なり，家族が死者の意思を忖度して判断するのか，それとも遺族自身の判断として臓器を提供してよいのかは，検討すべき重い課題であると指摘されている。今日の移植倫理に照らせば，家族の意思を本人の推定的意思とみなす前者の考え方によらざるをえないと思われるが，もしこの解釈を採用するのであれば，家族意思が本人の推定的意思であることを担保するものが必要になる。移植医療の臨床現場で追求されている上述の方向性である。

（4）　筆者は旧稿で，イタリアの臓器移植法[25]をめぐる議論を参考に，改正法6条を反対意思表示方式（オプト・アウト方式）に変更したものとする解釈を提示した[26]。イタリア法もドナー不足を解消する目的で，オプト・アウト方式を採用したが，日本の改正法と同様，本人が反対の意思表示をしていない場合でも，家族が臓器の提供を拒否することを認めている。しかしイタリア法は，反対の意思表示がない場合に臓器提供の判断を家族に移行することを認めたわけではなく，提供が認められる根拠は，EU議会決議が要請したように，あくまでもドナー本人の排他的意思である。したがって，イタリア法においては，ドナーの「沈黙の同意」と，家族の拒否権を認める論理構成が採用されている。家族の拒否権が認められるのは，家族の感情に対す

---

(23)　相川厚「臓器移植における我が国と海外の比較――改正臓器移植法を中心に」日本臨床68巻12号2187頁（2010年）。2014年10月に富山県で開催された第16回臓器移植推進国民大会でも，家族内での話し合いの大切さをメインテーマに据えて，学生のグループ発表やドナーファミリーの体験談が披露された。

(24)　甲斐克則「改正臓器移植法の意義と課題」法学教室351号38-43頁（2009年）；同「改正臓器移植法の施行とその後」法学セミナー672号34-35頁（2010年）。

(25)　1999年4月1日の法律91号「臓器と組織の採取と移植に関する法律」（Legge 1º aprile 1999, n.91, Disposizioni in materia di prelievi e di trapianti di organi e tessuti）

(26)　拙稿・前掲注（9）「我が国固有の倫理観と脳死下臓器移植」2234-2238頁。

る当然の配慮である。死者の身体は，死者の人格の構成部分であり，家族にとっては人格性を帯びた大切な形見だからである。

イタリア法は，反対意思を表示しなかった者について「沈黙の同意」があったことを担保するために，一般国民に対する事前の十分な情報提供——移植医療の現状と限界，過渡的な医療としての位置づけ，脳死に関する医学的知見等々——や，反対意思表示の手続や様式をデクレ等で詳細に定めるなどの施策を講じるとともに，家族の理解を得るために，死後の臓器提供の社会的意義の重要性を伝え，教育プログラムを含めて，「贈与の文化」を構築し推進する施策を積極的に展開している。イタリア法は，新しい国際的な移植倫理に沿って，臓器売買だけでなく，身体の尊厳に反する臓器取引，移植ツーリズム，そしてドナーの同意に反する臓器摘出にも処罰規定を導入している（第4条「提供に関する自由意思の宣言」6項）。

日本の改正法6条についても，イタリア法と同様の解釈が可能であると思われるが，そのためにはドナー本人の「沈黙の同意」を担保するための施策と，家族の拒否権を支える前提となる概念——身体の尊厳——を受容する必要がある。

3　小児の臓器提供

改正法によって，従来不可能であった15歳未満の者の臓器提供（医学的に脳死判定不能な12週未満は除外）が可能になった。ガイドラインは，提供意思表示の有効性に関する年齢的下限をこれまでどおり15歳とする一方，反対意思表示については下限を設けなかった。しかし幼少の小児はもとより，年長の小児についても臓器提供の選択をなしうるだけの教育が施されていなければ，小児の反対意思について論ずることは無意味である。臓器提供の贈与性にかんがみて，小児についても可能な限り本人の同意を得る必要があることはもちろんであるが，保護者（親権者）の同意をもって臓器提供を可能とし，他方で保護者の親権の濫用を防止する対策を講ずることが求められているように思う。

イタリア法が小児ドナーについては親権者の同意によって臓器提供を認める一方，両親の同意を要求し，また公的または私的施設の児童を一律に除外しているのは，この趣旨に解される（第4条3項）。

日本では現在，小児ドナーに虐待死の疑いがある場合，移植医療従事者に対して必要な措置を講ずるよう義務づけた附則5項が様々な議論を呼んでいる。しかし，もし日本の一般家庭で児童虐待が多発しており，親権者が保護者としての役割を果たしているか疑問視されるような現状があるなら，国にはそれに対する有効な犯罪防止策を講じて児童の生命・身体を保護する責任があり，それができない限り，移植医療の犠牲者の救済を目的とする「イスタンブール宣言」の趣旨に照らして，施設入所児童だけでなく一般家庭の小児についても，臓器提供を断念せざるをえないように思われる。なお，附則5項は医療従事者に対して虐待事実の確認やそれに対する適切な対応等の責任を課しているが，もしそれが，しかるべき能力や時間的・人的余裕をそなえていない医療現場に犯罪捜査機関の役割まで担わせようとするものであるなら，疑問である。

4　社会的弱者の除外

（1）　町野教授は，「知的障害者等」からの臓器提供を除外したガイドラインは，「知的障害者は臓器提供をしない存在であるという『逆差別』を招く」として批判される[27]。しかし知的障害者からの臓器提供が除外される理由は，教授が言われるように，「障害者の死後の臓器提供に関する拒絶意思を一律に推定」したものと解すべきではなく，近年，特に強調されている国際的な医学倫理の要請に従って，搾取されやすい社会的弱者集団を特別に保護したものと解すべきである[28]。EU議会決議も，精神障害者からの臓器摘出の世界的禁止を訴える（50）。その根底にあるのは，過去の医学研究の歴史に照らして，医科学の進歩の犠牲にされやすい人々を均等に扱うことはかえって悪平等であるという共通認識である。

知的障害者は公的医療制度の受益者としても，移植医療の推進によって恩恵を被る者よりも不利な立場にある。保健領域における彼らの負担を軽くすることは，衡平（分配的正義）の要請でもある。「ヘルシンキ宣言」が，弱者

---

(27)　町野・前掲注(16) 8頁。教授の見解は，そのまま日本医師会第XII次生命倫理懇談会の見解に反映されている。日本医師会第XII次生命倫理懇談会（座長・高久史麿）「『移植医療をめぐる生命倫理』についての報告」4-5頁（2012年）。

(28)　「ヘルシンキ宣言」（2013年版）「社会的弱者集団および個人」19, 20。

を被験者となしうるのは同一集団内での救済に不可欠な場合のみに限定しているのもこの趣旨である。

「ヘルシンキ宣言」は，国内法が，宣言に示されている被験者の保護を減じあるいは排除してはならないと明記している。

（2）　児童もまた，前述のとおり，一般家庭において親権者から虐待を受けやすい社会的弱者集団として位置づけることも可能かもしれない。家父長が家族の構成員に対して強大な権限を持っていた戦前の家制度の下では，あるいは家庭内での虐待が蔓延しているような社会においては，児童は福祉社会の恩恵を受けていない社会的弱者として，死後の臓器提供という，高度医療福祉社会の構成員として期待される協力義務を免除されることが，衡平に適っているように思われる。

5　親族優先提供

改正法6条の2は，親族への優先提供の意思表示を可能とした。これは，死後の臓器提供を増加する方策の一つとして導入されたものであるが，反面，社会全体で取り組むべき課題を家族の問題に矮小化，還元し，「社会性・連帯性の原則」を弱めることになる。生体移植をいっそう推進することにもなりかねない。

イタリアの旧臓器移植法（1975年の法律644号）は親族への優先提供を認めていたが，改正法（1999年の法律91号）は，上述の理由からこれを廃止した。イタリアではその後，自家移植目的で臍帯血を保存する私的バンクについても同様の議論が見られた。すなわち，市民社会の構成員は共通善に促進について連帯する義務がある。しかし自家移植という排他的な使用を目的とした，臍帯血保存のための私的バンクは，共通善を目指す医科学研究を鼓舞すべき真の連帯精神を弱める，というのである[29]。

6　生体ドナー

（1）　日本では臓器移植全体の9割以上を占める生体移植について，何らの法規制もない状態である。しかし生体からの健康な臓器摘出は，それ自体，

---

(29)　Cf. Workshop: Le banche di cordone ombelicale, Pontficia Academia pro Vita, XII Assemblea Generale dei Membri, 25 Febbraio 2011.

治療行為ではないことを認識する必要がある。傷害罪の成立を否定するためには，前述のとおり，「社会性・連帯性の原則」や「治療原則」を充足する必要がある。イタリアの法律483号「肝臓の部分移植に同意するための規則」(1999年12月16日)は，「自傷を禁ずる民法5条の特例として，肝臓の一部を移植という排他的な目的のために，無償かつ自由に提供することが許される」旨を規定している。なお，イタリアでは，臓器を提供した生体ドナーが，死体臓器の優先提供を受ける制度が導入されている。

　日本移植学会倫理指針は，ドナーは原則として親族（6親等内の血族，配偶者と3親等内の姻族）に限定し，親族以外の場合は，倫理委員会における個別の承認を必要とする旨を定めている。親等制限は，生体ドナーを英雄的な行為と位置づける「イスタンブール宣言」の趣旨に照らして，事実的な愛情関係を担保するための手段と考えるべきである。求められているのは，現在，医療現場に煩雑な負担を課している形式的な親等確認の書類審査ではなく，英雄的な行為であることの審査である。臓器提供が隣人愛以外のものに動機づけられている場合は，提供の「贈与性」が失われ，売買，取引，搾取，強要等々の犯罪が取って代わる。それゆえ，法政策的な見地からも，提供の贈与性の確認が重大な関心事になる。イタリア法は動機の検証を要求し，ドイツ法はドナーの同意の任意性を司法が審査する仕組みを設けている[30]。

（2）　さらに，親等制限は愛情関係を推定するための一定の役割を果たしうるが，その一方で，親族にドナーを強要するデメリットもある。その意味で，親等制限は「親族優先提供」と同様，移植医療の適正性の確保という社会問題を，家族問題に還元し，矮小化するおそれがあり，かえって「社会性・連帯性の原則」を弱め，「贈与の文化」の促進を妨げるかもしれない。

　イタリアでは1967年6月26日の法律458号によって，腎臓移植については血縁者がない場合に第三者の提供（サマリタン・ドネーション）が認められていたが，2012年に肺・膵臓の摘出を許す法案3291号が提出された。しかしサマリタン・ドネーションは社会的弱者の搾取の重大な危険を伴う。イランでは移植用臓器不足の解消を目的として，「愛他主義の贈物」のタイトルを掲げて，2000年にサマリタン・ドネーションの腎移植プログラムを展開

---

(30)　岡上雅美「ドイツ連邦共和国における生体移植」城下編・前掲注(10)167-178頁。

した。しかし潜在的ドナーは失業者か貧者であり，経済的状況を解消するために彼らがドナーになることは明白であった[31]。

Ⅳ　刑法の課題：自己決定権の正しい位置づけ

1　科学相対主義の克服──脳死説の承認

　イタリアの法哲学者タランティーノは，医学と倫理学・法律学との間の対話においては，医学の領域で厳密に科学的な方法で論証された結論が，「対話の定点」（トピク）でなければならないと言う。医科学領域で論証された科学的知見は，一般社会の見解がどのようなものであっても，さらにその真実性を探るために議論に付されてはならず，市民社会の全構成員によって受容されるべきであり，それが対話の定点にならなければ，対話は成立しないと言う。なぜなら，両者間の対話は厳密に合理的な方法論によって行われなければならないが，生物医学の方法論が自然科学的，数学的論理の方法論であるのとは異なり，問題論究（批判学）しかなしえない倫理学・法律学は，自らの領域においては見出しえない基盤命題，議論の出発点を発見するために，「場の発見術」である「トピクの弁証法」によらなければならないからである[32]。

　科学的な基盤命題の「創造」は，個人の自己決定権の濫用であろう。臓器移植を規制する法律は，もし科学的に証明された知見であれば，脳死説から出発すべきである。

2　倫理相対主義の克服──「身体の尊厳」の尊重と保護

　（1）　前述のとおり，臓器売買罪の保護法益については日本の学者の間で

---

[31] A. G. Spagnolo, E. Midolo, *Dalla letteratura Internazionale*, Medicina e Morale, 2012/4, pp. 672-675.

[32] A. Tarantino, *Embrione Umano, Parte giuridica*, E. Sgreccia, A. Tarantino (direzione di), *Enciclopedia di Bioetica e Scienza giuridica, Vol. V*, Edizioni Scientifiche Italiane, Napoli, 2012, pp. 520-523. 拙著『人格主義生命倫理学』42頁，133頁（創文社，2014年）参照。

も議論が見られるが，今日の国際的な移植倫理にかんがみれば，「身体の尊厳」であり，別の角度から表現すれば，「臓器の自由な贈与」あるいは「臓器提供意思の自由」である。すでに日本には「献体意思の尊重」を唱う献体法（1983 年）がある。献体法の法制化に尽力された星野一正教授は，同法に献体希望者本人の意思を保障するための処罰規定を盛り込むことができなかったことに遺憾の意を表明されている[33]。

　身体の尊厳や，連帯精神に基づく臓器提供意思といった倫理的価値を保護法益とすることは，ことによるとリーガル・モラリズムとの批判を招くかもしれないが，これらは戦後の国際法と医学倫理における最高原則である「人格の尊厳」から直接に導き出される基本的な共通価値である。欧州の刑法典には，隣人愛に基づく法的義務を定めた不救助罪のような規定も見られる。人格の尊厳を否定し，身体の尊厳や連帯精神を排除すれば，同時に人権も自由意思も倫理も根拠を失い，かつてケルゼンが示唆したとおり，一切は権力者の恣意に終わることになる[34]。

　「身体の尊厳」は自然法則によって証明できない。しかし身体を交換の対象とすることは，本能的に肉体的嫌悪感を催させる。それは，労働や結婚が，奴隷や売春に取って代わられることに対する嫌悪と同じである。労働も結婚も臓器の贈与も，外観は奴隷や人身取引や臓器取引と異ならない。自由意思あるいは自己決定は，人間として最低の行為と最高の行為とを画する分水嶺である。

　（2）　倫理的共通価値を否定する倫理相対主義，あるいは倫理的自由主義は，道徳的自律を享受しない者の前で，最後には暴力とより強力な法律を合法化する方向へと滑り落ちる。倫理的自由主義は反自由主義に帰結し，倫理相対主義は，歴史上しばしば正義と自由を，独裁主義と恣意に一致させてきた[35]。このような倫理相対主義の下で，人間は医学の主体ではなく医学の客体であったナチスの時代に逆戻りする。身体は物となり，取引の対象となり，売買される商品となる。本人の提供意思を顧慮しない臓器移植法は，家族の

---

(33)　星野一正「献体の法制化を顧みて」時の法令1486号55-66頁（1994年）。
(34)　E. Sgreccia, *op.cit.*, p. 85；拙訳・前掲注(11)83頁。
(35)　*Ibid.*, p. 71, p. 87；拙訳・前掲注(11)68頁，84-85頁。

独裁と恣意を招くおそれがある。

　（３）　贈与の意思あるいは人格の尊厳という倫理的価値を法益に組み込むことは，「倫理の進歩」を要請する「医科学の進歩」の要請でもある。人格は精神と身体の合一であるから，身体に関わる医科学技術の発展が人格的なものであるためには，精神の進歩をそれに見合ったものにする必要がある。医科学の進歩にはそれに伴う倫理の進歩が不可欠である。

4　生体移植と刑法

城下　裕二

医事法講座 第6巻 臓器移植と医事法

Ⅰ　はじめに
Ⅱ　生体移植の正当化根拠
Ⅲ　病腎移植の刑法的評価
Ⅳ　臓器売買罪の保護法益
Ⅴ　生体移植の(刑)法的規制のあり方

I　はじめに

　生きている人をドナーとし，その臓器をレシピエントに移植する生体移植（生体間移植）[1]は，わが国の移植医療の中心的地位を占めてきた。改めて指摘するまでもなく，脳死体からの移植を法的に許容した「臓器の移植に関する法律」（以下「臓器移植法」とする）が1997年に成立するまでに長い年月を要したこと，また（脳死体を含む）死体からの移植のためのドナー不足という事情が存在したこと，が主な要因である。たとえば2012年の国内における腎臓移植1,610件中，生体腎移植は1,417件（88.0％），死体からの腎臓移植（献腎移植）は193件（12.0％）（そのうち心停止下は116件（7.2％），脳死下は77件（4.8％））となっている。また，国内で最初に生体肝移植が実施された1989年以降，2012年までの死体肝移植を含む肝臓移植の総数7,064件中，生体肝移植は6,884件（97.5％），死体肝移植は180件（2.5％）（そのうち心停止下は3件（0.04％），脳死下は177件（2.46％））である[2]。生体移植は，脳死問題を回避することができ，死体移植に比べて生着率が高いといったメリットがあり，わが国では腎臓・肝臓のほか，肺・膵臓・小腸についても実施されている。（脳）死体移植が一般的であるとされてきたアメリカ合衆国においても，近年，生体移植が増加しつつあり，1988年1月か

（1）　UNOS（全米臓器配分ネットワーク）によれば，生体移植（Living Donor Transplantation）は，①親族間移植（Related），②非血縁近親者間移植（Non-Related），③非指名（匿名）移植（Non-Directed），④ペア移植（Paired Donation）〔血液型不適合のドナーとレシピエントのペアが2組存在する場合に，適合するように交差的に移植を行うこと〕，⑤血液型不適合者間移植（Blood Type Incompatible）〔ドナーとレシピエントの血液型が不適合の場合に，血液中の抗体などを除去するために血漿交換を行った後で移植を行うこと〕，⑥クロスマッチ陽性移植（Positive Crossmatch）〔血液型以外の組織適合性検査が陽性となった場合に，⑤と同様に血漿交換を行った後で移植を行うこと〕，⑦死体移植待機リスト交換型移植（Deceased Exchange）〔ペア移植が実施できない場合に，ドナーの腎臓を死体移植の待機リスト上のレシピエントに優先的に提供すること〕，に分類されている
　〈http://www.transplantliving.org/living-donation/types/〉。
（2）　日本移植学会『臓器移植ファクトブック2013』30頁および23頁
　〈http://www.asas.or.jp/jst/pdf/factbook/factbook2013.pdf〉。

ら 2014 年 7 月末までの全米のデータでは，死体移植が 478,266 件（78.5％）であるのに対して，生体移植は 131,220 件（21.5％）となっている。1988 年と 2013 年の年間件数の増加率を比較すると，死体移植は約 2.1 倍であるのに対して，生体移植は約 3.3 倍に達している[3]。

　上述した臓器移植法は，基本的に（脳）死体からの臓器摘出に関するものであり，一部の規定を除いて生体移植には関係しないと理解されてきた。従来のわが国では，日本移植学会の倫理指針などは存在したものの，生体移植への対応は，基本的には各当事者の判断に委ねられてきたのである。

　しかし，2006 年 9 月，愛媛県宇和島市内で発生した臓器移植法違反（臓器売買罪）事件および同年 11 月に明らかになった同県内ほか近隣県内での病気腎移植（病腎移植）事件を契機として，生体移植のあり方は社会的にも注目を集めることとなった。前者については松山地裁宇和島支部で同年 12 月 26 日にドナー・レシピエント双方に有罪判決が出され（確定），後者については摘出・移植を行った医療機関ならびに関係学会で 42 件の事例調査が行われた後，2007 年 3 月には関係 4 学会から非難声明[4]が発表された。また，この事件を契機に厚生労働省・厚生科学審議会でも議論が行われ，2007 年 7 月には「『臓器の移植に関する法律』の運用に関する指針（ガイドライン）」（以下，「厚労省ガイドライン」とする）が改正されて新たに生体移植に関わる項目（「第 13　生体からの臓器移植の取扱に関する事項」）が設けられた。もっとも，2011 年 6 月には，腎不全患者である東京都内の病院長が，妻と共謀し，暴力団員の仲介により総額 1,800 万円の謝礼でドナー 2 名と虚偽の養子縁組を結び，2010 月 7 月に腎移植手術を受けていたことが発覚した。病院長と妻は臓器移植法違反（臓器売買罪）等で起訴され，東京地裁で 2012 年 1 月に有罪判決が出された。被告人らは控訴したが，同年 5 月に東京高裁はこれを棄却している[5]。

　このように，近年のわが国においては，生体移植をめぐる刑法的諸問題が現実に生じており，これに対応して徐々に刑法（解釈）学的検討が行われつ

（3）　http://optn.transplant.hrsa.gov/converge/latestData/viewDataReports.asp を参照。
（4）　http://www.asas.or.jp/jst/pdf/info_20070000.pdf を参照。
（5）　詳細は，本章Ⅳを参照。

つある[(6)]。本章においては，こうした状況を踏まえながら，生体移植をめぐる刑法上の諸問題のうち，そもそも生体移植が刑法上正当化される根拠は何か（Ⅱ），病腎移植は刑法上正当化されうるか（Ⅲ），生体臓器の売買を処罰する根拠は何か（臓器売買罪の保護法益は何か）（Ⅳ），生体移植の（刑）法的規制はいかにあるべきか（Ⅴ），を中心に若干の考察を行うことにする。

Ⅱ 生体移植の正当化根拠

1 問題の所在

生体移植は，ドナー，レシピエント双方に対する医的侵襲であることから，通説的見解によれば，いずれに対しても傷害罪（刑法204条）の構成要件に該当する行為である。それでは，これらの行為が刑法上，違法性阻却（正当化）されるとするならば，その根拠は何であろうか。

これについては，ドナーからの摘出行為とレシピエントに対する移植行為を分断して，それぞれについて正当化根拠を検討する見解が一般的である。まず，レシピエントに対する移植行為は，刑法上の「治療行為」の正当化要件を充足する限りにおいて，違法性阻却が認められることについては問題がないと考えられている。通説的見解によれば，治療行為は，患者の治療のために医学上一般に承認されている方法によって患者の身体に加える医的侵襲をいい，治療行為によって維持・増進される患者の生命・健康という身体的利益が，その行為によって侵害した患者の身体的利益よりも大きいという優越的利益の原理に基づいて正当化される。このような正当化が肯定されるた

---

(6) 岡上雅美「生体からの臓器摘出の正当化要件と臓器移植法の立法課題——真の自己決定権実現のために」西原春夫ほか編『刑事法の理論と実践 佐々木史朗先生喜寿祝賀』97頁以下（第一法規出版株式会社，2002年），大野真義「臓器移植をめぐる法的課題」同『刑法の機能と限界』267頁以下（世界思想社，2002年），甲斐克則「生体移植をめぐる刑事法上の諸問題」城下裕二編『生体移植と法』97頁以下（日本評論社，2009年），山本輝之「生体移植——刑法上の問題点の検討」成城法学82号1頁以下（2013年），城下裕二「生体移植」倉持武＝丸山英二責任編集『シリーズ生命倫理学3 脳死・移植医療』136頁以下（丸善出版，2012年）など。なお，城下裕二「〔ワークショップ〕生体移植」刑法雑誌52巻3号112頁以下（2013年）も参照。

めには，(a) その行為が患者の生命・健康を維持するために必要であること（医学的適応性），(b) その行為が現在の医術の基準に合致して（＝現在の医学で一般に認められている方法で）なされること（医術的正当性），(c) その行為が患者の選択に反しないという意味での患者の同意が存在すること，という3つの要件が必要である[7]。現在実施されている生体移植がこれらの要件を充足する場合には，レシピエントに対する移植行為は，治療行為として違法性阻却されることとなる[8]。

それでは，ドナーからの摘出行為はどうか。ドナーからその臓器を摘出する行為は，当該ドナーの生命・健康を増進する効果をもたらすものではないことから，上記の「医学的適応性」の要件を欠き，治療行為として違法性阻却することはできないと解されてきた。そこで，ドナーからの摘出行為を正当化するのは，「被害者の同意」の理論であるとする見解が従来から有力に主張されることとなった。すなわち，ドナーからの摘出行為は，ドナー本人の有効な同意があることを（も）要件として，傷害罪の違法性を阻却するとされてきたのである。

2　ドナーからの摘出行為と「同意傷害」をめぐる諸見解

ここで問題となるのは，いわゆる「同意傷害」の正当化における同意の有効性をめぐっては，さらに見解の対立が存在することである。これについては，大別するならば①同意が社会的相当性を欠く場合には無効であり，傷害罪の成立が認められるとする見解，②同意は原則として有効であるが，重大

---

(7) 大谷實『刑法講義総論（新版第4版）』265頁（成文堂，2012年），内藤謙『刑法講義総論（中）』530頁以下（有斐閣，1986年），山口厚『刑法総論（第2版）』108頁（有斐閣，2007年）など。(a) および (b) の要件を客観的要件（優越的利益の原則からの帰結），(c) を主観的要件（法益要保護性欠如の原則からの帰結）として説明するものとして，西田典之＝山口厚＝佐伯仁志編『注釈刑法・第1巻・総論』395頁〔今井猛嘉〕（有斐閣，2010年）。

(8) たとえば，日本移植学会倫理指針（http://www.asas.or.jp/jst/pdf/info_20120920.pdf を参照。特に「レシピエントの移植適応の決定とインフォームド・コンセント」）は，(a) 医学的適応性と (c) 患者の同意を担保するための，また，同学会の各臓器に関するガイドライン（http://www.asas.or.jp/jst/pro/pro0.html を参照）は，これらに加えて (b) 医術的正当性をも担保するための機能を果たしていると解することができる。

な傷害、すなわち身体の枢要部分に対する回復不可能な永続的傷害の場合には無効であり、傷害罪の成立が認められるとする見解、③同意は原則として有効であるが、生命に危険のある傷害に関する場合には無効であり、傷害罪の成立が認められるとする見解、④同意はすべての場合に有効であり、同意があれば常に傷害罪の成立が否定されるとする見解、が主張されている。

　①の見解を主張する論者は、その趣旨を示したものとして最決昭和55年11月13日（刑集34巻6号396頁）を支持している[9]。周知のようにそこでは、「被害者が身体傷害を承諾したばあいに傷害罪が成立するか否かは、単に承諾が存在するという事実だけでなく、右承諾を得た動機、目的、身体傷害の手段、方法、損傷の部位、程度など諸般の事情を照らし合せて決すべきものであるが、本件のように、過失による自動車衝突事故であるかのように装い保険金を騙取する目的をもって、被害者の承諾を得てその者に故意に自己の運転する自動車を衝突させて傷害を負わせたばあいには、右承諾は、保険金を騙取するという違法な目的に利用するために得られた違法なものであって、これによって当該傷害行為の違法性を阻却するものではないと解するのが相当である」と判示された。この立場では、ドナーからの摘出行為については、「諸般の事情」のなかに臓器摘出の目的、あるいは医学的適応性・医術的正当性の有無などを含めることによって、同意の有効性を判断することになるものと解される。そして、一見したところでは、こうした説明は適切なようにも思われる。しかしながら、本決定の特徴は、「保険金を騙取するという違法な目的」の存在によって傷害罪の違法性阻却を否定したところにあり、換言するならば傷害罪の構成要件の外にある消極的評価要素（本件事故が詐欺罪の予備行為としてなされたこと）によって違法性阻却を否定する[10]という考え方に依拠するものである。これは、傷害罪の保護法益である身体以外の利益をも考慮して同意（に基づく行為）の社会的相当性を判断することを意味し、妥当とはいえない。身体的利益と無関係の要素が、ドナーからの摘出行為の違法性阻却を左右するという結論は支持しがたいであろう。

　これとは対照的に、④の見解は次のように主張する。被害者の有効な同意

---

(9) たとえば、福田平『全訂刑法総論（第5版）』182頁注（三）（有斐閣、2011年）。
(10) 山口厚『基本判例に学ぶ刑法総論』45頁（成文堂、2010年）。

があれば，犯罪不成立となるのが原則である。同意殺人罪については，刑法202条があることによって例外的に処罰が基礎づけられているが，同意傷害，同意傷害致死については，そのような処罰拡張規定が存在しない以上，同意について犯罪の成立を否定する効果を完全に承認することが妥当である。あるいは，同意を得て相手を傷害する者には，同意傷害という結果惹起についての構成要件該当性が欠け（法益主体の関与により，傷害の結果惹起について正犯性が欠けることを理由とする），傷害罪の構成要件該当性を肯定することができず，同意傷害は不可罰とすべきである――と[11]。これらの見解は，主に同意殺人罪の規定が存在することの反対解釈として同意傷害の不可罰性を導くものであり，その意味で明快である。しかし，同意殺人罪の規定は，殺人罪の法定刑の下限を考慮してそれを下回る量刑を可能にするために設けたものであり，傷害罪については，法定刑の下限の軽さから見てその必要性がなかったためであると解することも可能である[12]。また，刑法203条が同意殺人未遂罪をも処罰していることは，同意の存在にもかかわらず，生命に危険を生じさせることまでは刑法上の保護の対象とする趣旨であると考えられる[13]。④の見解によるならば，ドナーの有効な承諾さえ得られれば，生命を侵害しない臓器摘出はすべて正当化されることとなり，医術的正当性を欠く

---

[11] 山口・前掲注（7）163-164頁参照（ただし，傷害を直接物理的に惹起した行為者には正犯性を肯定できるとして，結論的には③の見解を支持している）。さらに，浅田和茂『刑法総論（補正版）』206頁（成文堂，2007年），前田雅英『刑法講義総論（第4版）』316頁以下（東京大学出版会，2006年），西田＝山口＝佐伯編・前掲注（7）362頁〔深町晋也〕参照。なお，これらの見解の中にもみられるように，同意傷害を構成要件該当性の問題とする立場もある。傷害罪における同意（承諾）の体系的位置づけの問題については，佐藤陽子『被害者の承諾――各論的考察による再構成』98頁以下（成文堂，2011年）が詳細である。

[12] 井田良『講義刑法学・総論』323頁（有斐閣，2008年）。これに関連して，後述する②ないし③の見解は，同意傷害の場合は同意殺人罪の法定刑の上限（懲役7年）を下回る刑しか科しえないと主張する（内藤・前掲注（7）601頁など）。これに対しては，同意傷害の場合には行為者に殺人罪の故意が存在しないため，罪刑の均衡の観点からは懲役7年でも不当であって大幅に低い法定刑が上限とされるべきである（がそうした基準を具体的に読み取ることは不可能である）との批判がなされるが（西田＝山口＝佐伯編・前掲注（7）364頁〔深町晋也〕），重大な後遺症が残る傷害の場合などを考慮するなら，必ずしも重すぎるとはいえないように思われる。

[13] 西田典之『刑法総論（第2版）』188頁（弘文堂，2010年）。

摘出行為についても傷害罪はおよそ不成立ということになるが，こうした結論は（生体移植の実際に照らしても）妥当ではないであろう。

　このように解するなら，生命に危険のある傷害に関する同意を無効とする③の見解が支持される。傷害の種類・性質によって同意の有効性に限定を付すという点では②の見解も同様であるが[14]，そこにいう「身体の枢要部分に対する回復不可能な永続的損傷」とは何か，なぜそのような傷害に至る場合には（生命と同様に）刑法上の保護の対象とすべきなのかが必ずしも明らかではない。これを「自己決定の自由を構成する行動の自由を回復不可能な程度に侵害するような重大な傷害」と捉え直す見解[15]も有力に主張されているが，自己決定の自由は物理的な行動の自由に尽きるわけではないから，後者によって生命と同様・同程度の保護を基礎づけることはできず[16]，また，そうした傷害であれば合理的な意思決定に基づくものではない[17]ともいえないように思われる。少なくとも②の見解によれば，生体からの（1個の）腎臓摘出でさえ正当化されない可能性もあり，現に，②の見解に対しては「生体移植を全面的に否定することにならないようにするという課題が残る」[18]という指摘もなされている。

3　「生命に危険のある傷害」

　他方，③の見解についても，そこでいう「生命に危険のある傷害」の内容が問題となる。これに関しては，近時，生体移植を念頭におきつつ「生命の危険とは，具体的かつ高度な危険という意味に理解されるべきであって，危険がゼロではないということを意味するものではな」く，「合理的に考えれば，生命への現実的・具体的危険性が実質的にみて無視できるレヴェルにある場合には，生命の危険のない，ということを意味すると考えるべきであ

---

(14)　内藤・前掲注（7）588頁，山中敬一『刑法総論（第2版）』205頁（成文堂，2008年）。

(15)　佐伯仁志『刑法総論の考え方・楽しみ方』224頁（有斐閣，2013年），井田・前掲注(12)322頁。

(16)　西田＝山口＝佐伯編・前掲注（7）363頁〔深町晋也〕。

(17)　井田・前掲注(12)322頁注(17)参照。

(18)　松宮孝明「判批」山口厚＝佐伯仁志編『刑法判例百選Ⅰ総論（第7版）』（2014年）47頁。

る」とする見解が主張されている。この見解によれば，ドナーからの摘出行為が，「医術的正当性」の要件を具備したならば，ドナーの生命に対する上記のような危険を回避しうるものであることを意味するとされる。したがって，ドナーからの摘出行為が医術的正当性を有し，かつ，ドナーの同意が存在する場合には，当該摘出行為が正当化されることになる[19]。

　この見解は，治療行為の要件の１つである医術的正当性を同意の有効要件と結びつけることにより，「生命に危険のある傷害」の内容を明らかにしている点において注目すべきものである。換言すれば，ここでは，治療行為の正当化要件である（a）医学的適応性（b）医術的正当性（c）患者の同意のうち，ドナーとの関係では充足されないものと解されてきた（a）のみを除外したうえで，摘出行為に当てはめていることになる。その意味では，この見解では，ドナーからの摘出行為を，治療行為そのものではないにせよ，それに準じるものとして（「指つめ」のような通常挙げられる「被害者の同意」の類型とは異なり，少なくとも正当業務行為（刑法35条）の一種として）把握しているということができるだろう。

　ただし，現実に行われている臓器摘出においては，厳密な意味で（b）および（c）のみが要件となっているわけではない。たとえば，日本移植学会が公表した「生体移植のドナーガイドライン」[20]の「Ⅲ　臓器提供者（ドナー）の適応基準について」という項目では，「腎臓を提供したドナーが，提供後も長期間にわたり腎機能や健康状態に支障なく，生涯にわたり末期腎不全に至らないと予想される状態であることを基本条件とする。特に，ドナーとしての適格性の中で，腎機能評価，感染症を含めた全身評価に加え，腎提供後の自己管理を良好に行うことが可能であることの評価は重要である」とされ，年齢・疾患・血圧・肥満度などについて細則が定められている。これらは，移植行為によってドナーに過重な負担を強いることはできないという意味においてはドナー自身の「適応性」の問題ではあるが，「その行為が本来的にドナーの生命・健康を維持するために必要である」ことを示しているものではない（当該ドナーから，ことさらに腎臓を摘出する必要はない）という点で，通常の治療行為の正当化要件としての「医学的適応性」とは異な

---

(19) 山本・前掲注（6）8頁。
(20) http://www.asas.or.jp/jst/pdf/manual/008.pdf を参照。

る。おそらく，上記の③の見解を支持する場合には，こうした要件は「生命に危険のある傷害」か否かを構成するものとして，広義の「医術的正当性」のなかで考慮されることになると思われる。すなわち，当該ドナーからの臓器摘出が，その後の健康状態を不良に変更することはないと予想される状況が存在するならば，摘出行為が生命への現実的・具体的危険性をもたらすことはなく，医術的に正当な摘出行為であると解されることになる。

4 摘出行為と移植行為の関係

以上のような，レシピエントへの移植行為を「治療行為」の理論により正当化しつつ，ドナーからの摘出行為を「被害者の同意」の理論によって正当化するという説明については，さらに考えておくべき問題がある。それは(今後の「あるべき」生体移植の制度設計は別論として)，実際の生体移植においては，少なくともドナーの摘出行為「のみ」が正当化されるという事態は想定されていないということと関連する。例えば，特定のレシピエントが存在せず，将来誰かにとって必要となるときのために予め臓器を摘出しておくということは現実には許容されていない。厚労省ガイドラインは「提供者に対しては，摘出後の内容について文書により説明するほか，臓器の提供に伴う危険性及び移植術を受ける者の手術において推定される成功の可能性について説明を行い，書面で提供の同意を得なければならないこと」(第13の3)としている。このことは，臓器摘出に関するドナーの有効な同意は，特定のレシピエントが存在し，そのレシピエントに対して当該臓器を移植することの承認をその内容としていることを示すものである。あるいは，厚労省ガイドラインが「生体からの臓器移植は，健常な提供者に侵襲を及ぼすことから，やむを得ない場合に例外として実施されるものであること」(第13の1)として，生体移植の補充性・例外性を規定していることも，特定のレシピエントにとって移植を受けなければ生命・健康の維持が困難であるという状況が存在して初めて生体移植の実施が問題となり，ドナーからの摘出行為における「医術的正当性」に関してもそうした状況をも考慮して判断されることを含意しているといえよう[21]。当該摘出行為についての補充性・例外性

---

(21) 例えば，肝移植に際して，ドナーからどの程度の切除を行うべきかは，レシピエントの病状をも考慮して決定されるものと考えられる。

は，レシピエントの存在を抜きにしては（ドナーだけでは）決定できないはずである。

　このように考えるならば，摘出行為と移植行為をそれぞれ別個の原理によって正当化するとしても，実際の生体移植に関しては，特定のレシピエントへの移植行為が必要とされる状況があり，それを前提としてドナーからの摘出行為が行われ，そして当該臓器が予定されていたレシピエントに移植されたときに，移植行為および摘出行為の双方が正当化されると解することができるように思われる。すなわち，レシピエントの生命・健康維持のために当該臓器を生体たるドナーから摘出して移植する必要性が存在し，かつ，それがドナーの生命・身体に著しい危険を招来しないという状況のもとで，両者に十分な説明を行ったうえで有効な同意を取得して，医術的に正当な方法で摘出および移植を行った場合に，摘出行為と移植行為の双方について正当化要件（前者については（b）医術的正当性および（c）患者の同意の2要件，後者については（a）医学的適応性（b）医術的正当性（c）患者の同意の3要件）が充足され，生体移植全体が正当業務行為（刑法35条）として許容されるのである。こうした考え方に対しては，「ドナーからの臓器摘出行為とレシピエントに対する臓器移植行為という，異なる法益主体に対する法益侵害を全体的に評価することがそもそも理論的に可能か」[22]という疑問が提起されている。たしかに，ここで問題とされているのは，いうまでもなくドナーに対する傷害罪の違法性阻却と，レシピエントに対する傷害罪の違法性阻却であり，違法性阻却の対象となる法益主体は別個の存在である。しかし，そもそも実際の生体移植行為が摘出行為と移植行為という連続した2つの行為の正当化を前提として実施されていることを踏まえるなら，両者の各々が違法性阻却されることによって，両者を併せた行為全体も違法性阻却されると解することは可能であるように思われる[23]。

---

[22]　山本・前掲注（6）5頁。

[23]　例えば正当業務行為とは異なるが，緊急避難の事例において，法益主体Aに対する現在の危難を避けるために，やむを得ずBおよびCの法益を連続的に侵害することが正当化された場合にも，異なる法益主体に対する侵害行為が「全体的に評価」されたことになるということができるであろう。

Ⅲ 病腎移植の刑法的評価

Ⅰでも触れたが，2006年11月にわが国で発覚した病腎移植事件においては，患者の疾患の治療上の必要から腎臓を摘出し，その摘出された腎臓を，腎移植を必要とする他の患者に移植するという施術が行われた。この事件を契機として厚労省ガイドラインが改正され，「疾患の治療上の必要から腎臓が摘出された場合において，摘出された腎臓を移植に用いるいわゆる病腎移植については，現時点では医学的に妥当性がないとされている。したがって，病腎移植は，医学・医療の専門家において一般的に受け入れられた科学的原則に従い，有効性及び安全性が予測されるときの臨床研究として行う以外は，これを行ってはならないこと。また，当該臨床研究を行う者は『臨床研究に関する倫理指針』（平成20年厚生労働省告示第415号）に規定する事項を遵守すべきであること。さらに，研究実施に当たっての適正な手続の確保，臓器の提供者からの研究に関する問合せへの的確な対応，研究に関する情報の適切かつ正確な公開等を通じて，研究の透明性の確保を図らなければならないこと」という項目（第13の8）が新設された[24]。

Ⅱで述べた生体移植の正当化根拠の視点からは，次のように解することができるだろう。まず，レシピエントへの移植行為に関しては，特に治療行為の正当化要件としての医術的正当性が問題となる。前述した「病腎移植に関する学会声明」[25]によれば，感染腎あるいは腎動脈瘤といった病腎を用いる場合には，感染症や破裂の危険性の持ち込みというリスクがあり，腎臓の生着率が通常の生体移植の場合よりも劣るとのデータもあるとされている。また，悪性腫瘍を有する患者からの腎臓を用いる場合にも，腫瘍細胞の持ち込みの可能性があることから，死体腎・生体腎ともに移植腎としては除外されてきており，さらに，免疫抑制療法下では，この持ち込まれた腫瘍細胞によ

---

(24) 日本移植学会の「生体腎移植のドナーガイドライン」（前掲注(20)）の「Ⅲ　臓器提供者（ドナー）の適応基準について」においても，「器質的腎疾患がない（悪性腫瘍，尿路感染症，ネフローゼ，嚢胞腎など治療上の必要から摘出された腎臓は移植対象から除く）」という項目（（3）H）が掲げられている。

(25) 前掲注(4)参照。

る再発のリスクが高まり,生存率が劣るとのデータもあるという。これらを前提とするならば,病腎をレシピエントへ移植することについては,少なくとも医術的正当性の要件を充足することは困難である[26]。

次に,ドナーからの摘出行為に関しては,ドナーが腎疾患を有していることから,通常の生体移植では一般的には要件とはされてこなかった,医学的適応性の問題が改めて浮上する。換言すれば,ここでは摘出行為自体を「治療行為」の一種と理解することによる正当化の可能性が生じたことになる。しかし,上記声明によれば,(1)機能的障害による良性疾患(ネフローゼ症候群及び全身性エリテマトーデス)の場合は,本来それにふさわしい内科的治療を受ける機会が与えられるべきであり,(2)器質的障害による良性疾患(尿管狭窄,腎動脈瘤,腎血管筋脂肪腫,石灰化腎嚢胞,骨盤腎)の場合も,腎臓を温存するような治療を第一選択とするのが原則である。さらに(3)腎腫瘍のようなその他の良性疾患についても,抗生物質などの投与により治癒に努めるべきであるとされている。これらのことからすれば,良性疾患については,病腎をドナーから摘出することには医学的適応性が否定されることになり,ドナーに対する治療行為として正当化することはできないことになる。他方,(4)悪性疾患(担癌)の場合には,摘出,部分切除など種々の選択肢があるとされているが,医療関係者からは,悪性腫瘍の腎摘出術と移植用の腎採取術は根本的に異なっており,担癌患者に腎採取術を行うことは癌の細胞を流出させてしまう可能性があるとの指摘もなされており,最近では,腎癌の手術では,患者の健康へのリスクを考慮して,全摘出ではなく,部分切除術を用いるのが一般的な傾向であるともいわれている[27]。したがって悪性疾患についても,ドナーからの腎臓摘出は医学的適応性を欠くだけでなく,

---

(26) したがって,仮にレシピエントへの移植行為を(治療行為としてではなく)「被害者の同意」によって正当化しようとしても,「生命に危険のある同意傷害」となることから適法とはいえないことになろう(山本・前掲注(6)11頁参照)。

(27) 相川厚「病腎移植の問題」町野朔=山本輝之=辰井聡子編『移植医療のこれから』89頁以下(信山社,2011年)。病腎移植についてはさらに,日本移植学会「市立宇和島病院における病腎移植の予後検討報告」移植43巻5号364頁以下(2008年),大島伸一「病腎移植の何が問題なのか――『二つの医療』と医師集団の責任」日本医事新報4324号106頁以下(2007年),吉田克法「病腎移植」移植44号特別号5149頁以下(2009年)などを参照。

医術的正当性をも充足しないことから，治療行為として正当化されないだけでなく，「生命に危険のある同意傷害」に該当するために被害者の同意の理論によっても正当化は認められないことになる。

　以上のことから，わが国の病腎移植事件で明らかにされた事実を踏まえるならば，レシピエントへの移植行為も，ドナーからの摘出行為も，生体移植の正当化要件そのものを備えることは難しい状況にある。現段階においては，厚労省ガイドラインも規定しているように，臨床研究としての許容が現実的な方向性を示すものであるように思われる。もちろん，その場合には，治療行為（ないしは「生命に危険のない同意傷害」）の問題の延長線上にあることを考慮して，一般的に確立された治療に準じて厳格なプロトコルを作成し，ドナーとレシピエント双方について有効性と安全性を確認しつつ，いわゆるメディカル・デュープロセスの法理に則って実施されることが重要である[28]。

　これに対しては，なお正当化の途を探るために，医術的正当性を中心としつつも，当該治療法の内包する危険性，当該治療法の具体的必要性・優越性，患者の同意という各要素を関係づけることにより，病腎移植については基調となる医術的正当性が許容される水準を低下させていくべきであるという見解も主張されている[29]。しかしながら，実験的治療（医療）の正当化要件を，一般的に確立された治療の正当化要件よりも緩和させることには問題があると思われる[30]。また他方では，「レシピエントが提供用の病気の腎臓のリスクを十分承知のうえで移植術を受けた場合，刑法上は『危険の引受け』論ないし自己答責性論により不可罰の途は残る余地もある」[31]との指摘もなされている。これらの理論を援用することは，病腎移植を治療行為とは全く異なる視点から理解することを意味するが，そうした点の適否も含めて，今後の検討が必要であろう。

---

(28) 甲斐・前掲注（6）101-102頁，同「生体腎移植」法教321号2頁以下（2007年）参照。さらに，同『被験者保護と刑法』62頁以下（成文堂，2005年）参照。
(29) 小林公夫「『病腎移植』の正当化と可能性」法時81巻2号80頁以下（2009年）。さらに，同「『修復腎移植』への法学・医学からのアプローチ（1）～（3・完）」日本医事新報4433号89頁以下（2009年），同4434号91頁以下（2009年），同4435号85頁以下（2009年）参照。
(30) 山本・前掲注（6）11頁。
(31) 甲斐・前掲注（6）101頁。

Ⅳ 臓器売買罪の保護法益

1 臓器移植法の規定

　本来，臓器移植法は，死体からの臓器移植を規制することを主たる目的とした法律であるが（1条参照），少なくとも11条およびその罰則規定である20条・24条・25条については，生体から臓器が摘出された場合にも妥当するものと説明されてきた[32]。

　臓器移植法11条による臓器売買禁止は，①移植術に使用されるための臓器（以下「移植用臓器」という）を提供する（提供した）ことの対価として財産上の利益の供与を受け，またはその要求もしくは約束をすること（同条1項），②移植用臓器を提供すること・受けたことの対価として財産上の利益を供与し，またはその申込み・約束をすること（同条2項），③移植用臓器を提供すること・その提供を受けることのあっせんをする（あっせんをした）ことの対価として財産上の利益の供与を受け，またはその要求・約束をすること（同条3項），④移植用臓器を提供すること・その提供を受けることのあっせんを受ける（受けた）ことの対価として財産上の利益を供与し，またはその申込み・約束をすること（同条4項），⑤臓器が①～④のいずれかに違反する行為に係るものであることを知って，当該臓器を摘出し，または移植術に使用すること（同条5項），である。これらの禁止規定に違反した場合は，5年以下の懲役または500万円以下の罰金，またはその併科に処される（20条1項）。この罪は国民の国外犯（刑法3条）の適用を受けるため，海外で行われた場合も処罰される（同条2項）。なお，②～④にいう「対価」には，交通，通信，移植用臓器の摘出，保存もしくは移送または移植術等に要する費用であって，移植用臓器を提供すること・その提供を受けることまたはそれらのあっせんをすることに関して通常必要であると認められるものは，含まれない（同条6項）。両罰規定（24条）が設けられているほか，11

---

[32] 厚生省保健医療局臓器移植法研究会監修『逐条解説 臓器移植法』72頁（中央法規，1999年）。したがって，以下に紹介する議論も，必ずしも「生体」臓器売買のみを念頭に置いて展開されてきたものではない。

条 1 項の罪にいう供与を受けた利益の必要的没収・追徴規定（25 条）も存在する。

これらの規定から明らかなように，臓器移植法における臓器売買罪は，臓器一般の売買等を禁止するものではなく，客体が「移植術に使用されるための臓器」に限定されている。また，臓器それ自体の対価ではなく，「臓器を提供する（提供した）ことの対価」として財産上の利益の供与を受けること等を犯罪としている。これは，対価性が臓器そのものではなく，ドナー等の提供行為との関係で捉えられていることを意味するものである[33]。さらに，ここでいう「財産上の利益」は，立法趣旨からみて，財産罪（例えば刑法246 条 2 項の詐欺利得罪）における「財産上の利益」とは異なり，「財物」をも含み，かつ違法・適法を問わず，何らかの経済的利益を有するものはすべて含まれると解されている[34]。

2　裁判例

臓器移植法 11 条に違反する事例として最初の裁判例が，前掲松山地宇和島支判平成 18 年 12 月 26 日（判例集未登載）[35]である。慢性腎不全を患っていた X が，内縁の妻である Y とともに，知人である Z に対して腎臓の提供を依頼し，移植手術を受け，移植術に使用されるための臓器の提供を受けたことの対価として現金および普通乗用自動車を供与したというものであった。X は，透析治療を受ける必要性は認められたものの，これを続ける限り直ちに生命への危険性があったわけではなく，また腎移植が必須の状況にあったわけではなかった。ところが X は，主治医から「透析を続けても病気が治るわけではない。治そうと思えば腎臓を移植する方法しかない」などと説明を受けたために腎移植を受けることを決意し，Y と相談して Z に謝礼を申し出てドナーとなることを頼み込み，Z はこれを了承した。判決は，X お

---

[33]　伊東研祐「生命倫理関連刑罰法規の正統性と社会的効果——臓器売買罪・同幹旋罪，ヒト・クローニング罪等の法益を手掛に」渥美東洋ほか編『刑事法学の現実と展開　斎藤誠二先生古稀記念』508 頁（信山社，2003 年）。

[34]　中山研一＝福間誠之編『臓器移植法ハンドブック』83-84 頁〔川口浩一〕（日本評論社，1998 年）。

[35]　http://search.e-gov.go.jp/servlet/PcmFileDownload?seqNo=0000023891 において，事件および判決の概要が記載されており，以下の説明はこれに依拠している。

よびYに臓器売買罪（臓器移植法11条2項，20条1項）の成立を認めて懲役1年執行猶予3年に処し，Zにも臓器売買罪（臓器移植法11条1項，20条1項）の成立を認めて罰金100万円（および没収・追徴）が言い渡されている。

これに続く裁判例として，東京地判平成24年1月26日（判例集未登載・LEX/DB 25480575），およびその控訴審である東京高判平成24年5月31日（判例集未登載・LEX/DB 25481877）[36]がある。事案は，X（医師）およびその妻Yが，慢性腎不全を患っていたXが生体腎移植を受けられるようにしたいと考え，①暴力団関係者のAらに依頼して紹介された男性Bとの養親子関係を偽装するため，虚偽の養子縁組届を区役所に提出，受理させて戸籍に不実の記録をさせるなどするとともに，Bから腎臓の提供を受けることの対価として，現金合計1000万円をAらに供与し，さらに②別の暴力団関係者のCらに依頼して紹介された男性Dとの養親子関係を偽装するため，虚偽の養子縁組届を区役所に提出，受理させて戸籍に不実の記録をさせるなどするとともに，Dから腎臓の提供を受けることの対価として，現金800万円をCらに供与したというものである。第1審は，以上の事実について電磁的公正証書原本不実記録・同供用罪（刑法157条1項，158条1項），および臓器売買罪（臓器移植法20条1項，11条2項）の成立を認め，Xを懲役3年に，Yを懲役2年6月に処した[37]。これに対してXが量刑理由中の事実誤認および量刑不当を，Yが量刑不当を理由に控訴したが，控訴審はこれを棄却している。

3　保護法益

臓器売買罪の保護法益ないしは処罰根拠をめぐっては，生命倫理的・法哲学的視点とも関連して多様な議論が展開されてきた[38]。

---

(36)　これについては，城下裕二「判批」甲斐克則＝手嶋豊編〔ジュリスト別冊〕『医事法判例百選（第2版）』202頁以下（2014年）参照。

(37)　なお，Bについては，東京地裁平成23年11月2日（判例集未登載・LEX/DB 25473596）において，電磁的公正証書原本不実記録・同供用罪，臓器売買罪（臓器移植法11条1項，20条1項）の成立が認められ，懲役1年8月が言い渡されている。

(38)　詳細については，本書第11章の粟屋論文を参照。そのほか，甲斐・前掲注（6）103頁以下，山本・前掲注（6）12頁以下，川口浩一「臓器売買の保護法益」城下編・前掲注（6）109頁以下などを参照。

臓器移植法の成立当時，立案関係者からは「臓器を経済取引の対象とすることは，人々の感情に著しく反し，移植機会の公平性を損ない，さらに善意・任意の臓器提供という臓器移植の基本的な考え方にも支障を来す」ことが第11条1項および2項の禁止の根拠であり，同条3項および4項では，「ほとんどの場合に介在が予想される第三者によるあっせん行為……についても，移植機会の公平性の確保等の見地から，また，第1項及び第2項に規定する臓器売買の禁止の趣旨を徹底するために，一律禁止とした」と説明されていた[39]。同様の記述は，すでに臨時脳死及び臓器移植調査会答申「脳死及び臓器移植に関する重要事項について〔脳死臨調最終報告〕」(1992年)においても見られる。そこでは，「遺体に対して相当の礼をもって接すべきことは，わが国だけでなく，各国共通の慣行になっていると言ってよい。遺体の一部である臓器に対しても同様であり，これを単なる『物』あるいは『資源』扱いし，経済取引の対象とすることは，人々の感情に著しく反することになる。また，こうしたことを許せば経済力のある者にのみ移植を受ける機会が与えられ，移植機会の公平という見地から見ても許容しがたい問題が生じかねないと言えよう。さらには，臓器を経済取引の対象とすると，善意，任意の臓器提供という臓器移植の基本的な考え方にも支障を生じさせかねないものと考えられる。『売りたい人があり，買いたい人がある以上，双方が納得すれば』といった理屈はこの際通用しない」との指摘がなされていた[40]。また，前掲東京地判平成24年1月26日も，「量刑の理由」において，「臓器の移植に関する法律……が臓器売買を禁止しているのは，臓器を物扱いして経済取引の対象とすることが人々の感情に著しく反し，これを自由にしてしまうと，本来公平であるべき移植術が，経済的な格差を原因として公平に実施されなくなり，移植医療が適切に行われなくなるからだと思われる」と判示している。

---

(39) 厚生省保健医療局臓器移植法研究会(監修)・前掲注(32)71-72頁。さらにそこでは，「本条の目的を達成するためには，臓器の提供・受領の前段階の行為である約束等についてもこれを禁止することが必要であり，『要求』，『約束』及び『申込み』についても同じく明文で禁止している」と解説されている。

(40) 「脳死臨調最終報告書」町野朔=秋葉悦子編『資料・生命倫理と法Ⅰ 脳死と臓器移植（第3版）』296頁（信山社，1999年）参照。

これらの説明には,「(臓器を経済取引の対象とすることに対する)人々の感情の保護」「移植機会の公平性」「提供の任意性」といった諸要素が複合的に掲げられているが,保護法益としての重点は,(社会的法益としての)移植機会の公平性にあると解される[41]。違法行為により侵害されうる感情を保護するということ自体は臓器売買に特有のものではないために,法益として掲げる必然性に乏しく,他の犯罪と区別された本罪の独自性が必ずしも明確にならない。このことは,本罪の保護法益を「人体の尊重」の礎としての「人間の尊厳」として理解し,人体から切り離された人体構成体である臓器には,なお人格権に準じたものとして尊重すべき存在としての意義があるとする立場[42]についても当てはまるように思われる。また,提供(意思)の任意性は,移植の無償性・非対価性がもたらす一種の反射的効果であると考えられ,やはり独立した法益とする必要性に欠けるものである。臓器移植法が臓器売買を禁止することによって,直接的に達成しようとしているのは,各人の経済的状況の差異に基づいて移植を受ける機会が平等に与えられず,それによって健康被害が生じることを防止する点にあるといえよう。

　こうした理解に対しては,「臓器提供や配分の過程における自由・平等・公正・公平等の保障とそれを通じた移植医療や移植制度全体に対する一般の信頼と支持の確保という臓器移植(制度)の存立・発展の為の前提条件を法益に取り込もうとする側面」と,「臓器を経済取引の対象とすることが人々の感情に著しく反する,社会倫理に反する,あるいは『人間の尊厳』に反するが故に禁止することによってそれらを保護する,即ち,人の身体や臓器それ自体あるいはそれらの取扱に関する特定の社会規範・価値観を法益に取り込もうとする側面」との「他所では見かけ難いような奇妙な共存関係」であるとしつつ,このいずれの側面も「それぞれ本来的に法益と呼ぶべきではない属性のものを法益としている点で不当である」との有力な批判が提起されている。これによれば,前者は,"自由・平等・公正・公平等の『保障』"あるいは"一般の信頼と支持の『確保』"とは言うものの,それらは実際に

---

(41) 臓器移植法2条4項は,移植機会の公平性を規定したものであるが,これと生体移植の関係については,本章Ⅴを参照。
(42) 甲斐・前掲注(6)104頁。さらに,同「人体構成体の取扱いと『人間の尊厳』」ホセ・ヨンパルトほか編『法の理論26』3頁以下(成文堂,2007年)参照。

は未だ存在していない〝自由・平等・公正・公平等の『実現』、あるいは〝一般の信頼と支持の『獲得』〟と言うべきものであり、現在的な（因果的に変更可能な）存在としての法益の保護ではなく、将来的な好ましい状態の達成を目指すもの」であり、また後者は「規範の妥当状態そのものを法益とするもの」であると論難される[43]。

たしかに、後者の側面のように、規範の妥当状態そのものを法益とすることは、法益の具体的な内実について明らかにしないことに等しく、適切とはいえない。また、それを「感情の保護」といった内容に還元するとしても、上述のように独自に取り上げるべき理由を欠いている。しかし、前者の側面についてみれば、現在、わが国の移植医療において生体移植が中心的な地位を占めつつ多数実施され、他方で移植用臓器が不足するという事態が生じていることを前提とするとき、臓器配分の公平性は、移植医療を適切に実施するための重要な制度上の原理を構成しているというべきである。また、世界的にみても、国際移植学会の「臓器取引と移植ツーリズムに関するイスタンブール宣言」（2008年）[44]およびこれに続くWHO（世界保健機関）の指導原理（2010年）[45]にあらわれているように、潜在的ドナーの経済的困窮を利用して、彼（女）らの健康への危険を増大させる臓器売買行為が頻発するという問題も生じている[46]。こうした実情を踏まえるならば、臓器提供を市場原理に委ねないことによって維持される移植機会の公平性、さらには経済的・社会的弱者の健康被害の防止という利益は、刑法によって現実的な保護の対象とされるべき実質を獲得するに至ったと評価することができるように思われる[47]。前掲東京高判平成24年5月31日も、原判決の「量刑の理由」の項

---

(43) 伊東・前掲注(33)511-512頁。
(44) 邦訳として、http://www.asas.or.jp/jst/pdf/istanblu_summit200806.pdf を参照。
(45) WHO Guiding Principles on Human Cell, Tissue and Organ Transplantation 〈http://www.who.int/transplantation/en/〉.
(46) 町野朔「国際社会における日本の臓器移植：イスタンブール宣言の意味」移植46巻2=3号142頁以下（2011年）参照。
(47) 山本・前掲注(6)16頁、山中敬一「身体・死体に対する侵襲の刑法上の意義（1）」関西大学法学論集63巻2号269頁（2013年）参照。ただし、保護法益をこのように捉えた場合でも、現行法のような（包括的な）禁止のあり方が適切か否かについては、移植医療の進展・社会状況の変化を考慮しつつ今後も検討する必要があるだろう

で認定説示するところは正当として是認できるとする理由として,「被告人両名が本件で暴力団関係者らに供与した現金は総額1800万円もの高額に上っている。そして,被告人Xが本来のルールの下では許されなかったはずの生体腎移植を早期に受けたことにより,臓器移植の公平性は多く損なわれている」と述べており,移植機会の公平性への侵害を行為の違法評価に際して重視しているものと解される[48]。

V 生体移植の(刑)法的規制のあり方

臓器移植法が成立するまで,わが国においては「角膜移植に関する法律」(1958年),それを発展させた「角膜及び腎臓の移植に関する法律」(1979年)が存在したが,いずれも死体からの移植に限定されたものであった。「角膜及び腎臓の移植に関する法律」は臓器移植法の成立に伴って廃止されたが,新たに成立した臓器移植法も,すでに見たように臓器売買等の禁止(11条)およびその罰則規定(20・24・25条)を除いては,生体移植に関しては何らの規定をもたないという理解が一般的であった[49]。ただ,臓器移植法成立時に,厚生省保険医療局(当時)により「本法第1条から第5条までの規定は,本法全体に通ずる総論的な事項を定めている部分であるが,死体臓器の移植を念頭において規定した部分を除き,生体間の臓器移植についても適用があると考えられる」[50]との説明がなされていた。また,2007年の厚労省ガイドラインの改正により新設された「第13 生体からの臓器移植の取扱いに関する事項」の1では,「(前略)生体から臓器移植を行う場合においては,法第2条第2項及び第3項,第4条,第11条等の規定を遵守するため,以下のとおり取り扱うこと」と明記され,少なくとも「基本的理念」の一部(2条2項「移植術に使用されるための臓器の提供は,任意にされたものでなければならない」・同3項「臓器の移植は,移植術に使用されるための臓器が人道的精神に基づいて提供されるものであることにかんがみ,移植術を必要とする者に対し

(中山=福間編・前掲注(34)83頁〔川口浩一〕参照)。
(48) この判示部分に関わる解釈論上の問題については,城下・前掲注(36)203頁参照。
(49) 中山=福間編・前掲注(34)23-24頁,47-48頁〔石原明〕参照。
(50) 厚生省保健医療局臓器移植法研究会監修・前掲注(32)33-34頁。

て適切に行われなければならない」）および「医師の責務」（4条「医師は，臓器の移植を行うに当たっては，診療上必要な注意を払うとともに，移植術を受ける者又はその家族に対し必要な説明を行い，その理解を得るよう努めなければならない」）の諸規定が，臓器売買禁止規定と並んで，生体移植に対しても適用されるべきことが示されるに至った。

　このように，わが国における現行の生体移植の公的な規制方法としては，（生体）臓器売買罪についてのみ臓器移植法で対応し，そのほかの細則については全面的に厚労省ガイドラインに依拠するという形式を採用している。従来，ガイドラインは「抽象的な法律を細部にわたり具体化して，法律の解釈・運用を補い，また円滑にするもの」[51]と理解されてきた。厚労省ガイドライン改正時の厚生科学審議会（疾病対策部会）・臓器移植委員会（以下「委員会」とする）においては，任意団体である学会の倫理指針だけでは不十分であるものの，2006年に発覚した臓器売買事件および病腎移植事件への対応が緊急を要し，また一定の効果が期待できるといった理由から（臓器移植法ではなく）ガイドライン改正が支持されている[52]。たしかに，法律に比べてガイドラインの方が改正は容易であり，移植医療の進展あるいは社会状況の変化に対処しやすいというメリットは認められよう。また，説明の実施手順あるいは提供者の親等確認の方法などの手続的規制は，一般にガイドラインに適う項目であるといえよう。しかし，これまでにも，刑法上は傷害罪を構成しうる行為である生体移植について，その違法性を阻却するためには，「臓器移植法に規定を置くことが不可欠なのである」との指摘もなされていた[53]。正当化根拠についていかなる見解を採用するにせよ，ドナー・レシピエントに対するインフォームド・コンセント，摘出行為・移植行為の医術的正当性といった基本的かつ重要な要件は，ガイドラインによる補完と併行させるにせよ，やはり予め包括的に法定しておくことが望ましいといえる。す

---

(51)　中山＝福間編・前掲注(34)116頁〔石原明・中谷瑾子〕。
(52)　同委員会の第24回議事録（http://www.mhlw.go.jp/shingi/2006/11/txt/s1127-3.txt）および第25回議事録（http://www.mhlw.go.jp/shingi/2007/04/txt/s0423-2.txt）参照。
(53)　科学技術文明研究所「生きている提供者の保護のための臓器移植法改正・試案」『CLSS【提言】No. 1』3頁（2003年）。

でに,「生きている提供者の保護のための臓器移植法改正」という視点からの「要綱試案」も公表されている[54]。

　また,ガイドラインによる規制という形をとるとしても,臓器移植法との関係をいかに捉えるのかも検討すべき課題である。法律を細部にわたって具体化するという,すでに見たようなガイドライン一般に関する理解を前提にするならば,臓器移植法1条の「目的」,2条の「基本的理念」などは,文理上の支障がないかぎり,生体移植に関する厚労省ガイドラインをもカヴァーするものというべきことになろう。既述のように本法成立時にそれに関する指摘もあり[55],本ガイドライン策定時の委員会でも臓器移植対策室長による同様の発言がある[56]。しかし,死体からの臓器摘出と健康体である生体からの臓器摘出とでは医療行為としての意味も大きく異なり,刑法理論の面に限ってみても,(一般的には「死者に対する国民一般の敬虔感情」といった社会的法益に対する罪に位置づけられている)死体損壊罪の正当化に関わる諸原則が,(個人的法益に対する罪である)傷害罪の正当化にそのまま当てはまるとはいいがたい。その意味では,いわば「本体」である現行臓器移植法が,死体移植のみならず生体移植にも適用(ないし準用)され,ガイドラインの指導原理になりうるのかについては,改めて個別的に検証すべきであり,その可否について十分な理由が示されるべきであろう。実際にも,たとえば臓器移植法第2条4項の「移植術を必要とする者に係る移植術を受ける機会は,公平に与えられるよう配慮されなければならない」との規定は,厚労省ガイ

---

(54)　棚島次郎「生体移植の公的規制のあり方」城下編・前掲注(5)131頁以下。そこでは,現行の臓器移植法に新たに設けるべき事項として,①生きている人を臓器提供者にしてよい条件(リスク,脳死移植との優先順位など)②生きている人からの臓器提供も本人同意を義務づけ(手続き要件を含む)③生きている提供者にしてはならない人を規定(未成年者,同意能力のない成人など)④生きている人を臓器提供者にできる範囲を限定(何親等以内か,配偶者・姻族は認めるか,など)⑤審査要件(1件ごとのチェックを誰がどのように行うか)⑥国による実施医療機関の認定⑦同意要件や提供者制限などの規定違反に対する罰則⑧臓器提供者に,術前から術後まで一貫して必要なケアを行うことの保証(提供経験者の健康管理とフォローのためのデータベース構築などの施策を含む),といった諸点を提示している。これは,前掲注(53)での提案をさらに発展させたものである。

(55)　前掲注(50)参照。

(56)　第25回委員会議事録(前掲注(52))参照。

ドライン第13の1では引用されておらず，委員会における対策室長の説明も，同法2条4項は生体移植には関係しない[57]としている。しかしながら，このことは，本章Ⅳで述べたように，臓器売買罪の保護法益として「移植機会の公平性」を想定していると解される現行臓器移植法の立場からみて必ずしも一貫していないといえよう。生体移植医療を適切に実施していくためにも，臓器移植法と厚労省ガイドラインの相互関係についての再検討が必要であると思われる[58]。

---

(57) 第25回委員会議事録（前掲注(52)）参照。そこでは，2条4項の「公平性の項目は性格上一般の生体移植に関しては，かかっていないと考えないと，公平にだれにでも提供しますという形で生体移植の提供がなされるというのは，通常は考えがたい」との説明がなされている。
(58) 厚労省ガイドラインの個別的な内容については，城下・前掲注(6)「生体移植」143頁以下を参照。

5　生体臓器移植と民法

岩 志 和 一 郎

Ⅰ　はじめに
Ⅱ　身体および身体構成部分の民法的位置づけ
Ⅲ　生体臓器移植の法律関係
Ⅳ　おわりに

I　はじめに

　わが国では，近年，心臓移植が年間40件程度，肝臓移植が400から500件程度，腎臓移植が1500から1600件程度といった数で行われてきている[1]。2009年の「臓器移植に関する法律」（以下，単に臓器移植法と表記）の改正以降，肺移植，膵臓移植，小腸移植を含め，全体としては増加してきているということはいえるであろうが，欧米諸国に比べて，まだその数は少ない。とくに，遺体に対する敬虔感情のためか，死体からの臓器提供の数は少なく，その分，需要を賄うため，腎臓移植と肝臓移植においては，ほぼ90パーセントを生体腎移植，生体部分肝移植が占めるという特徴を有している。

　わが国の臓器移植立法は，1958年制定の「角膜移植に関する法律」（角膜移植法），1969年制定の「角膜及び腎臓の移植に関する法律」（角膜腎臓移植法）の時代を経て，1997年には臓器移植法が制定され，さらに2009年には同法が改正されて今日に至っている。臓器移植法は，角膜移植法以来の軌を外れず，死体からの臓器の摘出および移植について規律するが（臓器移植法1条），臓器移植全体についての訓示規定としての性格を有する規定（1条ないし4条）や，臓器売買やあっせんを一律に規制する規定（11条）など，生体移植にも適用可能性がある諸規定も含まれている（「『臓器の移植に関する法律』の運用に関する指針（ガイドライン）」（以下，臓器移植法ガイドラインと表記）第13）。しかし，生体臓器の摘出および移植に関する要件や手続等に関する規定は置いておらず，その結果，生体臓器移植の実施上の問題については，刑法や民法など，一般法の解釈によって対処しなければならない部分が多い。

　本稿に課された課題は，本来臓器移植全体を民法の視点から論ずることであった。しかし，生体臓器移植の部分までで，時間的にも，分量的にも限界が来てしまった。生体臓器移植については，個人の最重要の法益である身体の完全性や健康の利益とドナーの自己決定の問題として民法の解釈が果たす役割は大きい。本稿はまず，総論的に身体および身体構成部分の民法的位置

（1）　詳細には，日本移植学会ホームページ（http://www.asas.or.jp/jst/general/data/qa1.html）掲載の統計参照。

づけに論及した上で，生体臓器移植の法律関係について検討し，与えられた責務を，幾分かでも果たそうと試みるものである。

II 身体および身体構成部分の民法的位置づけ

1 身体の法的性質

生きている人の身体，すなわち生体は，有体性があるということで，民法上，物の要件を充足するが（民法85条），一方で，精神と不可分一体となって一個の人格を形成するものであり，それゆえ人格権の客体とはなりえても，物権（所有権）の客体とはなりえない。説明の仕方はさまざまありうるとしても，このような考え方は，現在のわが国の多数説である[2]。このような見解に対しては，人格と身体は区別することができるとして，生体についても所有権の成立を認める見解も主張されている。しかし，これらの見解は，人に自らの生体の一部を分離し，分離した部分を自らの意思で処分することを認める論理として主張されているのであり，一般的に生きている人の身体に対する支配可能性を認めるものではない[3]。

---

(2) 田中整爾『新版注釈民法（2）総則（2）』604頁（有斐閣，1991年），我妻栄『新訂民法総則』202頁（岩波書店，1961年）等。また古いものではあるが，判例も「生存者ノ身体ハ人格者ヲ構成スルモノナルヲ以テ人格者ノ身体其自体ヲ所有権ノ目的ト為スコトヲ得サ」るものとしており，この立場に立つ（大判大正10年7月25日民録27輯1408頁）。

(3) 古く，末広教授は，人格と身体は別個の観念であり，身体がその身体自体を基礎とする人格の所有に属することに矛盾はないとする（末広厳太郎『債権各論』1022頁（有斐閣，1918年）。粟屋教授も同様に，人格が一種の物であるところの身体及び外界の物を所有すると考えるべきであり，生体につき，その全部であれ一部であれ，一部の場合，分離状態であれ非分離状態であれ，その所有権が認められるとした上で，ある人の身体に別の人の所有権が成立しえないのは，人体の所有権一般が認められないからではなくて，そのような事態を発生させようとする契約等が公序良俗等に反して法的に無効だからである」とする（粟屋剛「『現代的人体所有権研究』序説」(http://homepage1.nifty.com/awaya/hp/ronbun/r007.pdf) 41頁）。これに対して，人そのものに対する排他的支配は憲法上許されないが，排他的支配可能性が確保される限り，生存している身体の一部（例えば，血液や臓器）も「物」でありえ，その取引や処分が制限されるに過ぎないと説明するものとして，内田貴『民法 I 総則・物権総論（第3版）』352頁

このような生体の法的位置づけに対して，死亡した人の身体，すなわち死体の法的性質については，主体の死亡によって人格性が失われたことで人の身体は物へと転化し，所有権の客体となると解するのが多数説である[4]。所有権構成による場合には，所有権者は誰かということが問題となるが，この点については，①相続によって相続人に帰属するとするもの[5]，②無主物となるが，遺族が先占権を有するとするもの[6]，③慣習上埋葬権を有するとされる者（民法897条を解釈して通常は喪主）に帰属するとするもの[7]など，見解が対立する。判例は，古くは①説によっていたようであるが（大判大正10年7月25日民録27輯1408頁大判昭和2年5月27日民集6巻307頁），近時は，祭祀主宰者に原始的に帰属するとして，③説によっている（東京高判昭和62年10月8日家月40巻3号45頁，最判平成元年7月18日家月41巻10号128頁等）[8]。しかしながら，このように死体について，所有権の対象となるという考えに立つとしても，それは所有権者が自由に死体について使用・収益・処分の権限を持つということを意味しない。死体は，かつては埋葬の対象でしかなく，所有権もそのための処分を正当化する根拠とされてきたにすぎない。そのため，今日，死体が埋葬以外の目的によって利用される可能性が拡

（東京大学出版会，2005年）。また，精神的，身体的統合体としての人は，人間の尊厳という観点からいって，所有権の客体にならず，物とはいえないが，生きている人の身体の一部は，その終局的な処分につき正当な理由がある場合には，その人の所有権の客体となる，すなわち物であると解するのが妥当であるとするものとして，石田穣「民法大系（1）民法総則」430頁（信山社，2014年）。

(4) 田中・前掲注（2）605頁。
(5) 長島毅「『人体ハ物ナリヤ』ニ関スル質疑ニ付キ一言ス」日本法政新誌17巻2号49頁（1920年），船橋諄一『民法総則』87頁（弘文堂，1954年）等。
(6) 市村光恵「生体及死体ニ対スル私権」京都法学会雑誌5巻8号50頁（1911年）。
(7) 我妻・前掲注（2）203頁，四宮和夫・能見善久『民法総則（第8版）』160頁（弘文堂，2010年），近江幸治『民法講義Ⅰ民法総則（第6版補訂）』159頁（成文堂，2012）など。
(8) 東京地判平成14年8月30日判時1797号68頁は，死体解剖保存法に基づく剖検に際し，解剖の範囲を限定することができた者は，「遺族たる相続人」であるとし，「遺体の所有権は祭祀を主宰すべき者」だけにあり，承諾権もその者のみにあるとする被告医師側の主張を退けている。しかし本件で問題とされたのは，死体解剖保存法で承諾者とされている「遺族」の範囲であり，遺体の所有権が祭祀の主宰者に帰属するということを否定したわけではない。

大し，その利用に向けた死者本人の生前の意思の尊重が強調される中で，ドイツで採られているような，死者の人格権の残存の理論をもって説明する見解も主張されてきている[9]。しかし，民法上，死者の人格的利益を直接に保護する理論的基盤を有さないわが国では，少数説にとどまっている。

2 身体から分離した構成部分の法的性質

生体から分離された身体構成部分の法的性質については，生体自体に所有権の成立を認めない多数説の立場からも，身体の構成部分は分離によって人格性を失って物性を取得し，原帰属者の所有権に服すると解するのが一般的である[10]。しかし，分離して初めて物性を取得する身体構成部分について，原帰属者に当然に所有権を認める論理構成には難しいところがある。古く判例は，「先占者ニ属スト為サンヨリハ其分離前之ヲ其身体ノ一部ト為セシ者ノ所有ニ属スト為スヲ以テ寧ロ条理ニ適スル」（前掲・大判大正10年7月25日）とし，学説も，権利主体の基礎をなす組成部分が分離し物として権利客体になった場合には，無主物先占の客体のように社会の何人とも無関係な物と同視しうべきものではなく，それを基礎的組成部分として成り立っていた権利主体に帰属せしむべきであるとするなど[11]，条理や一般通念をもって説明している。これに対して，生体自体，あるいは生体を構成する身体部分について，人格と区別して物性をみとめ，所有権成立の可能性を認める立場からは，放棄したのでない限り，分離後も原帰属者に当該身体構成部分の所有権が帰属することは当然ということになり，説明はしやすいといえよう。

このような生体から分離された構成部分に対し，死体から分離された構成部分については，死体自体が所有権の対象となると解する多数説の立場からは，死体の所有者の所有権が及ぶと解することとなる。前述のように，死体の所有権者が誰であるかは解釈が分かれているが，従来多数説を構成してきたところに従えば，慣習上埋葬権を有するとされる者（通常は喪主）という

---

(9) 金澤文雄「臓器移植と承諾——角膜・腎臓移植法の解釈をめぐって」広島法学8巻2＝3号14頁以下。なおドイツの議論については，岩志和一郎「臓器移植と民法——死体臓器の摘出と不法行為の可能性」ジュリスト828号46頁以下（1985年）。
(10) 田中・前掲注（2）605頁。
(11) 田中・前掲注（2）605頁

ことになるであろう。

3　身体構成部分の利用拡大と法的性質

　以上，身体および身体の構成部分の法的性質に関し，従来からの民法における議論の状況を概観してきた。しかし，このような位置づけは，生体由来であろうと，死体由来であろうと，身体やその構成部分に関する法律関係を，もともと埋葬や廃棄に関する権利義務関係の範囲で考え，利用については，かつらの作成とか医学標本といったきわめて限定された範囲で問題とすれば済む中で形成されてきたものである。これに対し，現在，臓器移植，生命工学的な手法を用いた研究や創薬，再生医療等の登場と発展により，身体構成部分の利用は多様に広がり，その形態も，物そのものとしての身体構成部分の利用にとどまらず，その中に含まれる個人の人体情報や遺伝情報の利用へと進んできている。そのような中で，身体構成部分が有する価値は，単なる物としての価値を超え，原帰属者個人のアイデンティティという人格的利益の領域に拡大してきているといえるのであり，このような客体の価値の変化は，その客体に関する権利の性質に影響を与えざるを得ない。そのように考えたときには，分離した身体構成部分については，個人の人格的利益を内包する特殊な物として，物権（所有権）の成立を認めつつも，人格権の併存を認め，分離が生じた原因や分離の目的，利用の形態に応じて，物権的権利関係と人格権的権利関係のいずれで法律関係を捉えることが相当か判断していくことが必要であるように思われる。すなわち，分離によって物性を認める以上，一方で，医師や病院あるいはその他の者が先占によって身体構成部分の所有権を取得することもありうるし，他方で，たとえ他者の所有権の下にあったとしても，当該身体構成部分と原帰属者の間の人格的な結びつきを排除できない場合もあると考えなければならないのである[12]。

---

(12) ドイツの文献ではあるが，この点を説くのは，タウピッツである。Jochen Taupitz, Wem gebührt der Schatz im menschlichen Körper, AcP 191 (1991), S.209. Schröder‐Taupitz, Menschliches Blut: verwendbar nach Belieben des Arztes? (1991), S.4. タウピッツは，恋文を例に挙げ，受け取り手はその手紙の「所有者」となるが，送り手の同意なく，例えばその手紙を公表することはできないとする（ヨッヘン・タウピッツ（原田香菜訳）「研究目的に供するためのヒト生体試料の利用──ドイツの法的状況」季刊企業と法創造（早稲田大学グローバルCOE≪企業法制と法創造総合研究所≫

4 身体構成部分の提供行為の法的性質

先に述べたように，現在，身体構成部分は多様な目的をもった利用に供せられている。身体構成部分の法的性質について所有権構成を採るときは，このような提供は，所有者による所有物の譲渡行為として説明される。この譲渡行為は有償でなされる場合には売買契約，無償の場合には贈与契約（撤回を認めるということで，贈与契約類似の契約）と解するのが一般的であるが，売買は公序良俗違反との関係で，毛髪の売買など一定の場合に限定される[13]。しかし，身体構成部分の利用の在り方は，その構成部分自体を破壊し，滅失させてしまうものから，一時的に保存，利用するものまでさまざまであり，それらをすべて譲渡行為で捉えてしまうことは相当とはいえない。裁判例にも，提供行為の民法上の性質について，「寄付（贈与），使用貸借等の私法上の契約」とするもの（東京地判平 12 年 11 月 24 日判時 1738 号 80 頁）[14]，「寄託類似の無名契約」の可能性に言及するもの[15]がみられ，さらに学説では，これら裁判例に示される 3 通りの構成を認めた上で，「実際には，これらいずれかの典型契約をそのまま適用するのではなく，これらを参考にしつつ，ヒト組織の性質に応じた修正を加えた独自の契約類型を作ることができる」とするものがみられる[16]。

提供行為を契約とした場合，その当事者は誰か。例えば，贈与契約として考えた場合，所有権者が贈与者（ドナー）であり，それは先に見たように，

---

20 号 94 頁〔2010 年〕）。

(13) 寺沢知子「医的資源としての人体の「提供」の法的意味——民法の視点から見るわが国の問題状況」摂南法学 29 号 47 頁（2003 年）。

(14) 死体解剖の際に摘出保存された内臓と脳の一部の標本の返還が問題となったケースであり，死体解剖保存法に基づく承諾（同法 7 条による遺族の承諾と同法 17 条による保存の権限を与える承諾の性質を併せ持つとされる）は，「死体の所有者との関係では，法人格を有する被告［病院］と承諾者との間の寄付（贈与），使用貸借等の私法上の契約に基づいてされるものと解すべきである。」とする。

(15) 東京高判平成 15 年 1 月 30 日。判例集等未登載であるが，『医事法判例百選（別冊ジュリスト 183）』101 頁（2006 年）において判旨を知ることができる。

(16) 西希代子「ヒト組織の医学的利用に関する法的・倫理的諸問題：民事法学の立場から——ヒト組織提供行為の私法的性質を中心として」慶應法学 29 号 51 頁以下（2014 年）。

多数説に従えば、生体から分離した身体構成部分の場合には原帰属者自身、死体の構成部分の場合には、死体の所有権者である祭祀主催者ということになる。これに対して、受贈者が誰かは必ずしも一義的ではない。自ら研究利用のために身体構成部分を譲り受ければ、その譲受人が受贈者ということでよかろうが[17]、臓器移植のための提供の場合には、レシピエントが受贈者なのか、医療機関や医師なのか、あるいはあっせん機関なのか、幾通りかの考え方が出てくるであろう[18]。

また、ドナーが自己の生存中に、死後にその身体の構成部分を提供する意思を表明していた場合、その提供行為の性質はどのように理解すべきか。特定の相手方との間で、死後の提供を約束する場合には、死因贈与に類似の契約と捉えることができるかもしれないが、単に一方的に一定の目的のために提供の意思のみが表明されている場合（提供を受ける者が特定されている場合と、特定されていない場合があるであろう）には、民法上遺贈に類する行為として効力を認めるか、法律的には拘束力を欠き、死体の所有権者となる祭祀承継者の贈与の判断に委ねるか、問題となるであろう。

III 生体臓器移植の法律関係

1 移植のための生体臓器提供の許容性

生体臓器移植は、通常、特定のドナーと特定のレシピエントの間で行われ、ドナーの身体から臓器を摘出し、それをレシピエントの身体に移植することで完成する。物理的に見ればドナーからレシピエントへと臓器が移転するが、医学研究のための試料としての身体構成部分の提供の場合などと異なって、

---

(17) 前掲・東京地判平成12年11月24日は、「死体の所有者との関係では、法人格を有する被告［病院］と承諾者との間の寄付（贈与）、使用貸借等の私法上の契約に基づいてされるものと解すべきである」とし、前掲・東京地判平成14年8月30日は「遺族と大学との間の私法上の関係を考えると、遺族において、剖検及び死体の保存について承諾することは、解剖に付され採取された死体の臓器等の所有権について、遺族は大学に対して譲渡するという贈与契約を締結したものと解するのが相当である」としている。

(18) 移植のために生体から摘出された臓器について、各段階での所有権帰属の問題を的確に指摘するものとして、寺沢・前掲注(13)47頁。

ドナーにも、レシピエントにも、摘出と移植のための身体的侵襲（手術）が不可欠となり、また摘出から移植までの間は医療の手に委ねられる。このような生体臓器移植の特性を考慮に入れたとき、その法律関係を論ずる上でまず検討されなければならないのは、健康な身体から臓器を摘出するドナーへの身体的侵襲をどのように評価するかである。

　個人の独立と尊厳を基本的価値とする社会において、個人にとって自己の身体の完全性や健康の保持は不可侵の法益である。自らの身体や健康に関する決定は、原則として当該個人しかなしえず、また、それが決定者の身体や健康に負担をもたらす可能性のある内容を有している場合であっても、尊重される[19]。生体からの臓器提供のための臓器摘出の決定は、ドナーの身体や健康に大きな負担を与える身体的侵襲に関する自己決定であるが、レシピエントの生命や健康状態を救済、改善するために行われる、きわめて倫理的・文化的目的を持つものとして、社会的に承認されてきた[20]。ただ、ドナーの健康や身体の機能に大きな影響を与えるものであるため、臓器移植法ガイドラインにより、公法規制として、「生体からの臓器移植は、健常な提供者に侵襲を及ぼすことから、やむを得ない場合に例外として実施されるものであること」とされている（第13の1）。また日本移植学会倫理指針は、「特に臓器の摘出によって、生体の機能に著しい影響を与える危険性が高い場合には、これを避けるべきである」とし（[2]（1））、ドナーの生命や健康に重大な影響を与える臓器の摘出は、たとえ希望があっても認めない。現在、生体からの提供が実施されているのは、腎臓の一方や肝臓、小腸、膵臓、肺の一部など、摘出しても残部で、ドナーの健康に必要な機能を維持しつづけることができる臓器、皮膚あるいは骨髄などの再生可能組織に限られている。

---

(19)　宗教的理由による輸血拒否について、最判平成12年2月29日民集54巻2号582頁は、「患者が、輸血を受けることは自己の宗教上の信念に反するとして、輸血を伴う医療行為を拒否するとの明確な意思を有している場合、このような意思決定をする権利は、人格権の一内容として尊重されなければならない」とする。

(20)　丸山英二「臓器移植と法」加藤一郎=森島昭夫編『医療と人権』261頁（有斐閣、1984年）。

2　生体臓器移植の契約関係

　生体臓器移植は，レシピエントの疾病の治療のために，医学的必要と適応に沿って選択され，実施されるものであるが，これを民法的な視点からみたときには，二重の契約関係で捉えることができる。その第 1 は，特定のドナーと特定のレシピエントとの間で行われる，提供と受容の合意からなる契約関係，すなわち臓器の譲渡に関する契約関係である。現在わが国では，臓器移植法により臓器売買が禁止されていることから（法 11 条），この譲渡の契約は，贈与契約，あるいは性質上，ドナーはいつでも撤回できるという点で，贈与に類する契約関係とみることができる[21]。しかし，生体臓器移植は，たとえば毛髪の譲渡のような，単純な譲渡行為と異なり，レシピエントの治療行為として，医師により行われる。すなわち，生体臓器移植は，第 2 に，医師とレシピエントおよびドナーの間に形成される，摘出から移植までの一連の医療行為の実施をめぐる契約関係として捉えられる必要がある。

　生体臓器移植は，高度な内容を有するとともに，ドナーを必要とするという点で特殊であり，それを実施できる医療機関も限られている。そのため最初に診療契約を結んだ医療機関で，診療行為の一環として実施される場合もあれば，他の医療機関から転医し，あらためて移植のための契約を結び，実施される場合もある。そのさまざまな過程の中で，現実に第 1 の契約と第 2 の契約がいつ，どのように締結されるかは，それぞれ異なるであろうが，事柄の性質上は，まずドナーとレシピエントの間に第 1 の契約関係が成立し，それを前提に第 2 の契約関係が形成されることになる。しかし，同時に，第 1 の契約の合意も，ドナーとレシピエントの間で突然に形成されるわけではなく，通常は，医師から生体臓器移植の適応があり，治療法として採りうることを示され，それが医療として適切に実施されるという期待の上に形成されるものであるということが看過されてはならないであろう。

　第 1 の契約関係はいわば臓器の物権的関係，第 2 の契約関係は医療として

---

[21] 寺沢教授は，贈与枠組で捉える場合にも，レシピエントの治療という利他的な目的からなされる，家族や近親者がドナーとなる場合と，ドミノ移植の場合など，実質的に放棄に近い第三者がドナーとなる場合とで分けて捉える必要があるとする（寺沢知子「生体移植と医療過誤」城下裕二編『生体移植と法』77 頁以下（日本評論社，2009 年））。

の債権的関係ということができるが，ただ，摘出と移植が同一の医療機関においてほぼ同時に行われ，移植されれば臓器はレシピエントの身体の一部となり，その人格に同化してしまうという，生体臓器移植の特性を考えたときには，物権的側面に注目してみても，それだけではどれほどの意味があるか，疑問なしとしない[22]。生体臓器移植においては，実質上，第２の契約関係に焦点を当てて法律関係を捉え，その中に第１の契約の意義を反映させていくことが相当であると思われる。

　第２の契約関係，すなわち，摘出から移植までの一連の医療行為の実施をめぐる，医師とレシピエントおよびドナーの間の関係をどのように法律構成していくかについては難しいところがある。生体臓器移植は，全体としてレシピエントの治療のために行われる行為であるが，内容的には，ドナーからの臓器摘出とレシピエントへの摘出臓器の移植という二つの医療行為からなり，その両者は，通常はほぼ同時的に，同一の医療機関によって実施される。また先に述べたように，臓器の提供自体は特定のドナーとレシピエントの間の合意に基づくが，移植という医療行為の実施は，臓器摘出に関する医療機関とドナーの間の合意と，臓器の移植に関する医療機関とレシピエントの間の合意という，二つの合意の上に行われる。摘出と移植は当事者関係も内容も異なるものであり，それゆえこれら二つの合意は，その限りで，臓器摘出契約と臓器移植契約という独立の契約関係とみることができるが，全体としてみれば，レシピエント（患者）の治療を最終の目的とした契約関係であり，医療機関に対する関係では，ドナーとレシピエントの意思は密接な関連性，さらに言えば，共同性を有しているとみることもできる。

　このような法律関係の把握の仕方が現実に影響してくるのは，臓器移植が失敗に終わった場合の損害賠償をめぐる紛争の場においてである。東京地判平成12年２月28日判時1732号87頁と，その控訴審である東京高判平成

---

(22) この点を指摘するものとして，ドイツの文献ではあるが，Erwin Deutsch, in Deutsch / Bender/ Eckstein/ Zimmermann, Transfusionsrecht (2001), S.169。ここで，ドイチュは「生体間臓器移植のように即時的な植込みがあるような場合には，物権的権利関係は実質的に考える必要はなく，摘出と植込という人格権的の関係のみを考えればすむ。これに対して，血液提供のような場合には，提供者は提供契約により，血液の所有権を提供施設に譲渡し，それが輸血者に譲渡され，その身体と一体化する」と指摘する。

13 年 2 月 6 日判時 1742 号 102 頁は，そのような裁判例として注目される[23]。事案は，父が子（成年者）に腎臓を提供して移植手術が行われたが，手術後子が死亡したため，当該手術を実施した医療機関を被告として，術後管理の過失等を理由に，父母が子自身の損害（逸失利益，慰謝料，葬儀費用）につき，債務不履行ならびに不法行為に基づく損害賠償請求するとともに，腎臓ドナーたる父自身が，ドナーと医療機関の間で，子を臓器受領者として生体腎移植手術を行うとの契約が締結されており，医療機関は，同契約に基づき，父の腎臓を摘出し，これを子に移植することをもって子の疾病を治癒すべき債務を負うところ，術後管理における過失により子を死亡させているのであるから，父から摘出した腎臓を移植することにより子の疾病を治癒するという債務を履行したということはできないとして債務不履行，またドナーが臓器提供を承諾するのは移植手術が成功しレシピエントの疾病が治癒することを強く期待しているからであり，この期待は法的保護に値し，右手術を行う医療機関はレシピエントに移植した臓器を適正に機能させるべく最大限注意すべき義務を負うところ，その注意義務に違反しドナーたる父の期待を侵害したとして不法行為を理由とし，固有の慰謝料の請求を行ったものである。

第 1 審の東京地裁判決は，レシピエントについての損害賠償を認めた上，ドナーたる父についても，固有の損害賠償（慰謝料）を認めた。医療機関が，レシピエントおよびドナーとの間で，ドナーの腎臓を摘出してレシピエントに移植する契約を締結した場合，「生体腎移植を行う医療機関がドナーから腎臓を摘出するのはレシピエントの治療目的のためであり，ドナーが自己の腎臓が摘出されることをあえて承諾するのも，これを適宜処分するよう医療機関に委ねるためではなく，摘出された腎臓がレシピエントに移植されることによりレシピエントの治療に供することを目的とするからである。医療機関としても，ドナーが右の目的が適切に達成されるとの期待の下に腎臓の摘出に承諾したことは当然認識しているものである」から，「右ドナーの期待も法的保護に値するというべきであり，かつ，摘出された腎臓をレシピエントに移植し，かつこれを適正に機能させるべく努めることは，右医療機関とドナーとの間においても，契約の重要な要素をなすというべきであるから，

---

[23] これら裁判例の判批として，寺沢知子・判例評論 513 号 24 頁（2002 年），細矢郁・判タ 1096 号 83 頁（2002 年），山口斉昭・年報医事法学 17 号 178 頁（2002 年）。

右医療機関は，ドナーから腎臓を摘出する際はもちろんのこと，摘出した腎臓を適正に機能させるための術後管理に必要な相当期間中もまた，レシピエントに対して適切な医療行為をすべき契約上及び不法行為法上の注意義務をドナーに対しても負っているというべきである」というのが，その理由である。

これに対して，東京高裁は第1審判決を変更し，711条の近親者としての慰謝料以外に，父からの固有の損害賠償の請求は認められないと判示した。東京高裁が採用した法律構成は，一つには，本件のような生体腎臓移植の場合には，医療機関とレシピエントの間および医療機関とドナーの間の契約が締結されており，医療機関が腎臓摘出手術と移植手術を同時に担当するため，医療医機関とドナーの間においてはドナーの腎臓を摘出し，これをレシピエントに提供することが医療機関のドナーに対する契約上の債務となるが，移植手術が開始された後は，移植手術を適切に遂行することは，医療機関とレシピエントの間に締結された診療契約の問題となり，医療機関とドナーとの間の契約において，レシピエントの術後管理に必要な期間を含め，レシピエントに対して適切な医療行為を行うことが，医療機関の債務の内容となることはなく，それゆえドナーに対する債務不履行は認められないというものであり，いま一つは，ドナーである父が抱く期待は，臓器移植手術が成功すればよいというだけではなく，レシピエントである子に対する治療全般が成功し，子が通常人と同じ生活を送れるようになってほしいとの期待であるが，これは親子等関係の深い者が抱く通常の期待であって，法は，民法711条において，この期待が害された場合に親など患者と関係の深い者に固有の慰謝料請求権を認めており，この民法711条の慰謝料請求権以外には，人格を第一に尊重する現行法体系のもとでは，患者の生命身体は患者固有のもので，患者以外の者は，親といえどもこれを支配し利益を受けるべきものではないから，患者の生命について親といえども法的な利益を有するものではなく，したがって，法的にみれば，ドナーたる父に，親の立場を離れてドナーとしての期待を観念することはできず，さらに，レシピエントの回復とは別に，人の身体の一臓器のみを取上げてその臓器の機能に対する法的期待を観念することもできない，というものである。

これら両裁判例はともに，本件生体腎臓移植が，医療機関とドナーおよび

レシピエントの間の，ドナーの腎臓を摘出してレシピエントに移植する契約に基づくと理解することでは共通する。しかし，高裁判決が，医療機関とドナー，医療機関とレシピエントの契約を峻別し，前者は摘出臓器をレシピエントに移植するまでが債務の内容であり，移植術の適切な遂行は後者の債務内容であるとしたのに対し，地裁判決は，摘出された腎臓をレシピエントに移植し，かつこれを適正に機能させるべく努めることは，医療機関とドナーとの間においても，契約の重要な要素であるとして，医療機関とドナーの契約は，移植術の適切な遂行（本件では，術後管理）まで内容として含むとしたのである。

高裁判決が基礎に置く考え方は，「診療は，通常，患者の身体への侵襲であり，どのような治療を受けるかは，患者自身のみが決定することができる事柄，すなわち人格権に属する事柄であ」って，「親子，配偶者であっても，医療機関との間において，他者である患者の疾病を治療することを目的とする診療契約は締結することができ」ないということであり，ドナーから摘出された臓器ではあっても，すでにレシピエントに移植された腎臓について，レシピエントに対する治療とは別に，その機能を果たさせる債務は考えることができないとする。このような論理は，人格の独立，身体の非支配性という近代私法の基本的観念に立脚するものであり，その点では正当性を持ちうる。しかし，そのことは直ちに，臓器の移植自体が完了しさえすれば，それ以降医師に過失があっても，それはドナーに対しては問題となりえないという結論に結びつくものであろうか。地裁判決が述べるように，ドナーが自らの腎臓の摘出を承諾するのは，それがレシピエントの治療を目的とし，かつ医師の説明等を通じて，移植の過程全体が適切に実施されることを期待してのことであるからである[24]。

このことは，臓器摘出手術中に摘出に失敗した場合や，臓器の摘出後，移植手術開始までに臓器に問題を生じさせてしまった場合などに，レシピエン

---

(24) 寺沢教授は，レシピエントの治療契約とドナーのドナー契約がお互いを前提として成立している場合には，しかも，両契約の相手方が同じ医療機関である場合には，ドナー契約の最終目標である移植手術全般の終了まで契約責任を拡張して，医療機関は医療水準に適合した医療を行う義務を負うとされる（同・前掲注(23)24頁，同・前掲注(21)79頁）。

トの期待をどう評価するかということとも関連する。東京高裁判決のように，レシピエントとの契約の債務内容は移植手術を適切に遂行することであると限定した場合には，上記のような場合に，レシピエントは契約当事者として医師の責任を追及することはできないことになる[25]。

　生体臓器移植の契約は，医療側とドナー，医療側とレシピエントの二つの契約に分けることはできるが，ドナーとレシピエントは，それぞれ全く別個に医療側と契約するわけではない。ドナーとレシピエントは，まず自分たちの間で臓器の提供と受容について合意（先述の第1の契約）をし，その合意に基づいて，医療側と臓器摘出から移植までの一連の医療過程の実施について契約をする。たしかに摘出手術に関する契約はドナーの，また移植手術の契約はレシピエントの自己決定に基づいて行うものではあるが，医師がドナーから適切に臓器摘出を行うことや，医師がレシピエントに臓器を移植し，その機能の発揮に適切に努めることは，ドナーとレシピエントのそれぞれが医療機関との契約を締結する前提となっている，ドナーとレシピエントの間の臓器提供契約（第1の契約）から生じる共通の期待である。医師がドナーからの適切な摘出に努力することを約さなければ，ドナーが医療側と摘出の契約を結ぶことはなく，またレシピエントも移植手術の契約を締結することはないであろう。同様に，医師に適切な移植手術（適切な術後管理も含む）の実施に努力することを約さなければ，レシピエントは医療側と移植手術の実施に関する契約を締結しないであろうし，ドナーも摘出に合意しないであろう。生体臓器移植の契約関係はそのような特徴を有しているのであり，その点に着目すれば，ドナーとの契約の債務内容は，その身体から適切に臓器を摘出することに加え，レシピエントへの移植を誠実に果たすこと，レシピエントとの契約の債務内容は，ドナーからの臓器摘出を誠実に行い，レシピエントへの移植を適切に行うことと解したとしても，診療契約の自己決定性とか，他者の身体に対する支配といった批判は当たらないと思われる[26]。

---

(25)　山口・前掲注(23)178頁。なお本事件との関連ではなく，一般論としてであるが，四宮=能見・前掲注(7)160頁は，たとえば親子間で腎臓の臓器移植を合意していたところ，第三者の不法行為によって臓器提供予定者が臓器提供できないような状態で死亡した場合につき，移植予定者がその第三者に不法行為による損害賠償を請求できる余地があるとする。

3　インフォームド・コンセント

（1）　レシピエントのインフォームド・コンセント
A　意義と説明の内容

　レシピエントにとって，生体臓器移植は自らの疾病に対する治療方法の一つである。一般の医療行為と同様，患者たるレシピエントに対する臓器移植は，レシピエント自身による承諾なしに行うことはできない。

　この承諾は，医師から説明を受けた上の承諾，すなわち，インフォームド・コンセントでなければならない。医師の説明内容としては，一般の治療行為についてであれば，疾患の診断（病名と病状），実施予定の手術の内容，手術に付随する危険性，他に選択可能な治療方法があれば，その内容と利害得失，予後などが挙げられるが[27]，これに加えて臓器移植法ガイドラインは，「移植術を受ける者に対して移植術の内容，効果及び危険性について説明し書面で同意を得る際には，併せて提供者における臓器の提供に伴う危険性についても，説明しなければならない」（第13の5）とし，日本移植学会倫理指針等もこれに従っている[28]。

---

(26)　このような自己決定性という命題の本質および射程を議論する必要性があることを指摘するものとして，細矢・前掲注(23)83頁。また，寺沢教授は，臓器は単なる所有権の対象ではなく，レシピエントの治療という目的を達成するための配慮を要求するという人格的利益が及ぶと考えることが可能であり，拡張された契約責任で保護されるのは，その人格的利益であって「物」としての「支配権・所有権」でないとする（同・前掲注(21)79頁）。

(27)　最判平成13年11月27日民集55巻6号1154頁等。

(28)　日本移植学会倫理指針には，ドナーにおける危険性，レシピエントにおける移植医療による効果と危険性ついて説明することが定められている（［2］(2)②）。東京地判平成18年2月9日LEX/DB28110682は，母がドナーとなった未成年子への生体腎臓移植について，レシピエント（D）の親権者（父母）に，「約1時間30分ほどかけて，Dの現在の病状，予定している腎移植の手術方法，手術後の免疫抑制剤を中心とした管理方法（免疫抑制剤の副作用，薬の飲み忘れは拒絶反応に直結すること等），移植後に必要な検査，移植成績（5年生着率は約85％であること等），腎移植に伴うリスクについて説明した。その際，腎移植に伴うリスクについては，手術そのものに伴う出血（腎不全による貧血があるので輸血の必要性があること），創感染の問題，大人から子供への移植に伴う大量輸液による問題（心不全，肺水腫，痙攣等），拒絶反応の可能性（約50％は起こり得ること）とその対応（ステロイドパルス療法等によって約95％は治

この生体臓器移植に関する承諾は，医療機関と患者との間で結ばれる移植手術の実施に関する契約の承諾とは性質を異にする。前者は患者の自己の身体に対する医的侵襲についての承諾であるのに対し，後者は法律行為の成立のための意思表示である。しかし，高度で，それを実施できる医療機関も限定され，またドナーを必要とするという特殊性を有する生体臓器移植の場合には，医師から説明を受け，納得してから実施を依頼するというのが通常のプロセスであり，実際には，移植手術の実施に関する契約に関する承諾と，手術自体の承諾が，同時的に行われることもありえよう。

B　承諾能力と代諾

　先に述べたように，診療契約の承諾と個々の治療行為の承諾とは異なるものであるから，疾病治療の診療契約に始まる一連の医療過程の中で生体臓器移植が実施されることになったときはもちろん，臓器移植を実施するために転医し，新たに契約を締結することになった場合にも，契約の承諾とは別に，レシピエントの生体臓器移植に関する承諾を得なければならない。移植手術の実施を内容とする診療契約は法律行為であり，したがってその有効な成立のためには患者に行為能力が存在しなければならず，未成年者あるいは制限行為能力者であって，行為能力が欠けるレシピエントについては，親権者や成年後見人等，法定代理人が契約を締結することになる。しかし，その場合でも，レシピエントに承諾能力がある限りは，レシピエント自身の承諾が必要とされる。

　レシピエントの承諾能力については，一般の治療行為の場合と同じく，レシピエント本人において自己の状態，当該医療行為の意義・内容，及びそれに伴う危険性の程度につき認識し得る程度の判断能力と考えてよい[29]。他にも，重大かつ高度の治療行為はあるのであり，生体臓器移植だけを区別する

療が可能であること），細菌感染やウイルス感染，特に，サイトメガロウイルスなどいろいろなウイルスが感染症の原因となり，症状も様々で感冒症状程度からリンパ腫や肺炎等の重篤な状態にもなり得ること，それらの感染への対応（個室隔離，細菌感染に対する抗生剤，一部のウイルス感染に対しては抗ウイルス剤の投与）を説明した」ことを認定し，説明義務違反はなかったとしている。

(29)　札幌地判昭和53年9月29日判時914号85頁，名古屋地判昭和56年3月6日判時1013号81頁。

必要はないと考えられるからである。

　レシピエントが承諾能力を欠いている場合に，他者の代諾を許すかどうかについても，一般の治療と同様に考えてよいであろう。承諾能力を欠く未成年者については，裁判例では，親権者，法定代理人，両親など種々の表現がみられるが，基本的には，親権者（民 820 条），親権者が欠ける場合には未成年後見人（民 857 条本文）が代諾者とされる[30]。日本移植学会の倫理指針は，「レシピエントが未成年者の場合には，親権者，親権者がいない場合には代諾者からインフォームド・コンセントを得る。ただし，可能なかぎり未成年者のレシピエント本人にも分かりやすい説明を行い，本人の署名を同意書に残すことが望ましい」とし（［2］（2）③），また「代諾者」とは，未成年後見人，児童相談所の長をいうとする[31]。このような代諾者の理解は，裁判例や学説の一般的理解に従うものである。ただ，この文言は，承諾能力がある未成年者についても，それに加えて親権者等の承諾を必要とする趣旨と解され，移植現場の取扱として慎重な姿勢が窺える[32]。

　承諾能力を欠く成年者の代諾者については，法律上の明確な根拠がなく，議論が分かれている。裁判例では，家族あるいは近親者の承諾によるとされている。成年後見が開始している場合に，成年後見人に代諾権を認めるかどうかについては議論が分かれるが，生体臓器移植という重大な医療行為については否定的な見解が多いであろう[33]。

---

(30)　岩志和一郎「医療契約・医療行為の法的問題点」実践成年後見 16 号 14 頁（2006 年）。前掲注(28)東京地判平成 18 年 2 月 9 日は，「家族の同意があれば，患者本人から同意を得る必要は必ずしもない」とするが，このケースでは具体的には親権者のことである。
(31)　「日本移植学会倫理指針・改定の考え方と主要な変更点の解説」3 参照。
(32)　この文言からだけでは不分明なところがあるが，「日本移植学会倫理指針・改定の考え方と主要な変更点の解説」には，「本人に加えて以下の同意が必要…親権者＞代諾者（ここで「＞」は優先順位を示す）」と説明されている。
(33)　成年後見人に医療行為の代諾を認める見解においても，重大な侵襲を伴うような行為については及ばないとする見解が多い（議論の状況について，岩志和一郎「医療同意と成年後見」田山輝明編『成年後見──現状の課題と展望』53 頁以下（日本加除出版，2014 年））。

C　生体臓器移植選択のための説明義務

　生体臓器移植は高度かつドナーを必要とする特殊な治療行為といえるが，医療側は，患者の治療の過程の中で，患者が移植治療の適応にあると判断した場合に，患者側にそのことを説明し，患者に移植治療を受けるかどうか選択する機会を与えなければならないか。

　この点について，大阪地判平成22年9月29日判時2116号97頁は，重篤な肝硬変であり，内科的治療には限界があって早晩死を免れず，生体肝移植の適応があった患者およびその家族に対し，医師が生体肝移植に言及したこと自体一切なかったというケースにおいて，医師が説明を実施していれば，患者は生体肝移植が実施されて死亡の時点において生存していた相当程度の可能性があったとし，医療機関に債務不履行及び使用者責任に基づく賠償義務を，また医師個人にも不法行為に基づく賠償義務（慰謝料）を認めた。

　この判決ではまず，診療当時，生体肝移植が重篤な肝硬変を含む重篤な肝臓疾患に対する根本的な治療法として専門的研究者の間で有効性と安全性を是認されていたものと認められるとした上，被告となった医療機関は一般病院ではあるがその近くには生体肝移植を実施している医療機関がいくつもあり，「一般病院の内科医と生体肝移植の関係，被告病院による重篤な肝臓疾患の患者の治療の実施と内科的治療の限界，生体肝移植が生命を救うための根本的治療法として保険診療の対象になっていること，被告病院の内科医師の学会や大学医局の所属の状況や被告病院と大学病院との関係，生体肝移植の実施も想定した転医の実施例を併せ考慮すると，本件診療期間当時，被告病院において，生体肝移植に関する知見を有することを期待することが相当と認められるから，生体肝移植の存在を前提にして重篤な肝硬変について検査・診断・治療等に当たることが，診療契約に基づき被告病院に要求される医療水準であり，また，不法行為における被告病院の担当医師の過失の基準としての医療水準でもあると認められる」ことから，患者あるいはその家族に対し，患者の肝硬変が重篤であり内科的治療では早晩死を免れないこと，唯一の根本的な治療法として生体肝移植があること，生体肝移植には患者に肝臓を提供するドナーの存在が必要であり，ドナーにも合併症が起こる可能性があること，生体肝移植には保険適用があること，生体肝移植をするか否かは最終的に患者本人およびドナー並びに家族が決めることを説明し，生体

肝移植を実施するか否かを患者およびその家族に判断させるべきであったとしたのである。

生体部分肝移植は，先にも触れたように，年間400件から500件実施され，すでに保険適応も認められた治療法である。患者の治療に当たっている医療機関にとって，それが医療水準にあるのだとすれば，生体肝移植の適応にあることを説明し，患者に選択の可能性を示す義務があると考えられる。患者に選択の可能性を示すことと，患者が現実に選択し得る状態にあるかどうかとは切り離して考えるべきであり，説明義務違反を認めた裁判所の判断は相当であったといってよいであろう[34]。

（2） ドナーのインフォームド・コンセント
A 意義と説明の内容

生体臓器の提供を目的とする臓器摘出は，医師によって行われなければならないという点で医療行為であるが，侵襲を受ける本人の治療のために行われる一般の医療行為と異なって，ドナーにはとっては他者の治療のために行われる身体への侵襲であり，一方的負担しかもたらさない。それだけに，提供の意思については，一般の医療行為に対する承諾の場合よりも一層，その自由性と正確性が強調されなければならない[35]。

医的侵襲に対する承諾という点で，患者の承諾について形成されてきたインフォームド・コンセントの要請が，ドナーの身体に対する重大な侵襲である臓器摘出について働くことは言うまでもなく，さらに，健康な身体に対する侵襲という点で，一般の治療行為としての侵襲の場合よりも一層，慎重かつ十分な説明が求められる。説明の内容については，臓器移植法ガイドラインが，「提供者に対しては，摘出術の内容について文書により説明するほか，臓器の提供に伴う危険性及び移植術を受ける者の手術において推定される成

---

(34) 川崎富雄・本件判批・年報医事法学27号143頁以下（2012年）は，本来医師は健常人（すなわちドナー）にメスを入れることを正当化できないところ，本件判決が生体肝移植を行うことを司法が是認しただけでなく，医師の行為規範としてしまったことが問題であるとして，本件判決を批判する。

(35) 唄孝一「臓器移植の法的考察──臓器移植をめぐる個人と家族と社会と」法学セミナー152号6頁（1968年）。

功の可能性について説明を行い，書面で提供の同意を得なければならないこと」(第13の3)を求めており，日本移植学会倫理指針等もこれに従っている[36]。詳細は移植臓器の種類によって異なると思われるが[37]，摘出行為自体の危険性，摘出後に予想される身体機能低下の内容や程度など，ドナー自身に関する事項はもちろん，レシピエントの健康状態，当該移植の必要性や成功の見込み，一般的な成功率など，摘出から移植までの全過程に関わる事項に及ぶとみるべきである[38]。

この臓器摘出に関する承諾はドナーの身体に対する医的侵襲についての承諾であり，医師とドナーとの間で結ばれる摘出手術の実施に関する契約における，法律行為の要素としての承諾の意思表示とは性質を異にする。しかし，先にレシピエントのところで述べたように，生体臓器移植では，医師から説明を受け，納得してから摘出の契約をするというのが普通であり，実際には，これらの承諾が同時的に行われることもありうる。

B 任意性

a 生体からの臓器移植は，レシピエントの健康回復のために，ドナーがその身体や健康に関する利益を犠牲にする形で行われる。そのため，臓器移植法ガイドラインも，「やむを得ない場合に例外として実施されるものであること」(第13の1)としているが，すでに述べたように，わが国では死体からの臓器提供は，移植治療を待つ者の数に比べてはるかに少なく，そのため，その需要を賄う形で，生体からの臓器移植が行われてきている。しかし，

---

(36) 日本移植学会倫理指針は，「ドナーにおける危険性，およびレシピエントにおける移植治療による効果と危険性」を挙げている（[2]（1）⑥）。
(37) 例えば，肝移植研究会の「生体肝提供（ドナー）手術に関する指針」は生体肝ドナーに対して説明すべき事項として，①全身麻酔下の外科手術に共通する手術中あるいは手術後の危険性，即ち出血，感染，麻酔合併症，死亡1）など，②一般的な腹部手術後に起こりうる合併症，即ち消化管機能障害，腸閉塞，消化性潰瘍，腹壁瘢痕ヘルニアなど，③肝切除量が多い場合，残肝容量不足から術後肝不全になる可能性，④早期あるいは晩期の胆道系・血管系の合併症，⑤成分輸血や血液製剤の投与に付随する危険性，⑥一時的あるいは永続的な身体的または心理的な損失や有害事象，⑦晩期の未知の合併症を挙げている (http://jlts.umin.ac.jp/history/donor.html#informed)。
(38) 唄・前掲注(35) 6頁。

好評新刊

行政手続法制定資料集 (1)〜(16)
塩野 宏・小早川光郎 編著
◎制定資料を網羅的に考証・解説する

刑事訴訟法制定資料全集 ―昭和刑事訴訟法立案関係資料 (11)
井上正仁・渡辺咲子・田中 開 編著
◎昭和23年全面改正刑事訴訟法立案関係資料

民事訴訟法 [明治23年] (1)(2)(3)(4)(5)完結
松本博之・徳田和幸 編著
◎明治23年民訴法の複雑な制定経過を整理

東アジア民法学と災害・居住・民族補償 (前編)
吉田邦彦 著
◎現代の法学・教育問題に取り込む

二院制論 ―行政府監視機能と民主主義
学術選書
木下 健 著
―参議院の機能と必要性

実践国際法 (第2版)
法律学講座
小松一郎 著
◎国際法を「味方につけ」「使う」ために
―元内閣法制局長官

国際法の実践 小松一郎大使追悼
村瀬信也・柳井俊二 編
―広く執筆者が集い、小松大使を偲ぶ

新司法試験に照準を定めた実践的解説
ロジスティクス 知的財産法 Ⅰ 特許法
2800円
田村善之・時井 真 著
A5変・並製・288頁 ISBN978-4-7972-2709-3 C3332

「論証ブロック」を使って答案作成の要点を押さえる
ロジスティクス 知的財産法 Ⅱ 著作権法
3200円
田村善之・高瀬保富・平澤卓人 著
A5変・並製・344頁 ISBN978-4-7972-2710-9 C3332

法文化論の展開 ―法主体のダイナミクス 全6巻
千葉正士先生追悼
角田猛士/ヴェルナー・メンスキー/森 正美/石田慎一郎 編
◎『千葉理論』の継承と発展

刑法の理論と体系 第一巻
違法性と犯罪類型・共犯論 第二巻
責任の理論 第三巻
佐伯千仭 著 佐伯刑法著作選集
◎佐伯刑法学の理論を代表する論文を精選収録

少年刑事事件の基礎理論
学術選書
津田雅也 著 (東北大学大学院法学研究科助教)
―少年刑事事件の理論的基礎付けの試み

刑事法・医事法の新たな展開 (上)(下)
岩瀬 徹・中森喜彦・西田典之 編
町野 朔先生古稀記念

国際法学の諸相 ―到達点と展望
村瀬信也先生古稀記念
江藤淳一 編

労働法理論変革への模索
毛塚勝利先生古稀記念
山田省三・青野 覚・鎌田耕一・浜村 彰・石井保雄 編

信山社 113-0033 東京都文京区本郷6-2-9-102 東大正門前
TEL 03-3818-1019 FAX 03-3818-0344 order@shinzansha.co.jp

実務書

無理なく段階的に学ぶ 2STEP民法 1 総則

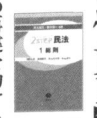

神野礼斉・堀田親臣・平田健治・村山淳介 著
鳥谷部茂・田村耕一 編著

A5判・並製・208頁　2400円

企業の再建を助ける実務家必携の一冊 民事再生法書式集（第4版）

園尾隆司・須藤英章 監修
第二東京弁護士会 倒産法研究会 編

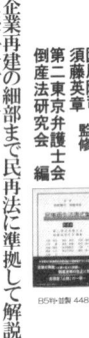

B5判・並製 600頁

企業再建の細部まで民再法に準拠して解説 民事再生QA500〈第3版〉プラス300

須藤英章 監修
企業再建弁護士グループ 編

B5判・並製 448頁　5000円

プラクティスシリーズ

プラクティス 国際法講義（第2版）
柳原正治・森川幸一・兼原敦子 編
◎基礎から発展までをサポートする好評テキスト
3800円

プラクティス 労働法
山川隆一 編
◎土台に学んだ新感覚スタンダード教科書
3800円

プラクティス 行政法
木村琢麿 著
◎単純明快な判例使の行政法教科書
3200円

プラクティス 民法 債権総論（第4版）
潮見佳男 著
◎最新の債権法理論を反映させた改訂第4版
6000円

岩村正彦・菊池馨実・西谷敏 編集

社会保障法研究 第4号／国際法研究 第3号

徐婉寧 著
◎労災補償・損害賠償の制度比較

学術選書 ストレス性疾患と労災救済

8000円

講座 憲法の規範力

古野豊秋・三宅雄彦 編集代表

❶ 規範力の観念と条件
戸波江二・畑尻剛 編集代表
◎憲法裁判の果たす役割とは何か
8000円

❷ 憲法の規範力と憲法裁判
小山剛 編集代表
（近刊）

❸ 憲法の規範力と市民法
鈴木秀美 編集代表
7000円

❹ 憲法の規範力とメディア法
嶋崎健太郎 編集代表
5000円

❺ 憲法の規範力と行政

判例プラクティスシリーズ

憲法判例研究会 編
◎補遺して14判例を追加した365件

判例プラクティス 憲法（増補版）
松本哲治・尾形健・小島慎司・曽我部真裕・中林暁生・山本龍彦 著
3900円

判例プラクティス 民法I 総則・物権
淺野博宣・尾形 編
3600円

判例プラクティス 民法II 債権
2800円

判例プラクティス 民法III 親族・相続
松本恒雄・潮見佳男 編
3300円

判例プラクティス 刑法I 総論
成瀬幸典・安田拓人・島田聡一郎 編
◎効率よく体系的に学べる民法判例解説 全444件解説
4000円

判例プラクティス 刑法II 各論
成瀬幸典・安田拓人・島田聡一郎 編
◎刑法〈総論〉判例集の決定版 全543件
4400円

信山社ホームページ参照下さい。

好評新刊

迫りつつある債権法改正——その総合的検討
民法債権法改正緊急提言
国家賠償法の制定経緯の解説と資料
加藤雅信 著
A5変・上製 724頁

国家賠償法〔昭和22年〕創刊第1号
宇賀克也 編著
井上達夫 責任編集
井上達夫・長谷部恭男・河上正二・松原芳博・玉田大・宇野重規・網谷壮介・稲谷龍彦・森村進・瀧川裕英・森田果・松元雅和・早川誠
昭和版 232頁

法と哲学
法と哲学の共振

刑事法の歴史と思想、陪審制
佐伯刑法学を代表する論文を精選収録
佐伯千仭著作選集 第4巻
佐伯千仭 著

行政法研究 第10号
宇賀克也 責任編集
◎行政法理論の基層を探究する
甲斐克則 編集
責任編集：染野憲治・金子正史・片岡直樹・奥田進一・櫻井敬子・桑原勇進(執筆者)

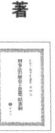

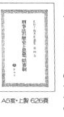

環境法研究 第2号
大塚 直 責任編集
◎中国の環境問題を検証し対策を考える

好評発売中

コンパクト学習条約集〔第2版〕
芹田健太郎 代表編集
本体1,000円(税別)四六判・並製584頁
薄くて持ちやすく携帯用条約集の決定版

医事法六法
甲斐克則 編集
本体2,200円(税別)四六判・並製560頁
学習・実務に必携の最新薄型医療関連法令集

保育六法〔第3版〕
田村和之 編集
本体2,600円(税別)四六判・並製800頁
保育法令等を凝縮した子育て六法第3版

スポーツ六法2014
小笠原正・塩野 紫・松尾浩也 編集代表
本体2,500円(税別)四六判・並製648頁
学習・行政に必携のスポーツ法令百科

ジェンダー六法〔新刊〕
辻村みよ子・浅倉むつ子・二宮周平・戒能民江 編集代表
本体3,200円(税別)四六判・並製800頁
学習・実務に必携のジェンダー法令集

法曹親和会民法改正プロジェクトチーム 編
◎120年ぶりの大改正が2時間で分かる

民法(債権関係)改正法案のポイント解説——新旧条文対照表付

プロセス講義民法Ⅲ 担保物権
後藤巻則・滝沢昌彦・片山直也 編
◎叙述を3段階化させた民法教科書

性暴力被害の実態と刑事裁判
日本弁護士連合会両性の平等に関する委員会 編

民事訴訟法の立法史と解釈学
松本博之 著
◎民訴法の継受・改正史と解釈論争史

強者論と弱者論——中小企業学の試み
寺岡 寛 著
◎中小企業の強者性・弱者性の総合分析

信山社 〒113-0033 東京都文京区本郷6-2-9-102

信山社

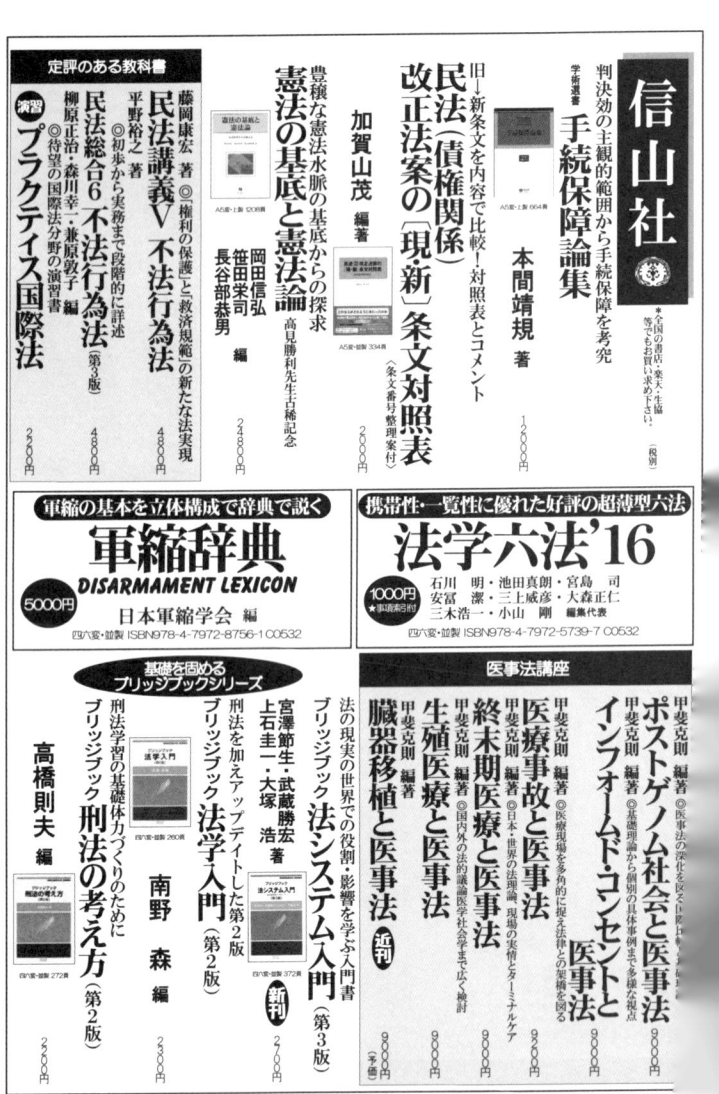

学術選書
判決効の主観的範囲から手続保障を考究

手続保障論集

本間靖規 著

A5判・上製 664頁

12,000円

旧→新条文を内容で比較！対照表とコメント

民法（債権関係）改正法案の［新・旧］条文対照表
〈条文番号整理案付〉

加賀山茂 編著

A5判・上製 334頁

2,480円

豊穣な憲法水脈の基底からの探求

憲法の基底と憲法論
高見勝利先生古稀記念

岡田信弘・笹田栄司・長谷部恭男 編

A5判・上製 1208頁

定評のある教科書

藤岡康宏 著 ◎権利の保護と救済規範の新たな法実現

民法講義V 不法行為法

4,800円

平野裕之 著 ◎初歩から実務まで段階的に詳述

不法行為法（第3版）

4,800円

柳原正治・森川幸一・兼原敦子 編 ◎待望の国際法分野の演習書

プラクティス国際法

2,500円

民法総合6

軍縮の基本を立体構成で辞典で説く

軍縮辞典
DISARMAMENT LEXICON

5000円

日本軍縮学会 編

四六変・加製 ISBN978-4-7972-8756-1 C0532

携帯性・一覧性に優れた好評の超薄型六法

法学六法'16

石川 明・池田真朗・宮島 司・安冨 潔・三上威彦・大森正仁・三木浩一・小山 剛 編集代表

1000円

四六変・加製 ISBN978-4-7972-5739-7 C0532

基礎を固める ブリッジブックシリーズ

法の現実の世界での役割・影響を学ぶ入門書

ブリッジブック **法システム入門（第3版）**

宮澤節生・武蔵勝宏・上石圭一・大塚 浩 著

刑法を加えアップデイトした第2版

ブリッジブック **法学入門（第2版）**

南野 森 編

刑法学習の基礎体力づくりのために

ブリッジブック **刑法の考え方（第2版）**

高橋則夫 編

医事法講座

甲斐克則 編著 ◎医療現場を多角的に捉え法律との関連を探る

臓器移植と医事法

甲斐克則 編著

生殖医療と医事法

甲斐克則 編著 ◎日本・世界の法環境、現場の実情とターミナルケア

終末期医療と医事法

甲斐克則 編著 ◎国内外の法制議論検討・医学社会学手がたく検討

医療事故と医事法

甲斐克則 編著 ◎基礎理論から個別の具体事例まで多様な論点

インフォームド・コンセントと医事法

甲斐克則 編著 ◎医事法の深化を図る出版上からの学術的新機軸

ポストゲノム社会と医事法

生体臓器移植を希望しても，臓器を提供してくれるドナーがなければ実施することはできないため，場合により，他者に対して圧力をかけて臓器提供を受けようとする事態が発生する可能性がある。そのため，臓器移植法ガイドラインは，「生体からの臓器移植の取扱に関する事項」の中で，「臓器の提供の申し出については，任意になされ他からの強制でないことを，家族及び移植医療に関与する者以外の者であって，提供者の自由意思を適切に確認できる者により確認しなければならない」とし（第13の2），日本移植学会倫理指針等のガイドラインもそれに沿う取扱いをして[39]，ドナーの任意性の確保を図っている。

　b　このような任意性の確保と関連して，移植の現場では，ドナーの範囲を一定の親族の範囲に限定してきている。生体臓器提供は，人体組織の適合率の高さという医学的理由に加えて，きわめて利他的な性格を持つことから，親子間や夫婦間など，緊密な人間関係にある近親者の間以外では，自発的意思によって行われる可能性は低いと想定される[40]。臓器移植法ガイドラインが，生体臓器移植について，「親族以外の第三者から臓器が提供される場合は，当該施設内の倫理委員会等の委員会において，有償性の回避及び任意性の確保に配慮し，症例ごとに個別に承認を受けるものとすること」（第13の7）としているのも，そのような想定に基づくからである。

　日本移植学会倫理指針は，ドナーの範囲を，「6親等内の血族，配偶者と3親等内の姻族」，すなわち民法が定める親族の範囲に限定する（[2]（1）①）[41]。上記の通り，臓器移植法ガイドラインは，第三者からの提供の場合には任意性に配慮すべきことを求めるものの，ドナーの範囲の制限を求めているわけはない。その意味で，この日本移植学会倫理指針の制限は，移植現場の自主規制といえるが，各実施医療機関では，この範囲よりもさらに狭い親族範囲に限定しているところも少なくない[42]。しかし，これらの近親者間

---

(39)　日本移植学会倫理指針では，家族以外の第三者が確認するとされ，その「第三者」とは，ドナーの権利保護の立場にある者で，かつ倫理委員会が指名する精神科医等の複数の者をいう（[2]（1）④）。
(40)　丸山英二「生体臓器移植におけるドナーの要件——親等制限」城下編・前掲注(21) 93頁。
(41)　主治医は診療録に，親族関係に関する公的証明書の写しを添付するものとされる（指針[2]（1）⑤）。

においても，あるいは近親者だからこそ，心理拘束や周囲からの圧力がかかりやすく，任意性の確認は慎重になされるべきともいえるし，さらには家族関係が多様化し，離婚など変動の可能性もある中で，このような限定を置くことの意義も問われなくてはならない。またこのような限定があるがゆえに，臓器移植を目的として偽装婚姻や偽装養子縁組が出現する可能性についても，考慮しなければならないであろう[43]。親族関係の存否は，任意性判断の一助となるものかもしれないが，あくまで形式的な枠にすぎない。「自発性・任意性を確保するために，親等制限のような定型的・固定的な制約に代えて，実質的な人間関係の存在をドナー・レシピエント間に求める」ことが望ましいとする見解が存在するが[44]，極めて正当な主張であると考える。

　c　任意性との関連で，いま一つ問題となるのは，臓器提供の無償性である。この点については，臓器移植法が，死体臓器，生体臓器を問わず，「何人も，移植術に使用されるための臓器を提供すること若しくは提供したことの対価として財産上の利益の供与を受け，又はその要求若しくは約束をしてはならない」（法11条1項）と定め，それに基づいて，日本移植学会倫理指針は，「提供は本人の自発的な意思によって行われるべきものであり，報酬を目的とするものであってはならない。ドナーとレシピエントとの間に金銭授受などの利益供与が疑われる場合は，提供に至るプロセスを即座に中止する」と規定する（［2］（1）③）。臓器売買の禁止については，人道性，公平性等，さまざまな理由が挙げられるが，その根拠をめぐっては議論がある[45]。

---

(42)　例えば，京都大学医学部付属病院の「肝臓移植のためのガイドブック」（http://www.kuhp.kyoto-u.ac.jp/~transplant/Guide.pdf）では，3親等内の家族あるいは配偶者とされている。その他の医療機関の状況については，丸山・前掲注(40)86頁。

(43)　臓器売買を糊塗し，もっぱら臓器提供を容易にするために婚姻あるいは養子縁組を行った場合には，それらの身分行為は無効となると考えられる。しかし，臓器提供が主たる目的ではあっても，当事者間に夫婦あるいは親子としての生活を形成していこうという意思が存在する場合には，直ちに無効とは結論づけられないであろう。

(44)　丸山・前掲注(40)96頁。丸山教授は，侵襲性の大きい臓器摘出に任意性をもって同意できるのは，実質的な共同生活に裏づけられた感情的・精神的共同関係がある場合に限られるのではないかとされる。

(45)　臓器売買禁止の理由について，甲斐教授は「人体の尊重」の礎としての「人間の尊厳」があるとされる（甲斐克則「生体移植をめぐる刑事法上の諸問題」城下編・前掲注(21)104頁）。これに対し，そのような禁止の正当性について，批判的に検討するもの

しかし，対価を受けての提供は，経済的利益に誘引されたものであり，ドナーの自発的な意思に基づくとはいえない。任意性の確保を重視する限りは，臓器売買は認められるべきではないであろう。ただ，「交通，通信，移植術に使用されるための臓器の摘出，保存若しくは移送又は移植術等に要する費用であって，移植術に使用されるための臓器を提供すること若しくはその提供を受けること又はそれらのあっせんをすることに関して通常必要であると認められるものは」対価には含まれない（法11条6項）。入院期間中の損失補償などで，微妙な部分が出てくることもありえようが，その場合には，臓器移植法11条6項の趣旨を踏まえて判断される必要がある。

C 承諾能力と代諾

すでにレシピエントに関して述べたように，一般の治療行為に対する承諾は，たとえ未成年者や精神上の障害がある者であっても，自己の身体に対して加えられる侵襲の意味を理解し，判断できる能力（承諾能力）がある限り，患者本人によって与えられる必要があるとされている。しかし，このような治療行為一般の承諾原則は，治療行為とはいえない臓器摘出行為については，必ずしもそのまま当てはまるものではない。たしかに，身体に対する自己決定の尊重という観点からは，臓器摘出行為もその意味を理解し，判断できるだけの精神的能力があれば，ドナー自身の承諾によって正当化されうる。しかし，現実には判断能力の存否は，摘出の対象となる臓器の種類，摘出に伴う現在および将来の危険などに応じ，場合ごとに個別に判断されなければならず，また在ると認められる場合でも，未成年者や精神上の障害がある者は父母や家族などと密着した生活を送っていることが多いため，場合によって，父母や家族の意向に影響されて承諾を行う危険性がある[46]。

そのため，日本移植学会倫理指針では，「未成年者ならびに自己決定能力に疑いのある場合には，ドナーとしてはならない」として，慎重かつ画一的な対応がとられている（［2］（2）⑦）。このうち，未成年者については，例外として，18歳から19歳の者について，親族間においてのみ，ドナーとし

として，粟屋剛「生体間移植・臓器売買」甲斐克則編『レクチャー生命倫理と法』114頁（法律文化社，2010年）。
(46) 丸山・前掲注(20)263頁。

て臓器提供が認められる[47]。しかし，その場合には，①ドナーが成人に匹敵する判断能力を有していることが精神科医等によって認められていること，②ドナーが十分な説明を受けた上で書面により同意していること，③当該医療機関の倫理委員会が個別の事例としてドナーとなることを承認していること，④ドナーの同意とともに親権者，または未成年者後見人からも書面による承諾が得られていること，⑤事前に日本移植学会倫理委員会に意見を求めること（緊急の場合にはこの限りではないが，移植手術後，概要を日本移植学会倫理委員会に報告すること）という，厳格な要件が付されている[48]。とくに，①②の要件に示されるように，18歳から19歳の者についても十分承諾能力が要求され，そのインフォームド・コンセントを得ることに加えて，④で親権者または未成年後見人の承諾も要求されている。治療行為の場合には，承諾能力があれば患者本人の承諾で足りるべきところ，すでにレシピエントのところで述べたとおり，極めて慎重を期した取扱ということができるであろう[49]。

18歳から19歳の未成年者あるいは成年者であっても，自己決定能力に疑いのある者は，ドナーとなることはできない（日本移植学会倫理指針［2］（2）⑦）。承諾能力を欠く者について，代諾による臓器提供は一切認めない取扱いである[50]。臓器摘出行為は治療行為とは異なり，ドナー本人に身体侵

---

(47) 日本移植学会倫理指針は，2007年の改正では，16歳以上20歳未満の者に臓器提供の可能性を認めていた。18歳から19歳とされたのは2014年の改正によってである。これは，旧版の下においても，実際には16-17歳のドナーは例外的な場合に限定される状況を踏まえたものである（「改定の考え方と主要な変更点の解説」3）。

(48) 旧版の日本移植学会指針では，未成年者の生体ドナーについては，個別審査を要するものの当該施設の判断のみで実施することが可能であったが，新版は，日本移植学会倫理委員会の事前の審議，緊急性からこれが困難な場合においては事後報告義務を課すことにより，日本移植学会が一定の介入をするとの方針を明確にした（「改定の考え方と主要な変更点の解説」3）。

(49) 本人に健康上の問題があり移植が治療の有力な選択肢となるレシピエントとなる場合については，親権者＞代諾者（未成年後見人＞児童相談所の長）の順で代諾が認められているのに対し，本人の健康上差し迫った問題がないドナーの場合については，親権者，未成年後見人のみが意思決定者となるとして区別されている（「改定の考え方と主要な変更点の解説」3）。

(50) この点についてしばしば議論されてきたのは，組織的に適合する移植用臓器が兄弟

襲の危険のみを負わせ，直接的な利益をもたらさない。このような行為に対する承諾に他者の代行を認めることは，未成年者や精神上の障害者の保護という親権制度や後見制度の趣旨と矛盾するというべきであり[51]，基本的に日本移植学会倫理指針の考え方には賛成できる。ただ，骨髄など，摘出に伴う危険が小さく，かつ再生可能な組織の移植については，議論の余地は残るであろう[52]。

IV おわりに

わが国の臓器移植は，2009年の臓器移植法改正により，遺族の承諾による脳死下で臓器提供が可能となったことで新たな一面が開けた。しかし，生体臓器移植については，ドナーの身体の完全性を損なう形で臓器提供が行われるという重大な内容を持つものでありながら，法律による行為規制はなく，依然として臓器移植法のガイドラインと，医学界の自主規制（指針）のみを基準として，実施されてきている。

もちろん，特殊とはいえ臓器移植も患者に対する治療行為の一つであることからすれば，その法律関係を，一般の治療行為の場合と同様，医療機関と

姉妹間でしか得られず，しかもその適合者が年少で承諾能力を欠いているような場合に，親権者の承諾によって兄弟姉妹間で移植することが許容されないか，という問題である。この場合，兄弟姉妹は相互に利益相反する関係に立ち，親権者はその中に身を置くことはできないとすると，承諾できる者がなく，患者を救済できない。それゆえ，摘出はドナーに肉体的な利益は与えないが，（兄弟姉妹を救うという）精神的な利益を与えるものであるから利益相反を構成しないとする考え方や，判断能力があれば承諾していたであろうという，いわゆる推定的承諾の考え方などにより，摘出正当化の理論が考えられてきた。しかし，これらの考え方を使って親権者の承諾による摘出を認めると，現に生命や健康に対する切実な危険にさらされている患者の救済のため，ドナーの利益が劣後されるのが常態となるおそれが出てくるであろう（丸山・前掲注(20)264頁）。

(51) 唄・前掲注(35) 7頁，丸山・前掲注(20)264頁。
(52) 未成年者からの生体臓器提供を認めないドイツでは，骨髄提供については，その場合，法定代理人が十分な説明を受けて承諾すること，未成年者本人に理解能力がある場合には，本人も承諾すること等，厳格な要件の下で，例外的に認める。これに対し，承諾能力を欠く成年者については，認めない。ドイツの臓器移植法については，齋藤純子「ドイツの臓器・組織移植法」外国の立法235号96頁以下（とくに100頁）（2008年）。

患者の間の契約に基づいて実施され，過誤による悪結果が発生したときや，インフォームド・コンセントに問題があったときには，債務不履行や不法行為として賠償責任が生ずるという，私法上の関係として捉えることに問題があるわけではない。ただ，ドナーを要するという特殊性は，例えば，ドナーの提供年齢，承諾能力，代諾などについて，一般的治療行為の場合とは異なる要件設定の必要を認識させる。しかし，その要件設定は，ほとんどが医学界に委ねられ，事項によっては個々の実施医療機関毎ごとにそれが異なるという状況も生じさせている（例えば，実施が認められる親族の範囲など）。改正を通じて臓器移植法ガイドラインも学会の指針も明確性を増してきてはいるが，今後とも生体臓器移植の需要に変化が予想されない状況においては，医学界のセーフガードとしてだけではなく，医療機関とドナーならびにレシピエントの適切な関係の創設のために，立法による統一的な実施基準の策定が必要であるように思われる。

6 アメリカにおける臓器移植

丸山英二

医事法講座 第6巻 臓器移植と医事法

Ⅰ　はじめに
Ⅱ　統一死体提供法（1968）
Ⅲ　統一死判定法
Ⅳ　統一死体提供法（1987）
Ⅴ　死，死体，臓器移植
Ⅵ　死体提供の促進
Ⅶ　結びに代えて

I　はじめに

　本章では，移植用臓器を死体から摘出する際の法律問題に関するアメリカ法の対応について，主として承諾要件と死の判定の問題に絞って，その概要と課題を解説する。アメリカ合衆国は連邦国家であり，医療問題に適用される法は基本的に州によって形成される。したがって，死体からの臓器摘出の問題に適用されるのも基本的に州法ということになる。はじめにこのことを確認しておきたい。

II　統一死体提供法（1968）

1　統一死体提供法（1968）の策定[1]

　アメリカでは，死体から移植用臓器を摘出する際に，あるいは，広く，医学的目的のために死体を利用する際に，充足されるべき要件を規定する死体提供法が，1950年代から1960年代にかけて各州で制定され，1968年までに43州がこのような法律を有していた。移植の対象とされたのは，当初は角膜で，のちに腎臓などの臓器に拡大されていった。このように制定された各州の法律は，死体（やその一部）を提供する権限を持つ者として生前の本人やその近親者を，許容される目的として移植，治療，研究，教育などを掲げていた。しかし，これらの州の法律は，その対象範囲と内容において相違なり，また不適切な規定も少なくなかった。

　アメリカでは，州の法律が適用される領域において，法律の内容の統一を得るため，モデル法案を作成し，各州の議会に対して，それと同じ内容の法律を制定するよう求める事業が19世紀末から進められてきた。そのモデル法を統一州法と呼び，統一州法委員全国会議（National Conference of Commissioners on Uniform State Laws, NCCUSL. 統一法委員会（Uniform Law Commission, ULC）とも呼ばれる）がそれを作成する[2]。

（1）　丸山英二「臓器移植をめぐる法律問題（5）」神戸法学雑誌29巻4号513頁（1980年）。

NCCUSL は，1965 年，移植用臓器の死体からの摘出をはじめとする死体の医学的利用に関して検討する特別委員会を設置し，同委員会は，1966 年，この問題に関する既存の州法は，医師にとっても，ドナーにとっても，遺族となる近親者にとっても不適切であり，その是正のために統一法が策定されることが必要であると報告した。この報告を受けて 1968 年に策定されたのが統一死体提供法（Uniform Anatomical Gift Act, UAGA）である[3]。

UAGA は，NCCUSL で承認後 18 ヶ月の間に 41 州で法制化され，1974 年までに全米 50 州およびコロンビア地区でこの統一法に倣った法律が制定された。本法がこのような成功を収めることができた背景には，本法が，基本的に，死体の医学的利用を本人または近親者の意思＝提供に基づかせるというそれまでの各州の死体提供法の原則を変更せず，また，脳死による死の判定，臓器売買，レシピエントの選択といったむつかしい問題を取り扱わなかったことがあったと指摘されている。

2 統一死体提供法（1968）の概要[4]

（a）対　象

本法は移植用臓器の死体からの摘出をその主たる対象として策定されたものであるが，本法の対象はそれにとどまらず，移植以外の治療，医学の研究・教育なども含め，医学的利用を目的とする死体の提供が広く本法の対象とされた。

（b）提供意思

本法において，死体の医学的利用には，本人または近親者の提供意思が必要とされた。いわゆるオプト・イン（opt in）の原則が採用されたのである。

（ⅰ）生前の本人による提供

本法は，「精神が正常で 18 歳以上の個人はすべて第 3 条で定められたいずれかの目的のために，その死体の全部または任意の部分を提供することがで

（2）　丸山英二『入門アメリカ法（第 3 版）』65 頁（弘文堂，2013 年）。
（3）　丸山英二「統一死体提供法」神戸法学雑誌 24 巻 4 号 427 頁（1975 年），丸山英二「臓器移植と法」加藤一郎・森島昭夫編『医療と人権』257 頁，305 頁（有斐閣，1984 年）。
（4）　丸山・前掲注（1）515 頁。

きる」と規定した（2条(a)項）。今日では，アメリカの大部分の州で成年が18歳とされているが，本法が策定された1968年において，ほとんどの州で成年は21歳とされていた[5]。そのため，本法に倣う法律を制定した際に，約10州において，18歳に代えて19～21歳の年齢が定められた。提供は，遺言書またはカードなどその他の書面で行うこととされ，遺言書以外の書面によるときには，本人と証人2名が互いの面前で署名することが求められた（4条(a)(b)項）。なお，第3条に掲げられた目的は，医歯学の教育・研究，医歯学の振興，治療，移植であった。

(ⅱ) **近親者による提供**

近親者は，本人が提供を拒否しておらず，先順位の者が間に合わない場合には，①配偶者，②成年の子，③親，④成年の兄弟姉妹，⑤死亡時における本人の身上後見人，⑥死体を処分する権限または義務のあるその他の者，の順で，本人の死後または死の直前に提供することができるとされた。近親者の同順位または先順位の者が提供に反対していることを知っている場合には，提供できず，被提供者（提供の相手方）は，本人の拒否，先順位者・同順位者の反対がある場合には，当該死体提供は受領できないと規定された（2条(b)～(c)項）。近親者による提供は，書面によるか，電報または電話などによる意思表明で記録されたものによって行うものと定められた（4条(e)項）。

(c) **被提供者**

本法では，死体提供を受ける被提供者となり得る者として，病院，医師，大学，臓器バンク，特定の個人（患者）などを掲げた（3条）。提供をなす際に被提供者は，指定しても指定しなくても良いが，カードによる提供ではほとんどの場合指定されない。被提供者の指定がない場合，および指定はあったが被提供者が対応できず本人の反対意思がない場合には，本人の死亡時の主治医が被提供者として死体提供を受けることができると規定された（4条(c)項）。

---

(5) その後，ほどなく，1970年に連邦議会が選挙権者を18歳以上の者に拡大する法律を制定し，1971年に，州に関しても，18歳以上の者に選挙権を与えることを求める合衆国憲法第26修正が成立したことにより，ほとんどの州で，成年も18歳に引き下げられた。もっとも，現在でも，若干の州において，21歳（ミシシッピー州）や19歳（アラバマ州，デラウェア州，ネブラスカ州など）が成年とされている。

提供を受けた被提供者は，提供を受領することも拒絶することもでき，受領した場合，被提供者は，死体ないし死体臓器に対する所有権を取得することとされた。被提供者は，さらにそれを，他の医師，病院，臓器バンク，特定の患者に譲渡でき，用いられなかった部分については，遺族たる配偶者，近親者，その他の死体を処分する権限を有する者に帰属するものとされた（7条(a)項および注釈）。

(d) 死の判定

本法は，死の定義ないし判定基準について規定しなかったが，死の判定にあたる医師が臓器の摘出・移植に参加してはならないことについては明文で規定した（7条(b)項）。

III 統一死判定法[6]

1 脳死による死の判定を認める州法の漸増

1968年のUAGAは脳死による死の判定の問題に触れなかったが，同年，ハーバード・メディカル・スクールの特別委員会が死の新たなクライテリアとしての脳死の定義を発表して[7]以降，1970年のカンザス州の法律を嚆矢として，脳機能の喪失による死の判定を認める法律が州議会によって制定されるようになり，1977年には18州が，1980年夏には25州が，そのような法律を持つに至った。

2 統一死判定法

(a) 統一脳死法と統一死判定法

州における，脳死による死の判定の法制化の進行と並行して，NCCUSLでは，1978年夏に統一脳死法（Uniform Brain Death Act, UBDA）が策定された。UBDAは，「法的および医的目的において，脳幹を含む脳のすべての

---

(6) 本節の内容に関しては，唄孝一『脳死を学ぶ』（日本評論社，1989年）が詳しい。ただし，法文については，唄博士の邦訳に従っていないところが少なくない。

(7) A Definition of Irreversible Coma: Report of the Ad Hoc Committee of the Harvard Medical School to Examine the Definition of Brain Death, 205 (6) JAMA 337 (1968).

機能の不可逆的停止を被った者は死亡している。本条に基づく判定は、合理的な医学的基準に従ってなされなければならない」と規定した。伝統的な呼吸循環機能に着目する判定については明文規定が置かれなかった。

その2年後の1980年7月終わりから8月はじめにかけて開催された年次総会において、NCCUSLは統一死判定法（Uniform Determination of Death Act, UDDA）を承認した。同年10月にはアメリカ医師会が、1981年2月にはアメリカ法曹協会が、これを承認した。その第1条は、死の判定について以下ように規定した。

（1）循環呼吸機能の不可逆的停止、または、（2）脳幹を含む全脳のすべての機能の不可逆的停止を被った者は死亡している。死の判定は、承認された医学的基準に従ってなされなければならない[8]。

NCCUSLのウェブサイトに掲載された本法の解説は、本法に至る経緯、その必要性、根拠などを簡潔にまとめている。少し長くなるが、以下において、その主要部分を要約する。

　脳が人体の中枢としてもっとも重要な臓器であることは明らかである。その不可逆の機能停止は死として受け入れられるべきである。もっとも、呼吸と循環の停止は確認が容易なため、最近まで、死の判定に用いることができる唯一の方法であった。脳機能の喪失を直接確認することは、新しい技術によってはじめて可能になった。また、呼吸・循環機能は、いまや、脳機能を維持できなくなった後も、通常外の生命維持手段によって維持可能である。これらのために、伝統的な基準より幅広の基準が不可欠となった。

　[1978年に策定された] UBDAは、脳幹を含む脳の全機能の不可逆的停止が死であると規定した。ULC［=NCCUSL］は、伝統的クライテリアが、UBDAの定めた脳死基準とともにそのまま併存するものと考えていたので、UBDAの中に伝統的クライテリアを含めなかった。しかし、このことは、州を混乱させることになった。

（8）唄博士による本法全体の訳は、唄・前掲書注（6）325頁、449頁にある。

ULC は，1980 年，UBDA を UDDA に置き換えることによってこの事態を是正した。UDDA は，UBDA の文言をそのまま残した上[9]で，死の判定のもう一つの基準として，循環呼吸機能の不可逆的停止を追加した。UDDA を，死の定義法（Definition of Death Act）としなかったのは，意図的なことである。なぜなら，UDDA は死の唯一の定義を定めるものではなく，生物学的な死の医学的判定のみに関わり，既存の定義を補うものに過ぎないからである。

UDDA は診断方法については定めていない。それをすると技術の進歩についていけず，また，クライテリアについて規定することは，技術の進歩を妨げることになるからである[10]。

（b） 大統領委員会の支持と採択州の増加

1978 年に連邦議会が制定した法律（Public Law 95-622）に基づいて設置された「医療および生物医学的・行動学的研究における倫理的問題検討のための大統領委員会（President's Commission for the Study of Ethical Problems in Medicine and Biomedical and Behavioral Research）」は，その事務局長を務めた Alexander Morgan Capron 教授を通して，1980 年 5 月，アメリカ法曹協会，アメリカ医師会，NCCUSL と連携を図ったうえ，1981 年 7 月に出された報告書『死の定義——死の判定における医学的，法的，倫理的問題』[11]において，合衆国におけるすべての法域において UDDA を採択することを勧告した[12]。

UDDA は広い支持を集め，1986 年までに 19 州で，現在までに 31 州で，それに倣った州法が制定された[13]。それ以外の州においても，文言は多様で

---

(9) そのように説明されているが，文言には修正が加えられている。
(10) http://www.uniformlaws.org/ActSummary.aspx?title=Determination%20of%20Death%20Act（2015 年 3 月 4 日確認）．
(11) President's Commission for the Study of Ethical Problems in Medicine and Biomedical and Behavioral Research, Defining Death: Medical, Legal and Ethical Issues in the Determination of Death (1981) [hereinafter *Defining Death*].
(12) この経緯に関しては，Defining Death, *id.* at 73，唄・前掲書注（6）325～328 頁，448～450 頁に詳しい。
(13) 1986 年については，唄・前掲書注（6）549 頁に収載された拙稿「脳死を採択するアメリカの州制定法」，現時点については，Uniform Laws Annotated on Westlaw による

あるが，すべてで，脳死による死の判定を認める法律や規則[14]が制定された。

IV 統一死体提供法 (1987)

1 全米臓器移植法

1970年代末以降，免疫抑制剤にシクロスポリン（サイクロスポリンA）が導入されたことで，心臓移植や肝臓移植の成績が向上し，移植用臓器に対する需要も急増した。移植を求める患者やその家族は，臓器の確保や費用の補填を求めるキャンペーンを展開し，この動きを背景として，連邦議会は1984年10月，全米臓器移植法（National Organ Transplant Act）[15]を制定した。この法律は，臓器の調達と移植に関する包括的検討を行う臓器移植特別委員会（Task Force on Organ Transplantation）の設置，臓器調達活動の支援を定めるとともに，臓器の売買を禁止し，違反に対して5万ドル以下の罰金もしくは5年以下の自由刑またはそれらの併科の罰則を定めた。

特別委員会は，1986年5月，最終報告書を厚生長官や連邦議会に提出した。その内容は，臓器・組織の提供，臓器調達機関/組織（organ procurement agency/organization, OPA/OPO）[16]，臓器のシェアリング，移植に対する患者のアクセスと費用，移植技術の普及，研究，と多岐にわたっていたが，その中に，病院に対し，ドナーとなる可能性のある患者について，提供の有無について聞き取りをすること，および（本人による提供がない場合に）近親

(2015年3月14日確認）。基本的に，UDDAがそのまま州の法律となっているものに限り，変更が加えられて法制化されたものは算入しなかった。

(14) 規則中の規定の例として，N.Y. Comp. Codes R. & Regs. tit. 10, § 400.16 (a) (b)をあげることができる。この規則では，UDDA第1条の文言がそのまま採用されている（2015年3月15日確認）。

(15) Pub. L. No.98–507, 98 Stat 2339 （October 19, 1984）.

(16) 現在の厚生省規則では，臓器調達組織は，「臓器の調達，保存，搬送を実行または調整するとともに，利用可能な臓器についてレシピエント候補者をつきとめるシステムを維持する組織」と定義されている。42 C.F.R. § 486.302 （2014）. なお，OPOに関しては，伊藤暁子「アメリカの2006年改訂統一死体提供法」外国の立法262号3頁（2014年），絵野沢伸「米国の移植臓器調達のシステム形態と経済的基盤」Organ Biology 14巻2号163頁（2007年）。

者に対して提供の選択肢を提示したり，提供の要請をしたりすることを内容とする方針（routine inquiry / required request policies）を採用することの提案が含まれていた。これらの提示や要請をする義務を病院に課す法律は，既に，いくつかの州で制定されていたが，それを全米に及ぼすことを，特別委員会は提言したのであった[17]。

2　連邦社会保障法改正

連邦議会は，1986年10月，1987年予算法案を可決したが，その中に選択肢提示を義務づける規定が含まれていた。そこでは，社会保障法中のメディケアおよびメディケイド[18]に関する規定が改正され，1987年10月以降（後に施行が同年11月に延ばされた），病院はメディケアおよびメディケイドによる医療の供給に参加する条件として，ドナーとなりうる者の家族に，臓器を提供する・しないの選択肢を知らせるとともに，臓器調達機関に対して，ドナーとなる得る者の情報を提供するよう定める指針（written protocol）を設けることが義務づけられた[19]。

3　統一死体提供法（1987）

NCCUSL は，1987年夏の年次総会において，新たな統一死体提供法（以下，1987年法。これに対して，当初のものを1968年法という）を策定した。これは，移植用臓器に対する需要の増大と，1968年法で達成された法の統一が崩れてきたことに対応しようとするものであった。1987年法は，26州で採択された。

主要な変更点を以下に掲げる。

---

(17) Task Force on Organ Transplantation, Organ Transplantation: Issues and Recommendations 31 (U.S. Department of Health & Human Services, 1986).

(18) メディケア（Medicare）は，連邦政府によって運営され，高齢者・障害者に対して医療を給付する社会保険制度であり，メディケイド（Medicaid）は，州が連邦から財政的な補助を得て運営する低所得者対象の医療保障制度である。なお，アメリカの医療制度およびメディケア・メディケイドに関するわかりやすい解説として，社会保障研究所編『アメリカの社会保障』（東京大学出版会，1989年）の第8章「医療制度」（濃沼信夫），第9章「メディケアとメディケイド」（皆川尚史）。

(19) Pub. L. No.99-509, § 9318, 100 Stat 1874 (October 21, 1986).

（a）　本人による提供

まず，本人による提供の場合の証人の要件が削除された。また，提供意思の表示だけでなく，提供を拒否する意思の表示もできることが規定された。加えて，本人の死亡までに提供が撤回されていない場合には，本人の死後，遺族等の同意は必要でないことが明文で規定された。

（b）　提供の確認，選択肢提示・提供要請

選択肢提示および提供要請に関して1987年法は，患者本人に対するものとして，患者の入院時に速やかに，病院の担当者は「18歳以上の各患者に『あなたは臓器・組織の提供者ですか』という質問をしなければならず，返答が肯定である場合には，提供書面の写しを求めなければならない。返答が否定であるかまたは返答がない場合で主治医が同意する場合には，病院担当者は患者に死体提供をするまたは拒否する選択について説明しなければならない」と規定し，あわせて，得られた書面や情報を患者の診療録に収めることを義務づけた（5条(a)項）。

近親者に対するものとしては，患者の死期において，本人による提供や拒否の記録がない場合，病院担当者は，「［近親者による］死体提供をするまたは拒否する選択について説明し，かつ死体提供をするよう要請しなければならない。要請は相当な裁量および家族の状況に対する配慮をもってなされなければならない」と規定した（5条(b)項）。

さらに，①死期にあると思われる者を発見した警官，消防士，救急救命士（paramedic），その他の救急隊員，または，②死期にある者が入院した病院は，「提供書面，または，その他の，本人が提供者もしくは提供拒否者であることを示す情報を得るために相当な調査をしなければならない」と規定した（5条(c)項）。そして，提供書面などが見つかった場合，本人が搬入された病院にその内容を通知し，書面などを病院に送ることが義務づけられた（5条(d)項）。

（c）　被提供者

1987年法では，被提供者が指定されていない場合（および，指定された被提供者が対応できなかったり拒否したりする場合），1968年法の規定する死亡時の主治医ではなく，病院が被提供者として死体提供を受けることができるものと規定された（6条(b)項）。

医事法講座 第6巻　臓器移植と医事法

V　死，死体，臓器移植

1　心臓死体からの移植用臓器の摘出

(a)　心臓死体からの臓器摘出の再開

増加の一途をたどる移植用臓器に対する需要を受けて，脳死による死の判定が導入されて以降用いられなくなっていた心臓死体からの移植用臓器の摘出（Donation after Circulatory/Cardiac Death, DCD）が，1990年代に入って再開されるようになった[20]。

代表的なものが1992年に策定されたピッツバーグ・プロトコルと呼ばれる指針であった。この指針においては，生命維持装置を付された患者がその中止を求める場合，あわせて死後の臓器提供をすることができることとされた（ただし，臓器提供の決定が治療中止の決定に先行してはならない）。死は，大腿動脈カテーテルでの測定による心拍停止，無呼吸，疼痛に対する無反応，に加えて，心電図上，2分間の①心室細動，②無脈（asystole），または③電導収縮解離（electromechanical dissociation）のいずれかが認められれば，認定され，その直後に臓器摘出が開始されることとされた。なお，このプロトコルによる臓器の提供は，患者側からの申し出によるものでなければならないと定められていた[21]。

一般的には，①患者または近親者によって生命維持治療の中止が決定され，②臓器提供の機会の提示を受けた患者または近親者によって提供がなされ，かつ，③治療の中止後1〜2時間以内に循環が停止すれば，患者はドナーとなり，④循環の停止から2〜10分後に死亡が宣告され，その後，⑤臓器が摘出される，という手順がたどられる。多くの場合に，死後の灌流を迅速に

---

[20]　例外的に，ウィスコンシン大学病院では，下記のようなDCDが1974年以降，中断されることなく行われてきた。President's Council on Bioethics, Controversies in the Determination of Death: A White Paper by the President's Council on Bioethics, 81 n.* (2008).

[21]　University of Pittsburgh Medical Center Policy and Procedure Manual, 3 (2) Kennedy Inst. Ethics J. A-1 (1993).

行うために治療中止前に大腿部の血管にカテーテルが挿入され，臓器保存のために循環停止前にヘパリンなどが投与される[22]。

（ｂ）　心臓死体からの臓器摘出の問題点
（ｉ）　Dead Donor Rule との抵触

死体臓器移植において，ドナーは臓器摘出時に死亡している者でなくてはならない。このような原則は dead donor rule と呼ばれている[23]。DCD における摘出時のドナーは死亡しているといえるのかが，ここでの問題となる。

Ⅲ２(a)において述べたように，UDDA は，死を定義して，「（１）循環呼吸機能の不可逆的停止，または，（２）脳幹を含む全脳のすべての機能の不可逆的停止を被った者は死亡している」と定めた。DCD においては（１）が適用されることになるが，問題は，DCD のドナーの循環呼吸機能は不可逆的に停止した状態にあるといえるかどうかである。不可逆的停止といえるためには，当該機能の回復が自力によっても人工的な補助を受けてもあり得ないことが必要である。しかし，DCD ドナーの循環呼吸機能は，心肺蘇生によって（少なくとも，短時間）回復する可能性のあることが認められていた[24]。

この問題に関して，DCD に関する声明，勧告，報告書などの大半は，

---

(22)　このような手順による心臓死体からの移植用臓器の摘出は controlled DCD と呼ばれ，uncontrolled DCD と対比されている。後者は，①病院到着時に死亡している患者，②蘇生が成功しなかった患者，③心停止に至った脳死患者，からの臓器摘出をいうものとされる。uncontrolled DCD においては，死の判定時に臓器提供の意思が確認されていないことが少なくない。そのため，近親者に連絡をとり，本人・近親者による臓器提供に関する意思を確認することを可能にするために，大腿血管へのカテーテル挿入と臓器の冷却がなされる。このカテーテル挿入および臓器冷却は，本人の利益のためでない処置を本人の同意なく行う点で倫理的に問題があることが指摘されている。Bastami et al., Systematic Review of Attitudes Toward Donation After Cardiac Death Among Healthcare Providers and the General Public, 41(3) Critical Care Med. 897 (2013).
(23)　Dead Donor Rule という用語は，1988 年に John Robertson 教授によって用いられたのが最初であるが，その考え方自体は，1960 年代後半以降，アメリカの臓器調達における不文律であったとされている。Arnold & Youngner, The Dead Donor Rule: Should We Stretch It, Bend It, or Abandon It?, 3(2) Kennedy Inst. Ethics J. 263, 264 (1993).
(24)　President's Council on Bioethics, *supra* note (20), at 83-84.

DCDドナーは生命維持治療を中止することが決定されており，心肺蘇生が実施されることはないという理由を掲げ，「不可逆的停止」を，「機能が自力で回復せず，また，医学的介入によって回復されることがないという状況における機能停止」と解釈することによって許容しようとしている。生命倫理大統領評議会の2008年の白書『死の判定をめぐる論争』も，DCDの場面では，「不可逆」という用語について，このような緩やかな意味がより適合的だと述べている[25]。これに対して，人の生死は，物理的・身体的にその状態を逆転させることが可能か否かによって決定されるものであって，法的・道徳的に逆転できるか否かによるものではないとして，DCDドナーは死んでおらず，DCDドナーからの臓器摘出はdead donor ruleに反するとする意見も強力に主張されてきた[26]。

（ⅱ）　ドナー候補者に対する終末期医療に対する悪影響

DCDの幅広い利用が終末期における医療の質に悪影響を及ぼすことを危惧する者からは，①DCDの選択肢を提示される家族が，生命維持治療の中止決定を求める圧力を受けることはないか，②臓器保存のための処置は終末期患者の医療に悪影響を与えないか，③心停止後のドナーの取扱いが家族の感情を損なうことはないか，④臓器の蘇生可能性を高める処置のために患者の死が早められることはないか，などの点で懸念が表明されてきた[27]。

（ｃ）　心臓死体からの臓器摘出容認論

これに対して，DCDを容認する立場からは，①自発的蘇生の可能性を排除するため，心肺機能の停止後，相当な時間（例えば，2～5分）の後に死の宣告を行うこと，②治療中止と臓器提供との分離を，意思決定の点においても，その実施に関与する者の点においても，徹底すること，③臓器保存のために死亡前になされる処置はドナーに危害を及ぼすことがないよう，また，家族の同意を得て行うこと，④DCDのドナーに関しても，鎮静・鎮痛などの緩和医療において，臓器提供が関わらない場合と同じ取扱いを可能な限り

---

(25)　*Id*. at 84.
(26)　Joffe et al., Donation after Cardiocirculatory Death: A Call for a Moratorium Pending Full Public Disclosure and Fully Informed Consent, 6 Phil. Ethics Human. Med. 17 (2011).
(27)　President's Council on Bioethics, *supra* note (20), at 82.

行うよう努め、また、治療中止の手順を変更せざるを得ない場合には、そのことをインフォームド・コンセントの手続において開示すること、⑤死の判定は感度が高く客観的な検査法を用いて行い、臓器調達・摘出に関わる者が関与しないこと、などの条件が守られれば、倫理的に容認されるとしている[28]。

（d） 臓器調達組織に対するメディケア・メディケイド参加条件

2006年5月、連邦厚生省は臓器調達組織が臓器調達費用をメディケアおよびメディケイドから受ける条件に関する規則を改訂した[29]。改訂後の規則では、DCDについてはじめて規定が置かれ、臓器調達組織はDCDからの臓器調達を義務づけられることはないとする[30]一方で、臓器調達組織がDCDからの臓器調達をする場合には、以下の5項目について定める指針（protocol）を持つことを義務づけた。（1）患者をDCDについて評価するクライテリア、（2）［人工的生命］維持の中止（提供に対する同意の時点と維持の中止との関係を含む）、（3）維持の中止と関係しない薬剤および介入の使用、（4）臓器摘出前における家族の関与、（5）死の宣告のクライテリアおよび臓器摘出までに経過すべき時間[31]。

---

(28)　E.g., American Academy of Pediatrics Committee on Bioethics, Policy Statement: Ethical Controversies in Organ Donation after Circulatory Death, 131（5） Pediatrics 1021 （2013）. See also, Bernat et al., Report of A National Conference on Donation after Cardiac Death, 6（2）Am J Transplant. 281 （2006）; Joffe et al., *supra* note （26）.

(29)　Department of Health and Human Services, Centers for Medicare & Medicaid Services, Medicare and Medicaid Programs; Conditions for Coverage for Organ Procurement Organizations （OPOs）, 71 Fed. Reg. 30,982 （May 31, 2006）. なお、2006年の時点及び現在、全米に58のOPOが存在している。Task Force on Organ Transplantation, *supra* note （17）, at 53 によると、1984年当時には103のOPAが存在した。

(30)　行政担当者は「当局は、DCDは生成過程にある手法であって、まだ、国内のすべての地域で受け入れられているわけではないことを理解している。提供病院の中には、自施設においてDCDを許可することに否定的なところもあるし、移植外科医の中には、自分の患者にそのようなドナーからの臓器を移植することを望まない者もいる。それゆえ、OPOの中には、自らの活動地域内でDCDを主導することをためらうものもある」と述べている。71 Fed. Reg. at 30,983.

(31)　42 C.F.R. § 486.344(f) （2014）.

（ e ） 心臓死体からの臓器摘出の状況

大統領評議会白書によると，DCD からの臓器摘出は，1997 年において 78 例であったのに対して，2007 年では 793 例に上り，DCD からの臓器摘出を 5 例以上行った臓器調達機関は，1997 年には 6 機関であったのに対して，2007 年には 41 の機関が 5 例以上の DCD 臓器摘出を報告した[32]。また，DCD からの臓器摘出は 2004 年の臓器摘出数の 5 ％を占めたという[33]。

全米の臓器調達組織を連携させる全米臓器配分ネットワーク（United Network for Organ Sharing, UNOS）[34]のデータによると，2013 年における全米の死体ドナー 8267 人のうち，DCD ドナーは 1205 人（14.6%）に上っていた[35]。

2 脳死による死の判定に対する疑問[36]

（ a ） 脳死による死の判定の理論的根拠

Ⅲで述べたように，アメリカでは 1980 年代末までに，脳死による死の判定が，医学的にも法的にも承認された。その理論的根拠は多様であるが，有力なものとして，Bernat らが唱道し，大統領委員会も賛同した全体としての生体の機能喪失を死とする見解を掲げることができる。それは，死を「生体（有機体）の全体としての機能の永久的停止（the permanent cessation of functioning of the organism as a whole）」と定義したうえで，生体の全体としての機能が維持されるためには，相互に依存関係にある主要な臓器系統の機能が統合されていることが不可欠で，この統合機能を果たすものが脳であり，脳全体の不可逆的機能喪失（the total and irreversible loss of functioning of the whole brain）が起きれば，全体としての生体の統合された機能（integrated function of the organism as a whole）も永久に停止し，死がもたらされる，と

---

(32) President's Council on Bioethics, *supra* note (20), at 83.
(33) 71 Fed. Reg. at 30,985.
(34) UNOS については，伊藤，前掲注(16) 5 頁。
(35) UNOS, Spring 2014 Regional Meeting Data. http://www.unos.org/docs/DataSlides_Spring_2014.pdf（2015 年 5 月 5 日確認）
(36) 本項の扱う問題については，小松美彦「脳死論──歴史的・メタ科学的検討」倉持武=丸山英二編『脳死・移植医療（シリーズ生命倫理学第 3 巻）』43 頁（丸善出版，2012 年）が詳しい。

するものであった[37]。

(b) 脳死説に対する理論的批判

UCLA の神経医学者 Alan Shewmon は 1998 年，脳死後に身体の統合崩壊や心拍停止が必然的かつ迅速に起きるとは限らないことを示すメタ・アナリシス研究を発表した。さらに 2001 年に彼は，全脳死を診断された患者が，安定的血液動態や体温の維持，老廃物の排出，感染に対する免疫反応，臓器摘出の際のストレス反応など，身体的統合と呼ばざるを得ない多くの機能を示し続けていることを実証した。

Shewmon は，これにもとづいて，「脳の統合機能は，健康と精神活動に重要ではあるが，厳密にいうと，全体としての生体（有機体）の生命に不可欠なものではないし，ましてや，その生命を構成するものでもない。身体の統合は単一の最重要な臓器に局在するものではなく，すべての部分の相互作用が関わる全体的現象なのである。通常の状態において，脳はこの相互作用に対して密接かつ重要な関与をするが，その必要条件ではない。脳機能を欠く身体はたしかに重い疾病と障害を患うものであるが，死んではいない」と結論づけた。

このような Shewmon の見解は他にも支持者を得た。また，2008 年の大統領評議会白書もその理論的妥当性を認めざるを得なかった[38]。

(c) 脳死による死の判定の新たな理論的根拠

脳の統合機能に基づく脳死説の正当化が揺らぐと，脳死体からの臓器摘出を継続するために新たな説明が必要になる。アメリカでの対応は二つに分かれる。一つは，脳死説に新たな説明を付与することによる対応であり，もう一つは，dead donor rule の厳密な遵守の放棄による対応である。まず，前

---

(37) Bernat, Culver & Gert, On the Definition and Criterion of Death, 94 (3) Ann Intern. Med. 389-94 (1981); Defining Death, *supra* note (11), at 32-33 & 58; Arnold & Youngner, The Dead Donor Rule, 3 Kennedy Inst. Ethics J. 263, 266.

なお，筆者は，当初，「脳死説は，伝統的な判定方法によって決定される死の状態と同じものを，別のしるしあるいは規準によって決定しようとするものである」として，肯定的に捉えた（丸山「臓器移植と法」前掲注（3）297 頁）が，ほどなく，それに対して疑問を述べるに至った（丸山英二「脳死説に対する若干の疑問」ジュリスト 844 号 51 頁（1985 年））。

(38) President's Council on Bioethics, *supra* note (20), at 57.

者の例として，大統領評議会白書の見解を紹介する。

　大統領評議会は，生体の生死を分けるものは，基本的な生命作用（fundamental vital work），すなわち，自らの必要に基づく外界との交渉を通してなされる自己維持活動（the work of self-preservation, achieved through the organism's need-driven commerce with the surrounding world）の有無であるとしたうえで，生体の活動は，「①外界と接触し，その刺激・情報を受ける開放性・受容性，②必要物を摂取するために外界に働きかける可能性，③必要物を得るために自らを活動させる内的欲求」の能力に依拠するところ，それらが失われた場合，具体的には，自発呼吸および意識の双方が不可逆的に失われた場合に死が起きる，と述べ，脳全体の不可逆的機能喪失は，統合的身体機能の完全な廃絶を示すとは限らないが，生体を定義づける不可欠な活動の途絶を示すものであるがゆえに，死の徴候となる，とする[39]。

（d）　Dead donor rule の放棄

　もう一つの対応は，生物学的な死の状態に至っていない場合にも，本人・家族の同意があれば，臓器の摘出を認める見解である[40]。この見解では，患者は生きているものと扱われるので，患者から生命維持に不可欠な臓器を摘出することは殺人に該当することになる。したがって摘出に当たる医師について刑法の改訂が必要になることが指摘されている。

Ⅵ　死体提供の促進

1　病院から臓器調達組織への情報提供

　1998年6月，厚生省は，近親者による臓器提供の促進を図るため，Ⅳ2で触れたメディケアおよびメディケイドに関する法規定の実効性を高める規則を制定した。そこでは，病院は，死期にある入院患者について迅速に臓器調達組織に情報提供することを定める協定を臓器調達組織と結ぶことが義務

---

(39)　Id. at 60-65.
(40)　Mike Nair-Collins, Death, Brain Death, and the Limits of Science: Why the Whole-Brain Concept of Death is a Flawed Public Policy, 38（3） J. Law, Med. & Ethics 667, 680 （2010）.

づけられた。連絡を受けた臓器調達組織は，臓器提供の可能性を判定することになる。可能性がある場合には，病院は臓器調達組織と協働して患者の家族に選択肢を提示することになるが，病院の臓器提供依頼担当者は，潜在的ドナーの家族に接触し，臓器提供を依頼する方法論に関する課程を修得した者でなければならないとされた。また，病院は，提供に関わる問題のスタッフに対する教育，潜在的ドナーの識別を改善するための死亡記録の検討，提供臓器の検査や配分を行う間のドナー管理，において臓器調達組織と協力することが求められた[41]。

2　統一死体提供法（2006）[42]

（a）　2006年法の策定

移植を必要とする患者のさらなる増加や移植医療研究のための臓器の需要の増大，1987年法の採択州が26にとどまったこと，多くの州で独自の規定が設けられたこと，連邦の法令と整合性を図る必要性，などに対応するため，NCCUSLは2006年，再度，統一死体提供法の全面的改訂を行った。2006年法は，基本的に，臓器摘出に積極的な提供を必要とするオプト・イン原則を維持しつつも，これまで以上に死体提供の促進を目指すものであった。

（b）　2006年法が加えた変更の概要

（i）　本人が死体提供をしている場合には，他の者がそれを変更したり取り消したりすることはできないことが明文化された（8条(a)項）。なお，本人による提供の拒否がある場合に他者が提供することは禁じられる（7条(d)項）が，本人による死体提供の撤回は拒否とは扱われず，近親者等による提供を妨げない（8条(b)項）。

---

(41)　Department of Health and Human Services, Health Care Financing Administration, Medicare and Medicaid Programs; Hospital Conditions of Participation; Identification of Potential Organ, Tissue, and Eye Donors and Transplant Hospitals' Provision of Transplant-Related Data, 63 Fed. Reg. 33,856 (June 22, 1998) (codified at 42 C.F.R. § 482.45). *See also*, 65 Fed. Reg. 47,045, 47,110 (Aug. 1, 2000) (codified at 42 C.F.R. § 485.643).

(42)　2006年の統一死体提供法に関しては，伊藤・前掲注(16)に全訳とともに詳しい解説がある。また，2006年法を論じるものとして，田村京子「『統一死体提供法』の改定（2006年）——opt-inの破綻？」生命倫理18巻1号134頁（2008年）。

（ⅱ）　本人の生存中に提供できる者として，成年の本人以外に，代理人，親（親権から解放されていない未成年者の場合），後見人が加えられ，未成年者については，親権から解放された者，および，何らかの種類の運転免許証申請可能年齢（過半数の州で 16 歳）以上の者も自ら提供できる者と定められた（4 条）。

（ⅲ）　本人の死期以降に提供できる者として，下記の者が，下記の順で掲げられた（同順位に複数の者がおり意見が異なる場合は多数決で決める）（9 条）。

① 本人の代理人
② 配偶者
③ 成年の子
④ 親
⑤ 成年の兄弟姉妹
⑥ 成年の孫
⑦ 祖父母
⑧ 本人に対して特段の世話・関わりを示した成人
⑨ 死亡時における後見人
⑩ 死体を処分する権限を有する他の者

（ⅳ）　親権から解放されていない未成年者が拒否の意思を書面で表示した場合，拒否をするのに年齢制限はないとされているので，拒否自体は有効となる（7 条および同条のコメント）。しかし，本人が死亡したときに親は，本人の拒否を取り消すことができる，と定められている（8 条(h)項）。これによると，親が本人の拒否を取り消し，その後，親として死体提供をすることが許されるものと理解される。親の親権を尊重する趣旨だと思われるが，未解放未成年者について，本人の拒否があった場合においても親による提供を認めていることは注目される。さらに，この取扱いは，本人が，運転免許証申請可能年齢（過半数の州で 16 歳）以上の者であった場合，本人による死体提供について他者が取り消し等をすることは許されないとされている（8 条(a)項）こととの関係でバランスを失しているように感じられる。

（ⅴ）　州などが電子的ドナー登録データベースを構築することが推奨され，それが満たすべき内容が定められている。登録できるのは，死体提供の作成，変更，撤回であり，死体提供の拒否は含まれていない（20 条）。

（vi）　前項でとりあげた病院から臓器調達組織への情報提供の義務づけを定めた連邦規則を受けた詳細な規定が設けられた（14条）。

①　病院から死期にある患者の連絡を受けた調達組織は，州の自動車局やドナー登録データベースの記録について相当の調査（reasonable search）を行い，本人が死体提供をしているかを確認しなければならない。本条に付されたコメントによると，ドナー登録データベースは死体提供を登録するものであり，提供拒否を含まないので，調達組織は，本人による拒否を収めるデータベースを調べる要件を課されない。

②　本人がドナーであるかどうかを確認するために，調達組織は州の自動車局の記録に対する相当のアクセスが与えられなければならない。

③　連絡を受けた調達組織は，提供された臓器等（臓器，眼球，組織）が提供目的に医学的に適合するかを確認するために必要な相当の調査・検査（reasonable examination）を実施することができる。その間，臓器等の医学的適合性を維持するために必要な措置は，本人が反対の意思を表示していない限り，中止されてはならない。

④　本人の死後，臓器等の帰属を得た者（ほとんどの場合，調達組織，アイバンク，組織バンク）は，臓器等の提供目的に対する医学的適合性を確認するための相当の調査・検査を実施することができる。

⑤　③④の調査・検査には本人の診療録の調査が含まれる。

⑥　患者が未成年者であって，ドナーであるか提供拒否をしているかいずれかの場合，調達組織は，本人の死亡時に，本人が親権から解放されていることを知っている場合を除いて，本人の親を探す相当の調査を行い，その親に死体提供を取り消しまたは変更するか，提供拒否を取り消す機会を与えなければならない。

⑦　連絡を受けた調達組織は，本人が全臓器等について死体提供をしているのでなければ，本人について提供できる者（本項（iii）に掲げられた者）を探す相当の調査を行わなければならない。また，他の者に対する死体提供（変更，撤回も含む）がなされていること（例えば，眼球についてアイバンクに提供がなされていること）を調達組織が把握した場合には，当該者に関連情報をすべて知らせなければならない。

(c) **2006 年法の採択状況**

NCCUSL のウェブサイトおよび Westlaw によると，2006 年法は 2015 年 6 月までに 46 州およびコロンビア地区で採択されている（未採択は，Delaware, Florida, New York, Pennsylvania の 4 州）。

Ⅶ　結びに代えて

アメリカの死体臓器摘出に関わる法制度について，1968 年の統一死体提供法以降の動きを概観した。積極的な提供意思を必要とする体制を基本としながらも，移植用臓器に対する需要増に対応するため，社会全体が死体提供の促進に向け邁進しているというのがアメリカの現況である。

本稿は，叙述の繁簡よろしきを得ず，推敲も足りないが，締切を大幅に徒過しており，残した課題については他日を期して，筆をおくことにしたい。

7　イギリスにおける臓器移植

佐 藤 雄 一 郎

医事法講座 第6巻　臓器移植と医事法

Ⅰ　はじめに
Ⅱ　2004年法の内容
Ⅲ　臓器移植の現状
Ⅳ　まとめに代えて

I　はじめに

1．イギリスにおける臓器移植について

イギリスにおける臓器移植に関する法制度は，かつては，死体からの移植だけが対象となっていた。しかし，――臓器移植とは関係のない――病理解剖に関するスキャンダルのため，人細胞を含む「組織」(tissue) を包括的に規制する制定法ができ，臓器移植も生体・死体を問わず対象となることとなった[1]。その法律および臓器移植との関わりについてはすでに扱っているが[2]，本稿でも紹介したい（それゆえ，一部重複があることをお許しいただきたい）。

2．2004年法制定前の状況

（a）　死　体　移　植

イギリスにおける死体に関する制定法は，古くは1832年のAnatomy Actにまで遡るが，臓器移植に関係するものは（1952年のCorneal Grafting Actおよび）1961年のHuman Tissue Act[3]になる。同法は，治療目的あるいは医学教育・医学研究目的での死体あるいはその一部の利用について，本人が生前に希望を述べていた場合（1条1項）あるいは合理的な調査を行った上で本人および近親者の反対を確認できない場合（同2項）に，死体の「合法的占有者」(the person lawfully in possession；PLP) が摘出の認許をすることができるとするものである。このPLPは遺族とは限らない（異論もあったが，病院の管理者であることもあると解されていた）ので，本人の意向が決定的でないことはもちろんのこと，遺族の意向も，場合によっては，反対という消極的な形でしか考慮されていなかったということになる。

---

(1)　宇都木伸・佐藤雄一郎「人由来物質の研究利用」東海法科大学院論集1巻55頁（2006年）。
(2)　佐藤雄一郎「イギリスおよびアメリカ合衆国における生体移植」城下裕二編『生体移植と法』（日本評論社，2009年），同「イギリスにおける移植の現状」町野朔=山本輝之=辰井聡子編『移植医療のこれから』（信山社，2011年）。
(3)　経緯と1961年法の内容とについては，唄孝一『臓器移植と脳死の法的研究』（岩波書店，1988年）。

そのスタンスは必ずしも明確ではなく，また，上記のいずれの規定にしてもその要件を満たすことは難しいことが多いので，オプトアウト方式を導入するなどの改正の動きがあったが，実現には至らなかった[4]。

（b）　生 体 移 植

生体移植については，比較的最近まで制定法なしに行われていたが，1985年に起きた，報酬を支払って外国からドナーを連れてきたという事件を受け，非血縁者間についてのみ金銭のやりとりがないことなどの確認を必要とするHuman Organ Transplants Act 1989 が制定されていた。

II　2004 年法の内容

1．バックグラウンド

（a）　制 定 過 程

同法ができる過程について，ここではその詳細は省くが，基本的には医療の質の地域格差および問題のある医師の排除ができなかったことを出発点として，病理解剖後の臓器・組織の保存が問題となり，それが「人組織」についての包括的な制定法につながったものであった。その内容は，人組織が生体から切り離される場合と死体に由来する場合とで若干の差異があるが，人組織の摘出（removal）[5]，利用，保存が規制の対象となり，また，ヒト胚研究と生殖補助医療についての仕組みに倣い，HTA（Human Tissue Authority）による免許と監査の仕組みが導入された。

（b）　EU 法との関係

そして，新たな制定法を要求したのは，国内の情勢だけではなかった。EU は，移植用の臓器を EU 域内でシェアするために，質の確保に関する指令を出し，この指令の確保するために規制当局（competent authority）を設置することを求めている[6]。このため，これまで，死体の解剖についてのみ

（4）　同上書 32 頁以下。
（5）　法律上は removal だが，HTA の文書では採取（retrieval）という用語が用いられている。
（6）　その嚆矢は Directive 2004/23/EC of the European Parliament and of the Council of

権限を持っていた Inspector of Anatomy だけでは足りず，新たな政府組織が必要となったのである。

2．法律の内容

(a) 概　要

本法の対象となるのは，死体から「相当な物質」(人細胞から構成され，あるいは人細胞を含むもの)を摘出することとその保存と利用，および生体由来の「相当な物質」の保存と利用である。よって，摘出については，生体からについてはこれまで通りコモン・ローに委ねられることになっているが(ただし後述)，死体からについては本法の対象となる。利用については両者で若干の違いがあるが，移植が入るという点では違いはない。保存は原則として対象となるが，後述のように，移植の場合には例外規定がある。

(b) 摘　出

生体からの人組織の摘出は本法の対象から外されているが，法33条は移植目的で生体から移植可能物質(transplantable material)を採取することを原則として禁止し，この禁止を解除する施行規則[7]により，金銭の授受がないことや摘出にあたって同意が得られていることを HTA が確認することが必要とされている(規則11条)。これまでの，一定の範囲の血縁者以外の移植の場合にのみ審査を必要とするやりかたから，すべての生体移植に審査を必要とするやりかたに変わったわけである。さらに，ドナーが未成年者や能

---

31 March 2004 on setting standards of quality and safety for the donation, procurement, testing, processing, preservation, storage and distribution of human tissues and cells であり，その後，Directive 2010/53/EU of the European Parliament and of the Council of 7 July 2010 on standards of quality and safety of human organs intended for transplantation が出されている。より具体的なものとして Commission Implementing Directive 2012/25/EU of 9 October 2012 laying down information procedures for the exchange, between Member States, of human organs intended for transplantation がある。イギリスは The Quality and Safety of Organs Intended for Transplantation Regulations 2012, S.I. 2012/1501 および The Quality and Safety of Organs Intended for Transplantation (Amendment) Regulations 2014, S.I. 2014/1459 によって，必要な権原を HTA に与えている。

(7) The Human Tissue Act 2004 (Persons who Lack Capacity to Consent and Transplants) Regulations 2006, S.I. 2006/1659.

力を欠く成人である場合，および，ペア移植・プール移植・レシピエントを指定しない愛他的な移植（あとで説明するように，本人とまったく関係のない者への提供が許されている）の場合には3人のパネルでの確認が必要とされている（規則12条）。

一方，死体からの摘出は本法の対象となり（1条），これが合法であるためには，生前に本人または死後に遺族が同意することが必要となる（未成年の場合は，本人の意思表示がない場合，親責任を有する者も生前に同意をすることができる。2条および3条）。遺族とは，正確に言えば，「適格な関係」(qualifying relationship) のある者であり，配偶者またはパートナー，親または子，兄弟または姉妹，祖父母または孫，兄弟姉妹の子（つまり甥・姪），継父または継母，片親を同じくする兄弟または姉妹，長い友人，であり，この順で序列が認められる（27条）。

（c）利用

利用も，（死体からの）摘出と同じように同意を必要とする行為であり（1条），前述の同意が必要となる。

（d）保存

利用のための保存（storage）は，同じように同意を必要とし（1条），さらに，HTAによる免許が必要となる（16条2項(e)）が，規則により，多くの移植においては免許要件は免除されている[8]。

Ⅲ 臓器移植の現状

1．提供者数

イギリスにおいては，NHSのサイト上でも，死体からの提供件数が少なく，それを補うため生体移植が多くなっているとされている[9]。提供の内訳

---

(8) The Human Tissue Act 2004 (Ethical Approval, Exceptions from Licensing and Supply of Information about Transplants) Regulations 2006, S.I. 2006/1260, reg.3。ただし，丸ごとの臓器として利用される場合とされているので，これを欠く場合には，（もう一つの要件である48時間未満要件を満たさなければ）免許が必要となることになる。

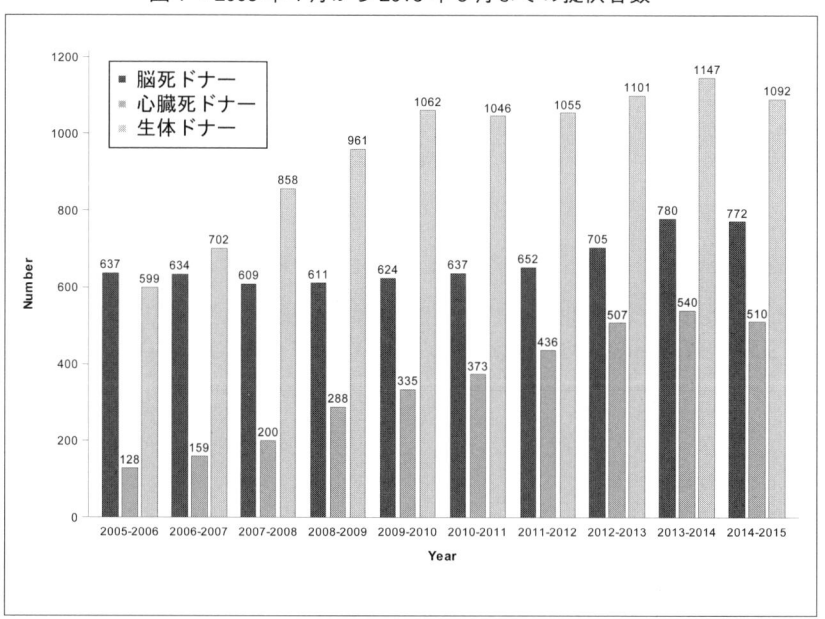

図1：2005年4月から2015年3月までの提供者数[10]

[bar chart showing donor numbers by year 2005-2006 through 2014-2015, with three categories: 脳死ドナー, 心臓死ドナー, 生体ドナー]

Year	脳死ドナー	心臓死ドナー	生体ドナー
2005-2006	637	128	599
2006-2007	634	159	702
2007-2008	609	200	858
2008-2009	611	288	961
2009-2010	624	335	1062
2010-2011	637	373	1046
2011-2012	652	436	1055
2012-2013	705	507	1101
2013-2014	780	540	1147
2014-2015	772	510	1092

をみてみよう。

(a) **死体からの提供**

　脳死判定の基準は依然として脳幹死説である（法はHTAが死の定義についての実務要領を作るべきことを規定しているが（26条2項(d)），まだ出されていない）。一方で，ドナー不足を解消すべくnon-heart beating donationの可能性が言われていたが[11]，それが採用され，上掲のグラフを見ると，心停

---

(9)　〈http://www.odt.nhs.uk/donation/deceased-donation/〉。Department of Health, *Organs for Transplants: A report from the Organ Donation Taskforce*（2008年）〈http://www.nhsbt.nhs.uk/to2020/resources/OrgansfortransplantsTheOrganDonorTaskForce1streport.pdf〉4ページにおいても，死体ドナー不足によって生体腎臓移植への関心（interest）が高まっているが，生体腎提供には100件に1件の死亡のリスクがある，との記載がある。

(10)　NHSBT, *Organ Donation and Transplantation Activity Report 2013/14*（2014年）〈http://nhsbtmediaservices.blob.core.windows.net/organ-donation-assets/pdfs/activity_report_2014_15.pdf〉5ページ図2.2。

止後のドナー数は脳死後のドナーの数に近づいてきていることがわかる。もっとも，その場合，心停止から臓器の摘出までの間に臓器の状態が悪くなることを防ぐために処置が必要となるが，法43条2項は本人・遺族の同意なく一定の行為を行えることを規定している[12]。

なお，イギリスにおいては臓器提供登録（Organ Donor Register）があるが，これに登録している場合，遺族が同意する割合が著しく高いことが明らかになっている[13]。

---

(11) Department of Health, *Draft Consultation Document for Comment, Organ and Tissue Transplantation: A Plan for the Future*（2001年）〈http://webarchive.national-archives.gov.uk/20050203020652/http://www.dh.gov.uk/assetRoot/04/07/71/83/4077183.pdf〉は，ICUにおいて人工呼吸器をつけて亡くなる人——heart beating donorになれる人——は1％もいないとしたうえで（p.1），腎臓の提供に関して，heart-beatingからの提供を100万人当たり現状の24人から30人に増やす——これにより300件の移植増となる——とともに，non heart beatingからの提供を100万人当たり10人にする——これにより500件の移植増となる——という目標を掲げていた（p. 11）。ちなみに，前者につき，当時腎臓の提供率が最高であったスペインにおいて100万人当たり50人であったことも紹介されている。ちなみに，その後出されたNHSBTのプレゼンテーションによると，死亡した22,203人のうち，脳幹死と判定されたものは1,703人，心停止後摘出が可能として治療が中止されたものが1,718人となり，ほぼ同じ数字となっている〈http://www.organdonation.nhs.uk/statistics/presentations/trends_consent_rates.ppt〉（ただし2015年7月には閲覧できず）。

(12) とりわけ，心停止後ないし心停止に備えてその前に，移植用の臓器を獲得するために人工呼吸器をつける elective ventilation が認められるかが議論されている。J. K. MASON & G. T. LAURIE, MASON & MCCALL SMITH'S LAW & MEDICAL ETHICS (9th ed. 2013) 587-91, JONATHAN HERRING, MEDICAL LAW AND ETHICS (5th ed. 2014) 445-6。脳幹死のみを死とすれば，脳幹の機能停止よりも先に心臓が停止した患者は死んでおらず，それゆえ best interest をはかることが必要となると指摘されている。ちなみに，GMCおよびBMAは，適切な限りすべての患者に脳幹死テストが行われるべき——移植とは関係なく——という立場とのことである（DH（前掲注9）35ページ）。

(13) 前掲注（11）のプレゼンテーションによると，ODRに当たった場合の同意率は，脳死で87％，心臓死で83％（うち，本人がドナー登録をしていた場合の数字はそれぞれ93％と90％，登録をしていなかった場合であってもそれぞれ60％と56％）なのに対し，ODRに当たらなかった場合の同意率は，脳死で30％，心臓死で25％とのことである。ドナー登録がなされている場合に遺族の同意率が高くなることは容易に理解できるが，ODRに当たったがドナー登録がなされていなかった場合と，ODRに当たらなかった場合とで同意率に差がある理由は，このプレゼンテーションからは判然としない。

（b） 生体からの提供

別稿でもみておいたように，生体からの提供は，ここ 10 年の前半において増加している（2010 年以降は伸びはとまっているが）[14]。死体からの提供が伸び悩んでいる一方，臓器の「需要」は伸びているからである[15]。提供の内訳は，以下の移植の項で説明する。

２．移植件数

2014 年 4 月から 15 年 3 月までの移植件数は以下の通りであった。

表1：移植件数[16]

	脳死	心臓死	生体	合計
腎のみ	56	241	1052	1349
腎肺	14	9		23
腎肝	239	116		355
腎膵	9	14		23
腎肺肝	62	12		74
腎肺膵	7	4		11
腎肝膵	153	70		223
腎肝膵腸	4			8
腎肺肝膵	160	18		178
腎肺肝膵腸	16			16
肺のみ	2	1		3
肺肝	4	2		6
肺肝膵	1			1
肝のみ	41	20	40	101
肝膵	3	2		5
合計	772	510	1092	2374

---

(14) Department of Health, *Organs for Transplants*（2008 年）〈http://www.nhsbt.nhs.uk/to2020/resources/OrgansfortransplantsTheOrganDonorTaskForce1strepo rt.pdf〉 4 ページによると，2000 年から 2006 年までの間に，生体からの提供は 348 件から 671 件へと増加した（なお，心停止後の提供は 38 件から 146 件に増加）。

(15) どちらが原因でどちらが結果かは判然としないが，これを受けて，あるいはこの背景には，NHS において生体移植が認められていることが大きいのであろう。NICE のガイドラインとして，提供・摘出に関するものは Organ Donation for Transplantation 〈http://pathways.nice.org.uk/pathways/organ-donation-for-transplantation〉。また，

うち，生体からのものについて，このうち前半の半年の数字は以下の通りである。

表 2：生体からの移植件数[17]

2014 年	指定・腎	愛他的指定・腎	愛他的非指定・腎	ペア／プール・腎	指定・部分肝
4 月	65	1	7	7	1
5 月	97	2	6	6	4
6 月	94	1	10	2	3
7 月	65	2	10	5	8
8 月	72	1	6	7	2
9 月	89	4	13	1	4
半年計	482	11	52	28	22

3．再 生 医 療

イギリスは，ヨーロッパの中ではES細胞を用いた研究が行いやすい国であり，アメリカ企業によるES細胞由来の細胞を用いた臨床研究のヨーロッパでの第一例目はイギリスで実施された[18]。貴族院の報告書はそれ以外の再生医療分野においても強みがあると主張するが[19]，その一方で，規制が幾層

治療に関するものとして，たとえば，アルコール依存の項に肝移植が載っていることが，筆者には驚きであった〈http://www.nice.org.uk/guidance/conditions-and-diseases/liver-conditions/alcohol-use-disorders〉。
(16) NHSBT・前掲注（10）13ページ表3.1。
(17) Independent Assessor Bulletins〈http://www.hta.gov.uk/bodyorganandtissuedonation/organdonations/independentassessors/iabulletins.cfm〉の2014年7月号と10月号から筆者作成。なお，愛他的とは，遺伝的あるいは感情的な関係が存在していなかったことを意味し，この中で，ドナーを指定するものと指定しないものとが分かれている。よって，単に「指定」という場合，遺伝的・感情的関係が存在していたことが前提となる。
(18) この研究を行っていたAdvanced Cell Technology社は2015年にOcta Therapeuticsに社名を変更したが，研究はなお継続している（https://clinicaltrials.gov/ct2/show/NCT01469832）。
(19) House of Lords Science and Technology Committee, *Regenerative Medicine*（2013年）〈http://www.publications.parliament.uk/pa/ld201314/ldselect/ldsctech/23/23.pdf〉21ページ表3によると，2004年から2010年までの間にヨーロッパで行われたATMPの臨床研究274件のうち46件がイギリスで行われており，スペインに次いで2

にも渡っており，複雑であることを問題点として指摘する。たとえば，細胞の利用という側面では，体外の人胚については Human Fertilisation and Embryology Act の下 HFEAuthority が管轄を有し，それ以外の人細胞を含むものについては HTAuthority が管轄を有するのだが，それを利用したものの製造販売となると，医薬品庁（MHRA），場合によっては欧州医薬品庁（EMA）が管轄を有することになる[20]。前述の貴族院の報告書は，再生医療にかかる規制当局の数が多いことを指摘した上で（イギリスは 3 つであり，これは，4 つであるルーマニア，ポーランド，イタリアに次ぎ，ポルトガル，ハンガリー，スペインと同じであるとする。39 ページ），MHRA および HTA が有している規制権限を Health Research Authority[21] に移管すべきであるという（42 ページ）。HTA では，MHRA，HRA および HFEA と協同して見直しを進めているとしている[22]。

Ⅳ　まとめに代えて

イギリスは，旧法時代から，オプトアウト方式を取り入れるという法律改正ではなく[23]，法律内で臓器移植の定着に向けての取り組みを行ってきた。それは，大改正となった 2004 年法の成立施行後も変わらず，法律の枠の中

　　位となっている。
(20)　細胞治療薬は，遺伝子治療薬や組織加工製品と並んで Advanced Therapy Medicinal Products として EMA の承認権限の下に置かれている（Regulation on Advanced Therapies (Regulation (EC) 1394/2007)）。
(21)　Academy of Medical Sciences, *A New Pathway for the Regulation and Governance of Health Research*（2011 年）〈http://www.acmedsci.ac.uk/download.php?f=file&i=13646〉の提言により 2011 年に創設され，それまで National Patient Safety Agency にあった倫理審査統一の機能（NRES，旧 COREC）も移されることになった（HRA に関して現在の根拠法は Care Act 2014）。
(22)　〈http://www.hta.gov.uk/aboutus/htaprogressonjustinmccrackensreview.cfm〉。もっとも，直接は貴族院の報告書ではなく，2013 年 1 月の Justin McCracken による HTA と HFEA に対するレビューに対するものであり，項目のタイトルも Transfer ATMP regulation to the MHRA となっている。
(23)　ただし，ウェールズに関しては，Human Transplantation (Wales) Act 2013 により，2015 年 9 月からオプトアウトが実施されることになっている。

でさまざまな取り組みを見せている。その中には，心停止後のドナーからの腎臓の提供・移植など，重大な論点を含むものも含まれている（脳死も心臓死も両方を死と認めれば問題は解決するが，先述のように，イギリスにおいてはこの点は法律では定まっておらず，脳幹死説が明示的に変更されたというわけではない）。その意味では，制定法の文言や議論の結果をみるのではなく，議論の仕方や過程こそに参考になるものがあるのであろう。イギリスでは――どの国でもそうであろうが――臓器不足が解決しているわけではなく，これからも議論が続くものであろう。彼の国における議論には今後も注目していく必要があるものと考える。

8　ドイツ・オーストリア・スイスにおける臓器移植

神馬幸一

医事法講座 第6巻 臓器移植と医事法

Ⅰ　は じ め に
Ⅱ　政策形成過程の比較
Ⅲ　法規制状況の比較
Ⅳ　ま と め

I　はじめに

　ドイツ・オーストリア・スイスの3か国は，そこで用いられる主要な言語から，いわゆる「ドイツ語圏」として一括りに紹介されることがある。しかし，各国における法規制の内容を確認してみると様々な興味深い差異に気付かされる。それら3か国で，現行法上（2015年3月末時点），移植医療に関して，どのような法的規制が採用されているのかを概観し，その検証を通して比較法的な視座を獲得することが本章の目的である。

　各国の法的規制において内容的差異が生じる理由は，各々の政策形成過程に見出すことができる。そこで，本章では，第1に，各国の移植医療に関する法的規制の制定経緯を確認する（「II　政策形成過程の比較」）。その上で，第2に，各国における法規制の内容を主要な項目毎に比較対照する（「III　法規制状況の比較」）。

II　政策形成過程の比較

　本節では，ドイツ・オーストリア・スイスの移植医療に関する政策形成過程を検証する。先ず，3か国において最も早い段階で移植医療に関する法的規制を導入したオーストリアの経緯を紹介する。次に，オーストリアに引き続くかたちで立法的対応を施したドイツの状況を確認する。最後に，スイスにおける政策形成過程を説明する。

1　オーストリア

　オーストリアの移植医療に関連する重要な法的規制としては，2点の立法例が挙げられる。第1例目は「医療施設及び療養施設に関する連邦法[1]」の1982年改正による臓器移植関連規定（第62条a以下）の導入である（以下，この改正を「医療施設法1982年改正条項」又は「旧法」とする）。第2例目は，2012年に成立した「ヒト臓器の移植に関する連邦法[2]」である（以下，この

---

[1]　Das Bundesgesetz über Krankenanstalten und Kuranstalten: KAKuG, BGBl. Nr. 1/1957.

内容を「2012年臓器移植法」又は「新法」とする)。ここでは，この2点の立法例における制定経緯に焦点を絞る[3]。

(a) 医療施設法1982年改正条項

オーストリアでは，1982年の医療施設法改正以前において，移植医療に関する制定法上の根拠は，存在しなかった。従って，移植医療の正当化根拠は，一般法（特に，民法と刑法）の解釈に委ねられていた[4]。

しかし，死者からの移植を巡り，ある刑事事件が1978年に発生する。その事件とは，ある少年が死亡した事故において，医師が遺体処分権者の同意を得ることなく，その遺体の大腿骨から骨片を採取した上で，骨バンクに保管したというものである[5]。第1審において，被告人である当該医師は，オーストリア刑法第12条の統一的正犯概念に関する規定を介して，同法第

---

(2) Das Bundesgesetz über die Transplantation von menschlichen Organen: OTPG, BGBl. I, Nr.108/2012.

(3) オーストリアの臓器移植関連法令に関する更に詳細な内容及び条文訳は，神馬幸一「オーストリアにおける臓器移植医療の法的規制状況（含：新旧オーストリア臓器移植関連法条文訳)」静岡大学法政研究19巻2号198頁以下（2015年）参照。

(4) Their M. / Schweikardt C., Zur Regelung von Organtransplantationen in Deutschland und Österreich: Aspekte der Rechtstraditionen und heutigen Rechtslage, in: Tag B. / Groß D. (Hrsg.), Der Umgang mit der Leiche: Sektion und toter Körper in internationaler und interdisziplinärer Perspektive, Campus Verlag, (2010), S.278. 更に，同文献の280頁によれば，オーストリアでは，死者の取扱いに関して，その平穏が保持されることよりも，死因の科学的解明が優先され，それは，近代オーストリアの伝統であるとも紹介されている。同様の指摘をするものとして Johnston W. M., The Austrian Mind: An Intellectual and Social History 1848-1938, University of California Press, (1972), pp.165 ff. 同書の翻訳としてW. M. ジョンストン（井上修一＝岩井正介＝林部圭一共訳)『ウィーン精神：ハープスブルグ帝国の思想と社会 1848-1938（第1巻)』251頁以下（みすず書房，1986年）参照。

(5) 事件番号等の識別情報が不明のため，本稿執筆に当たり，判例原文の内容は，確認できていない。但し，本件の概要に関しては，多くの文献で紹介されている。例えば Fuhrmann H., Transplantate: § 190/1 StGB, ÖRZ (1980), S.259 f.; Eder-Rieder M., Die gesetzliche Grundlage zur Vornahme von Transplantationen, ÖJZ (1984), S.289; Kopetzki C., Organgewinnung zu Zwecken der Transplantation: Eine systematische Analyse des geltenden Rechts, Springer-Verlag, (1988), S.18; Kalchschmid G., Die Organtransplantation: Überlegungen de lege lata und de lege ferenda, Verlag Österreich, (1997), S.56.

190条における死者の安息を妨害する罪に問われた。しかし、上訴の審理では一転して、無罪とされた。但し、その無罪理由は、単に手続法的なものであり[6]、移植医療に関する実体法的な問題の解決は、当時において不明確なままに残された。

この事件を契機として「遺体処分権者の同意が得られていない死者からの移植」は、判例上、容認された。オーストリアでは、更に立法論としても、そのような移植を容認化する議論が本格的に展開されるようになる[7]。そのような方向性で移植医療を推進するための法的整備を求める傾向が徐々に醸成されていった[8]。

先ず1982年1月15日付けで、オーストリア連邦政府は、医療施設法の改正という形式により、死者からの臓器摘出に関する規制案をまとめた[9]。移植医療の規制手段として行政法の一種である医療施設法が用いられた理由は、当時、医療施設法における検視又は死体解剖手続に近似させるかたちで死体からの臓器摘出を正当化する学説があり、その影響によるものと指摘されている[10]。

そして、この政府案は、何よりも「緊急避難的解決法（Notstandslösung）[11]」を前提にしている点が特徴的である[12]。その考え方を端的にまとめると、人間の生命・身体・健康に関する法益は、死に関する自己決定権又は宗教的世界観に拠る死者への畏敬の念という法益よりも優先され、そのような方針の下では、臓器摘出に関して、いわゆる同意方式のみならず、反対意思表示方式ですら採用される必要はない（＝同意無しでも摘出可能）とも

---

(6) Fuhrmann, a.a.O.(5), S.259によれば「補助参加における私的参加人の積極的正当化理由の欠如（mangelnde Aktivlegitimation des Privatbeteiligten zur Subsidiaranklage）」が当該理由とされている。

(7) Fuhrmann, a.a.O.(5), S.259で提示された法案が当時の有力な見解として紹介されている。

(8) 旧法制定までの詳細な過程に関してはKalchschmid, a.a.O.(5), S.54 ff.

(9) Regierungsvorlage, 969 BlgNR 15. GP, S.1 ff.

(10) Kopetzki, a.a.O.(5), S.19.

(11) Notstandslösungの詳細に関してはHohmann E.M., Das Trasplantation in Deutschland, Österreich und Die Schweiz, Peter Lang, (2003), S.70 f.

(12) Regierungsvorlage, 969 BIgNR 15. GP, S.2.

説明されていた[13]。

しかし，国民議会における健康及び環境保護委員会の審議では，1982年5月6日，この急進的な政府案に対し，死者及び近親者等の意思が完全に無視されてはならないという見解が一般的に承認された[14]。1982年6月1日，国民議会は，この委員会による一部修正案を受け入れて，最終的に反対意思表示方式を基調とする医療施設法改正を可決・成立させた[15]。同月9日における連邦議会においても国民議会案の内容が可決され[16]，同改正法は，1982年6月18日付けの連邦官報において公布された[17]。その内容は「移植目的における死者の臓器又は臓器各部の摘出」という標題の下に，第62条aから同条cまでの3か条を挿入するものである。

この旧法の特徴は，死者からの臓器移植に関する問題のみが法制化されたという点であろう。更に，この旧法成立時からオーストリアでは，反対意思表示方式が明確に導入されたという点も注目に値する。

（b）　2012年臓器移植法

上記のような旧法制定から約30年の時を経て，2012年12月13日に至り，オーストリアでは初めて臓器移植医療に内容を特化した連邦法が新しく公布された。

この新法が制定された背景として，2010年における「移植を目的とするヒト臓器の品質及び安全性の標準に関する欧州議会及び欧州連合理事会指令（以下，EU臓器指令）[18]」の成立という動向が重要である。そのことを受けて，

---

(13)　Hohmann, a.a.O. (11), S.138.
(14)　Bericht des Ausschusses für Gesundheit und Umweltschutz, 1089 BlgNR 15.GP, S.1.
(15)　116/NRSITZ, StProtNR 15. GP, S.11622 ff.
(16)　424/BRSITZ/82, StProtBR 15. GP, S.16014 ff.
(17)　KAKuG-Novelle 1982, BGBl Nr.273/1982.
(18)　Directive 2010/53/EU of the European parliament and of the council of 7 July 2010 on standards of quality and safety of human organs intended for transplantation, OJ L 207, 6. 8. 2010, pp.14-29. なお，法令番号は，OJ L 243 16. 9. 2010, p.68において，Directive 2010/45/EU から，Directive 2010/53/EU に誤記修正がなされている。本指令内容及び全文翻訳に関しては，神馬幸一「臓器移植医療に関するEU指令の概要」静岡大学法政研究15巻1号74頁以下（2010年）参照。本指令の概要に関しては，同「EUにおける臓器移植関連立法の概要」町野朔＝山本輝之＝辰井聡子編『移植医療の

EU加盟各国は，当該指令の国内法化が義務付けられた。

このEU臓器指令は，移植目的におけるヒト臓器の品質と安全性の確保を目的とし，死者からの臓器提供のみならず，生体間移植の問題も規制対象の範囲に含めている。この生体間移植の問題は，オーストリアにおいて従前の旧法下では未対応であり，更なる法的規制が求められていた。

このような事情を受けて，移植医療に関する物的・人的組織の要件は，従前通り，医療施設法の規定内で連邦と州の執行権限が調整されたのに加え，更に，生体間移植も含む移植医療全体の過程・手続に関しては，2012年臓器移植法をもってして連邦水準での統一的対応が達成された[19]。

2　ドイツ

ドイツの移植医療に関連する重要な法的規制としては，2点の立法例が挙げられる。第1点目は，1997年に成立した「臓器の提供，摘出及び移植に関する法律[20]」である（以下，この内容を「1997年移植法」とする）[21]。第2点目は，この1997年移植法の全面改正として成立した2007年における「臓器及び組織の提供，摘出及び移植に関する法律[22]」である（以下，この全面改正を「2007年移植法」とする）[23]。ここでは，この2点の立法例における制

これから』217頁以下（信山社，2011年）参照。

(19)　Heissenberger W., Das Bundesgesetz uber die Transplantation menschlicher Organe und dessen wesentliche Neuerungen, RdM (2013), S.51.

(20)　Gesetz über die Spende, Entnahme und Übertragung von Organen: Transplantationsgesetz, BGBl. I. 1997, S.2631.

(21)　1997年移植法の内容に関しては，中谷瑾子『続21世紀につなぐ生命と法と倫理：生命の終期に至る諸問題』260頁以下（有斐閣，2001年），長井圓「日本とドイツの臓器移植法：比較と検討」町野朔=長井圓=山本輝之編『臓器移植法改正の論点』94頁以下（信山社，2004年），臼木豊「ドイツ臓器移植法について」町野=長井=山本編・前掲書注(18)107頁以下，アルビン・エーザー（長井圓=井田良共訳）「ドイツの新臓器移植法」町野=長井=山本編・前掲書注(18)173頁以下参照。

(22)　Gesetz über die Spende, Entnahme und Übertragung von Organen und Geweben: Transplantationsgesetz, BGBl. I. 2007, S.2206.

(23)　2007年改正内容に関しては，齋藤純子「臓器及び組織の提供，摘出採取及び移植に関する法律（移植法）」外国の立法235号115頁（2008年）以下，臼木豊「ドイツ移植法（TPG）の現状」岩瀬徹=中森喜彦=西田典之編『刑事法・医事法の新たな展開（下巻）町野朔先生古稀記念』209頁以下（信山社，2014年）参照。

定経緯に焦点を絞る。

（a）　1997年移植法

1997年移植法が成立に至るまでの議論は，実に四半世紀を超える時間が費やされている。旧西ドイツでは，その契機として，1969年に発生したGütgemann事件[24]の影響が指摘されている。この民事事件の概要は，以下の通りである[25]。

1969年6月18日，ある死者の肝臓が遺族への告知も同意も無く摘出された。そして，その肝臓はA. Gütgemann博士を中心とする移植班により，ある学生へと移植された。この臓器摘出において誰からの同意も得られていないという経緯を巡り，遺族よりGütgemann博士に対して損害賠償を請求する民事訴訟が提起された。

この点に関して，裁判所は，1970年2月25日付けで本件請求棄却の判決を下した[26]。その理由は，次のように示されている。先ず，原則として，臓器摘出は，確かに死体に対する不可侵性を侵害するものと位置付けられた。しかし，特別な正当化事由が存在する場合，そのような侵襲行為は，法的に許容されうることも確認された。たとえ死者又は遺族の同意が得られていない場合であったとしても，本件の摘出行為は，他者の生命を救助するという意味を有しており，その点を考慮すれば，法的に許されるという論拠付けである[27]。

この事件は，結論において被告（医療者側）に寛大な判決が得られた。その一方で，司法の対応は，以前として不明確で場当たり的なものであるとして，移植医療の現場からも不満が示された。この移植医療における法の欠缺状態に対して，旧西ドイツでは連邦水準による統一的な臓器移植法の制定が求められた。そこで1973年10月30日付けの第42回法務大臣・各州閣僚会議により，1974年初頭において，臓器移植法制定に向け，連邦と州の合同

---

(24)　LG Bonn, 25. 2. 1970, JZ (1971), S.56 ff.
(25)　事件の概要に関してはGeilen G., Probleme der Organtransplantation: Zugleich eine Besprechung des „Gütgemann"-Urteils des LG Bonn, JZ (1971), S.41 ff.
(26)　LG Bonn, 25. 2. 1970, JZ (1971), S.56.
(27)　判決文（特に59頁以下）では，超法規的緊急避難又は義務衝突の理論による正当化の可能性も示されている。

作業部会設置が決定された[28]。

1978年に至り，当該作業部会からの報告を受けた上で，旧西ドイツの連邦政府は，移植法案を作成した[29]。この法案は，前述の合同作業部会において多数派を占めた反対意思表示方式を基調とするものであった。この急進的な内容を有する法案に対しては，反対意見が強く主張された。そして，連邦参議院では，1978年11月10日付けで同意方式を基調とした対案が提出された[30]。この両案を巡る議論が激化し，事態を収拾することが困難と判断されたことから，結局のところ，採決を経ることなく，1980年3月の時点で連邦法務大臣により審議の中断が宣言された[31]。

その後の1980年代，旧西ドイツにおける臓器移植の法制化の問題は，事実上，棚上げにされた状態が続く。そのような中で実務的運用が積み重ねられた。当時の現場における医学的・倫理的に重要な諸原則は，1987年に策定された医療従事者の自主的規制規範である「移植規則集[32]」にまとめられている[33]。

更に，1990年代に入って東西ドイツ統一の機運が高まり，移植医療に関しても新たな問題が浮上してきた。旧東ドイツ地域では，1975年7月4日に制定された「臓器移植の実施に関する命令[34]」に従って，反対意思表示方式による臓器移植が実施されていた[35]。また，旧西ドイツにおいて，公衆衛

---

(28) Sasse R., Das deutsche Transplantationsgesetz, in: Barta H. / Weber K. (Hrsg.), Rechtsfragen der Transplantationsmedizin in Europa, WUV-Universitätsverlag, (2001), S.106.
(29) BT-Drs. 8/2681, S.1 ff.
(30) BR-Drs. 395/78, S.1 ff.
(31) Vogel H.-J., Zusitimmung oder Widerspruch, NJW (1980), S.629.
(32) この移植規則集（Transplantationskodex）の発展経緯に関しては Viebahn R. / Greif-Higer G., Neuer Transplantationskodex: Verantwortung gegenüber Spendern und Empfängern, Deutsches Ärzteblatt 110, (2013), S.A-2465.
(33) Dreikorn K., Geschichte und Entwicklung der klinischen Nierentransplantation in Deutschland aus urologischer Sicht, in: Deutsche Gesellschaft für Urologie (Hrsg.) Urologie in Deutschland: Bilanz und Perspektiven, Springer, (2007), S.151 ff.
(34) Verordnung vom 4. 7. 1975 über die Durchführung von Organtransplantation: TVO, Gbl DDR 1975, Teil I, S.597.
(35) Höfling W. / Rixin S., Verfassungsfragen der Transplantationsmedizin: Hirntod-

生・医療行政に関する立法権限は，各州に委ねられる伝統が続いていたことから，各州において移植医療が異なる法令により運用され，法的安定性が損なわれる懸念も指摘されるようになった[36]。そこで，移植医療に関して，東西ドイツ統合後は，国内共通の規制を実施する必要性が認識され，1994年10月27日付けのドイツ基本法改正により[37]，臓器及び組織の移植に関する立法権限は，同法第74条第1項第26号において，連邦管轄へと移行された。

このような動向を受けて，1996年4月16日付けで与野党共同による臓器移植に関する法案が提出された[38]。この同意方式を基調とした当該法案を巡る審議が現行法の基盤としての1997年移植法に連なるものとなる。この法案は，1997年6月25日に連邦議会で可決成立し，同年9月26日に連邦参議院の同意を得て，同年11月5日付けの官報に1997年移植法として公布された。その主要部分は，1997年12月1日より施行されている。

この1997年移植法の特徴は，ドイツの従前における移植現場の状況を基本的に追認するものと説明されている[39]。その一方で当該法は，規定上，死の概念を明確に定義することは避けている。これは，法案審議過程で脳死を巡る議論が激烈化し，その決着が困難と見込まれたことによる。また，臓器摘出の場面では，いわゆる広い同意方式が採用された。すなわち，基本的に本人の生前の同意があった場合，移植が許容され，逆に本人の拒否があった場合，摘出は許容されないものとし（1997年移植法第3条），そのような本人による同意も拒否もない場合には，近親者等の同意があれば，摘出が許される（1997年移植法第4条）。この方式は，1997年移植法の成立以前から，実務的運用としてドイツで定着していたものとされる。また，死者からの移植の問題のみならず，生体間移植に関して法的な規制が敷かれている点も注目に値する。

kriterium und Transplantationsgesetz in der Diskussion, J.C.B.Mohr, (1996), S.36; Kühn H. C., Die Motivationslösung: Neue Wege im Recht der Organtransplantation, Duncker & Humblot, (1998), S.60 f.
(36) Thier / Schweikardt, a.a.O.(4), S. 268 f.
(37) Das Gesetz zur Änderung des Grundgesetzes vom 27. 10. 1994, BGBl. I, S.3146.
(38) BT-Drs. 13/4355, S.1 ff.
(39) 臼木・前掲論文注(21)110頁参照。

（b） 2007年移植法

1997年移植法は，2007年に実質的な全面改正がなされた。この改正は，2007年7月20日に成立した「ヒト由来組織及び細胞に関する品質と安全性に関する法（以下，組織法）[40]」の制定による関連法令の包括的改正というかたちで実施された[41]。組織法自体は「ヒト組織及び細胞の提供，摘出，検査，加工，保存，保管及び配分における品質及び安全性の標準の設定に関する欧州議会及び欧州連合理事会指令（以下，EU組織指令）[42]」を国内法化したものである[43]。このEU組織指令は，ヒト由来の組織・細胞の利用が今後の医療における重要な発展分野であるという認識から，EU域内で広範に流通しうるヒト組織の品質及び安全性を確保するものである[44]。

この2007年移植法により，臓器と並んで組織に関する定義が置かれ，移植法におけるヒト組織の位置付けが明確化された。それに伴って，組織を取り扱う手続的要件が整備され，その品質と安全性を確保するための規定が特設された。

このようにヒト組織の取扱いを法的に整備することで，2007年移植法は，更に広範な内容を有するようになった。この2007年移植法は，現在まで更に数度の改正が成立している（2015年3月末時点における最近の改正は，2013年7月15日に成立したもの[45]）。特に2012年において，2点の大幅な改正が

---

(40) Gesetz über Qualität und Sicherheit von menschlichen Geweben und Zellen: Gewebegesetz, BGBl. I 2007, S.1574.

(41) 組織法自体は，溶け込み方式で既存の各関連法令の内容を改正するものであることから，単独の法律としては，存在しない。

(42) Directive 2004/23/EC of the European Parliament and of the Council of 31 March 2004 on setting standards of quality and safety for the donation, procurement, testing, processing, preservation, storage and distribution of human tissues and cells, OJ L 102, 7. 4. 2004, p.48-58.

(43) 本指令の翻訳に関しては，米本昌平訳「ヒト組織および細胞の提供，摘出，検査，加工，維持，保存および配分のための品質および安全性の基準を設けることについての2004年3月31日欧州議会および欧州連合理事会指令2004/23/EC」臨床評価32巻2=3号623頁以下（2005年）参照。

(44) 本指令の解説に関しては，米本昌平=深萱恵一=栗原千絵子「EUヒト組織指令と人体の品質管理：『生命倫理監査』の提言」臨床評価32巻2=3号467頁以下（2005年）参照。

成立していることから,以下,その内容を紹介する[46]。

先ず2012年7月12日に成立した改正法の主眼は,臓器提供の意思表示に関する改革である。従前,市民に対しては,臓器移植の要件及び意義が啓発されるべきであると1997年移植法第2条にも規定されていた。このことに加えて,本改正により,ドイツ疾病金庫(公的医療保険機関)及び民間医療保険機関は,より積極的に臓器又は組織提供の意思表示を啓発し,実際に意思表示することを促すように義務付けられた。このことを受けて,2007年移植法の意思表示方式は,従前の広い同意方式から,意思決定推進方式[47]に変更された(詳細は,後述)。

また,2012年7月21日に成立した改正法の主眼は,EU臓器指令の国内法化である。当該指令によれば,加盟各国における移植医療の国内体制の整備・拡充が求められていた。そのような要請を受けて,2007年移植法の内容にも,移植医療のリスク評価に関する情報収集制度,遡及調査体制の確立,品質・安全性の検査権限を有する所轄官庁の設置等に関する規定が拡充されている[48]。

---

(45) Artikel 5d Gesetz zur Beseitigung sozialer Überforderung bei Beitragsschulden in der Krankenversicherung vom 15. 7. 2013. この改正法は,臓器移植に関する患者情報の意図的な改竄を防止するための整備規定である。実際に,ドイツでは,このような情報改竄事件が2012年に発覚し,問題となった。この事件の概要に関しては,グンナール・ドゥトゥケ(山中友理訳)「ドイツにおける死体からの臓器移植に関する最新の議論」刑事法ジャーナル34号90頁(2012年)参照。立法理由に関しては,BT-Drs. 17/13947, S. 40 f.

(46) 当該改正に関してはRixen S., in: Höfling W., (Hrsg.), TPG: Transplantationsgesetz. Kommentar, 2. Aufl., Erich Schmidt Verlag, (2013), Einf. I, Rn. 4. 日本語による紹介として,渡辺富久子「立法情報【ドイツ】臓器移植法の改正」外国の立法252-2号12頁以下(2012年),ドゥトゥケ,山中訳・前掲論文注(45)79頁以下,神馬幸一「2012年改正ドイツ移植法」静岡大学法政研究17巻3=4号345頁以下(2013年)参照。

(47) Entscheidungslösungと表現される。詳細は,神馬・前掲論文注(46)346頁以下参照。

(48) 詳細は,神馬・前掲論文注(46)349頁以下参照。

3　スイス

　スイスの移植医療に関連する重要な法的規制としては，2004年10月8日に成立し，2007年7月1日に施行された「臓器，組織及び細胞の移植に関する連邦法[49]」が挙げられる（以下，この内容を「スイス移植法」とする）。ここでは，このスイス移植法の制定経緯をまとめる[50]。

　スイスの連邦とカントン（以下，「州」と省略）における権限の分配に関しては，連邦憲法によれば，連邦管轄と定められた事項以外，基本的に，州の権限に帰属する（スイス連邦憲法第3条）。そして，旧来の連邦憲法は，移植医療の事柄を連邦の権限とする規定を欠いていた[51]。このような事情から，スイスでは，移植医療に関する統一的な法律が従前においては存在しなかった[52]。但し，スイス連邦議会においては「1996年3月22日における血液，血液製剤，移植体の検査に関する連邦決議[53]」が採択されていた。この決議内容が連邦水準では政策的な意義を有しているものと考えられていた[54]。しかし，ここでいう連邦決議とは，スイス連邦議会が国政上必要と判断される事柄に関して出す指針の総称であり，連邦法のような拘束力を有するものではない。また，実務的にも医療関係者の民間職能団体である「スイス医科学

---

(49) Bundesgesetz über die Transplantation von Organen, Geweben und Zellen: Transplantationsgesetz, SR 810.21, AS 2007 1935.

(50) このスイス移植法の制定経緯に関しては Hofer P., Das Recht der Transplantationsmedizin in der Schweiz: Rechtsdogmatische, rechtspolitische und rechtsvergleichende Aspekte, Lit Verlag, (2006), S.42 ff. 日本語による紹介としては，森芳周「スイス移植法の概要と制定経緯」福井工業高等専門学校研究紀要（人文・社会科学）42号13頁以下（2008年），クリスティアン・シュワルツェネッガー（甲斐克則=福山好典共訳）「スイス臓器移植法」比較法学44巻1号11頁以下（2010年），神馬幸一「スイスにおける臓器移植関連立法の概要」静岡大学法政研究15巻2=3=4号510頁以下（2011年）参照。概要に関しては，同「スイスにおける臓器移植関連立法の概要」町野=山本=辰井編・前掲書注(18)217頁以下参照。

(51) Schweizerischer Bundesrat, Botschaft zu einer Verfassungsbestimmung über die Transplantationsmedizin vom 23. 4. 1997, BBl (1997), S.662 ff.

(52) Hofer, a.a.O.(50), S.29 ff.

(53) Bundesbeschluss vom 22. März 1996 über die Kontrolle von Blut, Blutprodukten und Transplantaten, SR 818.111, AS 1996 2296.

(54) この連邦決議の内容に関しては Hofer, a.a.O.(50), S.32 f.

アカデミー[55]」の指針等により，移植医療への個別具体的な対応がなされていた[56]。

そのような状況を受けて，各州により制定された個々別々の内容を有する移植法が乱立していた[57]。特に同意方式を採用する州と反対意思表示方式を採用する州の混在状況は，問題視されていた[58]。この点に関しては，1970年代[59]と1990年代[60]に反対意思表示方式の是非を巡り，各州でも，その合憲性がスイス連邦裁判所において争われている。

この混乱した状況を克服するために，スイスでも，連邦水準における公正で均一な移植医療が求められるようになる[61]。すなわち，州水準での対応ではなく，連邦統一法としての臓器移植関連法の必要性が認識されるに至った[62]。そのような議論を経て1999年2月7日に移植医療に関する立法権限

---

(55) Hofer, a.a.O.(50), S.30 ff. スイス医科学アカデミー（Schweizerische Akademie der Medizinischen Wissenschaften = SAMW）は，私法上の財団法人であり，スイスにおける医学研究のための審議機関として機能している。

(56) Schweizerischer Bundesrat, a.a.O.(51), S.667 ff., 684 ff. この経緯に関しては，斉藤誠二「スイスの臓器移植：憲法の改正を起点として」現代刑事法6号71頁以下（1999年）参照。

(57) Hofer, a.a.O.(50), S.29 f.

(58) Hofer, a.a.O.(50), S.57. 斉藤・前掲論文注(56)71頁，カール＝ルートヴィッヒ・クンツ（川口浩一訳）「スイス刑法における臓器摘出への同意の諸問題」姫路法学33号70頁（2001年）参照。

(59) BGE 98 Ia 508 ff. 当時，チューリッヒ州で採用されていた広い反対意思表示方式の違憲性がスイス連邦裁判所において争われた（Gross事件）。この事件の経緯に関しては，Hofer, a.a.O.(50), S.33 ff. これは，チューリッヒ州において，本人又はその近親者等が事前に異議を申し立てなかった場合，死体解剖及び臓器移植は，許容されるという法令に関するものである。スイス連邦裁判所は，この法令を合憲と評価した。

(60) BGE 123 I 112 ff. 当時，ジュネーブ州で採用されていた広い反対意思表示方式の違憲性がスイス連邦裁判所において争われた（第2次Himmelberger事件）。この事件の経緯に関しては，Hofer, a.a.O.(50), S.40 ff. これは，ジュネーブ州において，本人又はその近親者等が事前に異議を申し立てなかった場合，臓器等の移植に際して，本人の推定的同意があるものとするという法令に関するものである。スイス連邦裁判所は，この法令を合憲と評価した。

(61) Schweizerischer Bundesrat, a.a.O.(51), S.674 ff.

(62) 斉藤・前掲論文注(56)71頁では，例えば，提供に関する意思表示の方式が各々の州で異なることから，臓器の摘出に当たって，提供者における住所地の州法に拠るのか，

を連邦に付与する憲法改正が成立した[63]。この憲法改正は，旧連邦憲法第24条の10として条文化され，その内容を変更することなく，現行連邦憲法においても第119条aとして規定されている。

この連邦憲法第119条aの施行法として，スイス移植法は，憲法改正直後から立法作業が進められた。前述したように，スイス移植法は，2004年10月8日に成立し，当該法律を実施するための準備状況を受けて，2007年7月1日に漸く施行された。この移植法の制定により，スイスでは移植目的での臓器・組織・細胞の利用に関する国内の統一的な要件が初めて確立されることになった。

このスイス移植法に関しては，2013年3月に部分改正案が連邦政府により提起された。2014年10月末時点において，当該案は，連邦議会で審議中の段階にある[64]。その内容は，生体間移植に関する法的制度の改革に加え，スイス国内において通用する健康保険に加入している者は，EU及びEFTA加盟国の外国籍民であってもスイス国民と同等の移植医療が受けられるようにする方策の導入を主眼としている[65]。

III 法規制状況の比較

本節では，各国における立法内容の異同を簡単に比較対照する。以下では，特に死者からの移植と生体間移植とを分けて，そこでの主要な論点を採り上げる。

1 死者からの移植に関する規制内容

死者からの移植に関しては，先ず，実体的要件である死の取り扱われ方を比較する。更に手続的要件として臓器摘出に関する意思表示方式の差異を改

　死亡地の州法に拠るのかという混乱が生じていたと紹介されている。
(63) Hofer, a.a.O. (50), S.42 ff.
(64) 改正過程に関してはBundesamt für GesundheitのウェブサイトにおけるTeilrevision des Transplantationsgesetzesの項目を参照。
(65) 改正理由の詳細に関してはSchweizerischer Bundesrat, Botschaft zur Änderung des Transplantationsgesetzes vom 8. 3. 2013, BBl (2013), S.2322 ff.

図1：死者からの臓器移植実施数（EU・EFTA平均との比較）

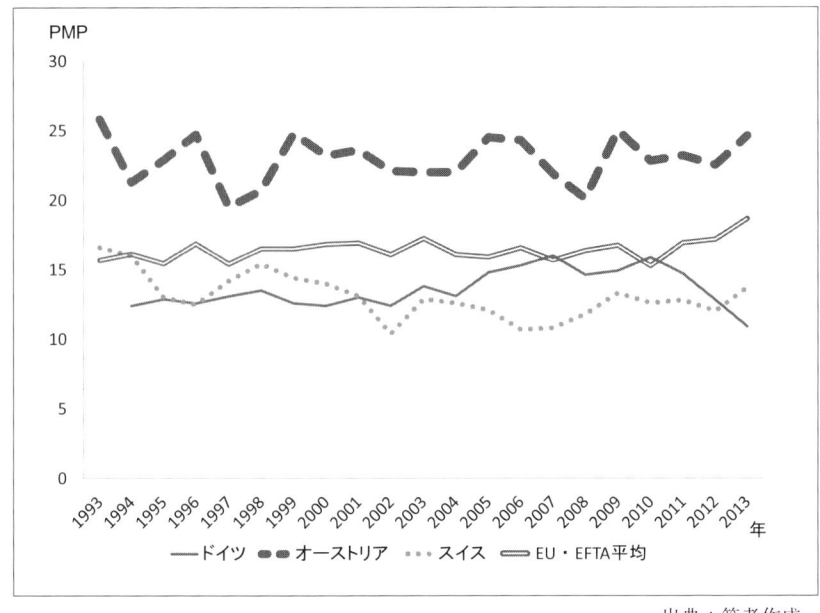

出典：筆者作成

めて確認する。ちなみに人口百万人当たり（PMP）における死者からの臓器移植実施数をEU及びEFTA加盟国の平均と比較した結果は、以下の通りである（図1）[66]。オーストリアが当該加盟国の平均を大きく上回っている。

(a)　実体的要件としての「死」を巡る問題

人の生命の終期を意味する「死」という概念に関しては、法学上、様々な議論が展開されてきた。なぜなら、死とは、生物学的に観察される過程であり、そこに規範的な意味における区切りを設定することは困難なものと考えられているからである[67]。

---

(66) The International Registry of Organ Donation and Transplantation（www.irodat.org）において公表されている各国のデータを元に筆者が作成したもの。人口百万人当たりの死者からの臓器移植数は、各年における Actual deceased donors に掲載された数値を参考にしている。また、各年情報が掲載されていない場合及び数値欄が0と記載されていた場合には、欠損値として処理している。EU及びEFTA加盟国のデータに関しては、加盟年以降の数値により作成している。

(67) 比較法的な見地から、人の死期における問題を検討する最近の文献として von

（ⅰ）**脳死後臓器提供**　先ず，脳死と判定された後の臓器提供（donation after brain death：以下，DBD）に関しては，3か国全ての法制度において「不可逆的な全脳機能の消失」が確認されなければならないと規定されている。しかし，その具体的内容は，各国において異なっている。

　ドイツでは，2007年移植法第3条第2項第2号において，大脳・小脳・脳幹における全機能の最終的で回復不可能な消失が確認されていない限り，臓器摘出は許されないと規定されている[68]。そして，同法第16条第1項第1号により，その確認手続は，標準的な医学知見を具体化した連邦医師会が定める指針に委ねられている。既に連邦医師会は，当該指針として1997年移植法制定時に「脳死の確認のための指針（移植法による補足に伴う1997年第3次改訂版）[69]」を策定し，運用に供している[70]。

　オーストリアでは，2012年移植法上，死に関する明確な規定は置かれていない。同法第5条第2項において，死者からの臓器摘出は，訓練を受けた資格を有する独立の医師1名が死亡を確認した場合に許容されるという規定が置かれるのみである。従って，実際の死亡の確認は，医療現場における実践に委ねられてきた[71]。脳死判定に関しては，1997年，連邦最上級衛生局（Oberster Sanitätsrat）により「予定される臓器摘出に際しての脳死判定の実施に関する勧告[72]」が策定された。この勧告内容が数度の改訂を経て，現在でもオーストリアにおける統一化された脳死判定基準として運用に供されている。

　スイスでは，移植法第9条第1項により，人の死を「脳幹を含めた脳の諸

　　　Thannhausen M.-S. F., Der Todesbegriff im Strafrecht, Peter Lang,（2013），S.21 ff. 長井圓「世界基準の脳死基礎理論」岩瀬＝中森＝西田編・前掲書注(23)177頁以下参照。
(68)　当該規定を「死の実体的定義」として捉えるか否かの議論に関しては von Thannhausen, a.a.O.(67), S.45 ff.
(69)　Bundesärztekammer, Richtlinien zur Feststellung des Hirntodes: 3. Fortschreibung 1997 mit Ergänzungen gemäß Transplantationsgesetz（TPG），Deutsches Ärzteblatt 95,（1998），S.A-1861 ff.
(70)　Höfling W. / Rixen S., in: Höfling TPG, a.a.O.(46), § 3, Rn.8.
(71)　旧法時代の慣行に関しては Hohmann, a.a.O.(11), S.150.
(72)　当該勧告（Empfehlung zur Durchführung der Hirntoddiagnostik bei einer geplanten Organentnahme）に関してはオーストリア保健公社（Gesundheit Österreich GmbH）のウェブサイトにおける Todesfeststellung の項目下で公表されている。

機能が不可逆的に消失している場合」が臓器摘出の要件とされている[73]。移植法第9条第2項によれば，全脳機能の不可逆的消失の判定手続は，連邦閣僚参事会が詳細を定めるものとされている[74]。これに関しては「人の臓器，組織及び細胞の移植に関する政令（移植令）[75]」第7条により，スイス医科学アカデミーが策定する「臓器移植との関連における死の確認のための医療倫理ガイドライン[76]」に従うものとされている。

（ⅱ）　**心停止後臓器提供**　次に問題となるのは，最近注目を浴びている手法としての心停止後臓器提供（donation after cardiac death：以下，DCD）[77]が各国における死の内容に含まれるか否かである。

ドイツでは，前述した連邦医師会策定の指針に従う厳格な脳死判定基準によれば，数分間の心停止だけでは，脳死とみなされない。このことから，DCDは認められていない。この点は，連邦政府の公式見解としても確認されている[78]。

オーストリアでは，これに対し，前述したように，死に関する法的定義規定が無く，また，実際の死亡確認は，医療現場における実践に委ねられていることから，DBDのみならず，DCDの実施も認められている。このDCDに関しては「心停止後の脳死により予定される臓器摘出に際しての脳死判定の実施に関する勧告[79]」が策定されている。

---

(73) Schweizerischer Bundesrat, Botschaft zum Bundesgesetz über die Transplantation von Organen, Geweben und Zellen (Transplantationsgesetz) vom 12. 9. 2001, BBl (2002), S.140.

(74) Schweizerischer Bundesrat, a.a.O.(73), S.140 f.

(75) Verordnung über die Transplantation von menschlichen Organen, Geweben und Zellen: Transplantationsverordnung, SR 810. 211, AS 2007 1961.

(76) Schweizerische Akademie der Medizinischen Wissenschaften, Feststellung des Todes mit Bezug auf Organtransplantationen: Medizinisch-ethische Richtlinien, vista point, (2011), S.12 f. ガイドライン旧版（2005年発行）の該当箇所に関しては，神馬・前掲論文注(50)447頁以下参照。

(77) Manara A. R. / Murphy P. G. / O'Callaghan G., Donation after circulatory death, British Journal of Anaesthesia 108, (2012), pp. i108 ff. 欧米諸国においてDCDからの臓器摘出は，移植黎明期を除いては，1990年代初期まで稀な事案とされていた。しかし，臓器不足の現状に後押しされて，近時DCDが急増している。

(78) BT-Drs. 16/13740, S.128.

スイスでは，前述したように，移植法上，全脳機能の不可逆的消失がドイツ法と同様に求められている。それにもかかわらず，興味深いことにドイツとは異なり，DCD が容認されている。これは，前述したスイス医科学アカデミーのガイドラインが「脳幹を含めた全脳において，完全な不可逆的機能消失に至るまで，持続的な心循環停止状態により，脳への血液循環が長時間にわたり減縮するか，又は中断する」状態を死の内容に含ましめていることに由来する[80]。

(b) 手続的要件としての「意思表示方式」を巡る問題

死者からの臓器提供における手続要件としての意思表示方式は，3 か国において，各々が異なる内容を採用している。

ドイツでは，2007 年移植法第 2 条第 1 項 2 号により，国民に対して定期的に臓器提供の意思表示を啓発する活動が国家の法的義務として位置付けられた。そのような情報提供は，臓器の需要に対する国民の自覚を喚起させることから，移植医療に対する信頼性に影響を与えうるものである。この制度内容は，前述したように，意思決定推進方式と呼称されている[81]。但し，1997 年移植法で採用されていた広い同意方式は，基本的に維持されている。例えば，2007 年移植法第 3 条により，摘出には，提供者本人の同意が必要とされており，また，同法第 4 条により，本人意思が不明の場合，近親者等の同意により臓器の摘出が可能とされている。その意味で，意思決定推進方式は，従前の広い同意方式に加えて，移植医療に関する情報提供体制を拡充したものと理解可能である[82]。広い同意方式によれば，近親者等は，死者に

---

(79) 当該勧告（Empfehlungen zur Durchführung der Todesfeststellung bei einer geplanten Organentnahme nach Hirntod durch Kreislaufstillstand）に関してはオーストリア保健公社（Gesundheit Österreich GmbH）のウェブサイトにおける Todesfeststellung の項目下で公表されている。

(80) Schweizerische Akademie der Medizinischen Wissenschaften, a.a.O.(76), S.13 ff. ガイドライン旧版（2005 年発行）の該当箇所に関しては，神馬・前掲論文注(50)440 頁以下参照。

(81) オーストリア 2012 年移植法には，同様の義務規定はない。但し，オーストリアにおいても，例えば，保健省のような公的機関による広報業務の推進は，重要と考えられている。この点に関しては Hohmann, a.a.O.(11), S.176 f. 一方で，スイス移植法第 61 条においては，同様の公官庁による広報義務が規定されている。

(82) 神馬・前掲論文注(46)346 頁以下参照。

おける意思の保護を現実化することに関して一定の権利性が付与されている。これは，ドイツにおいて，近親者等は，死者の人格権を代理することが可能であると考えられていることに由来するものと説明されている[83]。

　オーストリアでは，前述したように1982年医療施設法改正条項の導入以来，反対意思表示方式により死者からの移植医療は運用されている。この方式は，正に「連帯の原理（Solidaritätsprinzip）[84]」をオーストリアが重要視していることの表れであると考えられている[85]。その一方，生前の拒否権が死後にも反映される点において，死者の人格権も一定程度保護されている。また，その法的推論として，近親者等が死者の人格権を代理しうるかは，議論されている[86]。この点，現行の2012年移植法第5条第1項によれば，法定代理人は，臓器提供を明示的に拒否する意思を医師に対して表示することができ，その場合，臓器摘出は許されない。それ以外の場合において，近親者等の関与は，法的に予定されていない。

　スイスでは，広い同意方式が採用されている[87]。先ず，スイス移植法第8条第1項により，死者において生前に書面化された拒否が存在する場合には，死後の臓器等の摘出は認められない。しかし，同意が生前に書面化されていたような場合には，そのような臓器等の摘出は認められる。この死者本人の意思表示が不明の場合には，同条第2項により，その点に関して，近親者等に問い合わせなければならない[88]。近親者等が存在しない場合，又は連絡が

---

(83) Frick M.-T., Persönlichkeitsrecht: Rechtsvergleichende Studie über den Stand des Persönlichkeitsschutzes in Österreich, Deutschland, der Schweiz und Liechtenstein, Verlag der Österreichischen Staatsdruckerei, (1991), S.32 ff. 但し，この点に関しては，ドイツでも議論されている。臓器提供に関して死者の意思が不明であるならば，近親者等においても，その的確な判断を期待することは困難だからである。このような批判に関してHohmann, a.a.O.(11), S.179.

(84) 連帯の原理とは，自律を他者との関係性の中で把握すること（自由にして依存的な存在としての人間）により，福祉国家を正当化しようとする原則である。より詳細には，松田純「独語圏の生命倫理」今井道夫＝森下直貴編『生命倫理学の基本構図』121頁以下（丸善，2012年）参照。

(85) Hohmann, a.a.O.(11), S.177.

(86) Frick, a.a.O.(83), S.32 ff.

(87) Schweizerischer Bundesrat, a.a.O.(73), S.140; Hofer, a.a.O.(50), S.68 ff.

(88) Schweizerischer Bundesrat, a.a.O.(73), S.139.

取れない場合には，同条第4項により，臓器等の摘出は認められない[89]。近親者等も本人の意思表示を知らないときは，同条第3項により，その近親者等が摘出に同意する場合，臓器等の摘出が認められる[90]。しかし，この同意の際，近親者等は，自由に意思決定できるわけではなく，同項により，死者の推定的意思を尊重することが義務付けられている[91]。

2　生体間移植に関する規制内容

次に，生体間移植を巡る規制内容に関して，3か国の状況を確認する。先ず，生体間移植を支える一般原則の内容及び当事者の範囲を比較する。更に，生体からの提供における特殊な場合として，交換移植及びドミノ移植の状況を確認する。ちなみに人口百万人当たり（PMP）における生体間移植実施数をEU及びEFTA加盟国の平均と比較した結果は，以下の通りである（図2）[92]。スイスが当該加盟国の平均を大きく上回っている。

（a）一般原則

生体間移植に関しては，3か国全ての法制度において，具体的な手続規定が用意されている。しかし，そこで採用される一般原則は，規定の仕方に差異が見られる。

ドイツでは，例えば，2007年移植法第8条第1項第3号により，生体間移植は，死者からの臓器移植が見込めない場合にのみ実施されなければならない。この条項は，いわゆる「補充性の原則」を規定したものと理解されている[93]。

---

(89)　Schweizerischer Bundesrat, a.a.O. (73), S.139.
(90)　Schweizerischer Bundesrat, a.a.O. (73), S.139.
(91)　従前，スイスでは，近親者等における固有の人格権が強調されるという立場も主張されていた。この点に関してはFrick, a.a.O. (83), S.32 ff.
(92)　The International Registry of Organ Donation and Transplantation（www.irodat.org）において公表されている各国のデータを元に筆者が作成したもの。人口百万人当たりの生体間移植実施数は，各年におけるLiving donorsに掲載された数値を参考にしている。また，各年情報が掲載されていない場合及び数値欄が0と記載されていた場合には，欠損値として処理している。EU及びEFTA加盟国のデータに関しては，加盟年以降の数値により作成している。
(93)　Augsberg S., in: Höfling TPG, a.a.O. (46), §8, Rn.41.

図2：生体間臓器移植実施数（EU・EFTA 平均との比較）

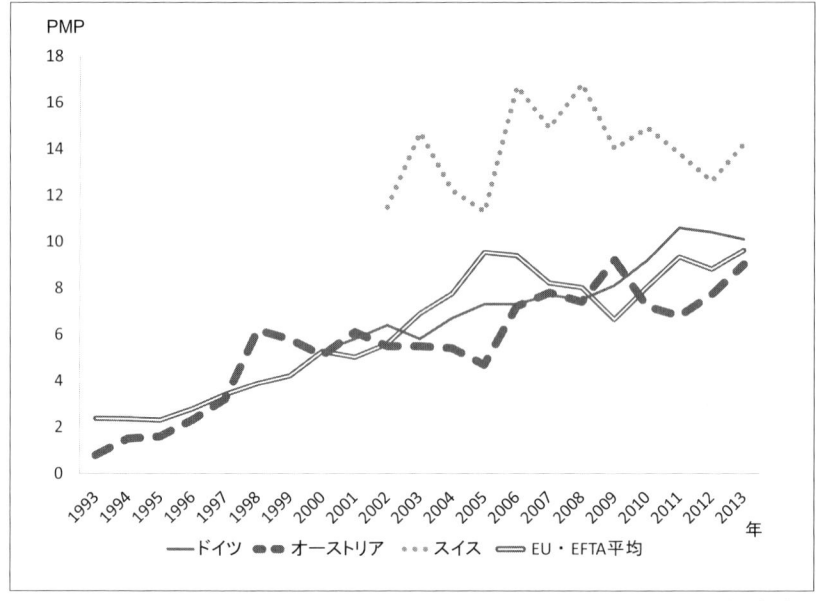

[図：1993年から2013年までの生体間臓器移植実施数（PMP）の推移。ドイツ、オーストリア、スイス、EU・EFTA平均の4本の線が示されている。スイスは2002年頃から12〜16程度で最も高く推移、ドイツ・EU・EFTA平均は8〜10程度、オーストリアは5〜9程度で推移。]

出典：筆者作成

しかし，オーストリアでは，このような補充性の原則は，明確に規定されていない。

また，スイスでは，スイス移植法第12条第d号により，生体間移植の実施要件は，受容者において，それと「同等の利益を得ることのできる他の治療方法がない場合」と規定されている。従って，ここで想定される原則の射程範囲もドイツ法と微妙に異なることが分かる。

（b）当事者の範囲

（i）提供者　提供者の要件に関して，ドイツでは，2007年移植法第8条第1項第1号により，同意能力を有する成年であることが求められている。従って，同意能力のない成年又は未成年者は，生体間移植における提供者としての法的資格がない。その代理人による同意の表明も同様に排除される。

この点，オーストリアでは，2012年移植法第8条第1項により，18歳未満の者（すなわち，オーストリアでの未成年者）における臓器提供は認められ

ないと規定されている。

　また，スイス移植法第13条第1項により，生体間移植の場合，判断能力のない者又は未成年者からの臓器提供は，スイスにおいて認められていない。しかし，同条第2項により，再生可能な組織又は細胞の摘出に関しては，幾つかの要件を掲げて，そのような者でも提供可能とする例外が設けられている。

　（ⅱ）受　容　者　　受容者の範囲に関して，ドイツでは，2007年移植法第8条第1項第4号により，腎臓，肝臓の一部又はその他の再生能力のない臓器が対象となる場合，第1親等若しくは第2親等の血族，配偶者，法的に登録された日常生活上の同伴者，婚約者又は提供者と特別な個人的関係性により明らかに親密とされる者のみが対象となる。

　その一方で，オーストリア及びスイスでは，生体間移植に関して，法文上，そのような受容者の範囲に関する限定は設けられていない。

　（c）生体間移植における特殊な場合
　（ⅰ）交　換　移　植　　生体間移植を希望する当事者において，その当事者の組合せでは移植に関する医学的適応性がない場合，同様の問題を抱える組合せを多数集め，それらの者達の間で組み直しを行うことで移植の実施可能性を高める様々な方法が現在，世界各国で実施されている。いわゆる「交換移植（Überkreuz-Lebendspende：Crossover-Spende）」と呼ばれる特殊な生体間移植の実施方法である[94]。

　この点，ドイツでは，前述したように，生体間移植に関して受容者の範囲が移植法上，限定されている。このことから，その範囲外の者が関与する交換移植の実施は，法的に許容されないという判例が下されている[95]。

　オーストリアでは，受容者の範囲に関する法的規定が欠けていることから，交換移植の実施は可能とされ，既に実施例が確認されている[96]。

---

(94) 交換移植に関する更に詳細な情報に関しては，神馬幸一「組み直し腎臓交換の制度設計に関する生命倫理学的考察」生命倫理24号72頁以下（2013年）参照。

(95) BSG, 10. 12. 2003, JZ (2004), S.464. ドイツにおける交換移植の議論に関しては，岡上雅美「ドイツ連邦共和国における生体移植」城下裕二編『生体移植と法』175頁以下（日本評論社，2009年）参照。

(96) Maggiore U. et al., Strategies to increase the donor pool and access to kidney transplantation: an international perspective, Nephrol Dial Transplant (2014), p.2.

スイスでは，スイス移植法第6条第2項dにより，無償性の要件を満たしていることを理由として交換移植は許容されており，欧州における初の実施例は，スイス（バーゼル大学）で行われている[97]。

（ⅱ）ドミノ移植　　また，臓器提供者が同時に受容者として予定されているドミノ移植に関しては，現行法上，3か国の全てにおいて明確な法的規制を欠いている。一見すると当該移植の方式・形態は，生体間移植に類似している[98]。しかし，ドミノ移植は，特定の第三者において臓器が受容されることを提供者の意思で決定できるものではない。むしろ，そこにおける当事者の選別は，医学的判断に委ねられている。このことから，一般的な生体間移植とドミノ移植は，方法論的に異なるとも主張されている[99]。すなわち，ドミノ移植は，生体間移植の例外的問題というよりも，むしろ，死者からの臓器提供に近しいものとして理解可能とされる。従って，ドミノ移植では，死者からの臓器提供のように，提供者と受容者の範囲に限定が付されない制度設計による臓器配分が妥当であるとも説明されている[100]。このような意味で3か国においては，今後，死者からの臓器提供に準じるかたちでドミノ移植の法規制が導入される可能性も見込まれている。

Ⅳ　ま　と　め

以上で紹介されたように，現在では，ドイツ・オーストリア・スイスの各国において，移植医療の特殊性に着目した特別立法が制定されている。そのような特別立法が制定される以前は，どの国においても，行政法・民法・刑法というような一般法的な領域での対応が企図されていた。しかし，そこにおける問題の対処には限界がある。この認識により，各国の移植医療を巡る事情に応じた特別立法の整備が進められた。そのような経緯は，どの3か国

---

(97)　Thiel G. / Vogelbach P. / Gurke L. et al., Crossover renal transplantation: hurdles to be cleared!, Transplant Proc 33, (2001), pp.811 ff.
(98)　例えば，ドイツ移植財団（Deutsche Stiftung für Organtransplantation）のウェブサイトにおけるDominotransplantationの用語説明及びスイス連邦保健局（Bundesamt für Gesundheit）のウェブサイトにおけるDomino-Transplantationの用語説明を参照。
(99)　Bader M., Organmangel und Organverteilung, Mohr Siebeck, (2010), S. 117.
(100)　Hohmann, a.a.O.(11), S.185 f.

においても共通している。

　しかし，各々の法的規制の内容は，様々に異なっている。特に死体からの移植に関して，オーストリアが他の2か国に比較しても寛容な態度で臨んでおり，実際に実施数も多い点が特徴として指摘できる。オーストリアは，1970年代以降，死体からの移植推進に努めてきた。その点は，他の2か国よりも早い段階において法的運用が定着してきた経緯に見出せる。

　但し，オーストリアにおいて，この死者からの移植実施数の多さが反対意思表示方式の採用によるものであると結論付けることも短絡的である。なぜなら，比較法的に反対意思表示方式の採用は，実証的に死者からの臓器提供数の多寡とは無関係であるという反証も存在するからである[101]。従って，反対意思表示方式の採用が実施数の多さの理由であると因果関係的に把握することはできない。むしろ，そのような表示方式の採用を是認するオーストリアの社会文化的な背景の中に実施数の多さを支える答えがあるように思われる。すなわち，オーストリアにおける反対意思表示方式は，要因自体ではなく，それ自体が臓器移植医療を巡る国民性の現れではないだろうか。この点に関する解明が今後の課題である。

　また，生体間移植に関しては，スイスが他の2か国に比較しても，当事者の範囲が広く把握されており，実際に，その実施数も多い点が特徴として指摘できる。この生体間移植の問題は，欧州においても2000年代に入って本格的な法的規制が検討され始めた[102]。そのような経緯を考慮すれば，スイスの立法政策は，他の2か国よりも整備が遅れたことの裏返しとして，現在では，実務上の要請に最も適合的な規制内容を有しているとも考えられる。但し，他の2か国においても，生体間移植の実施数が増加傾向にある。このことを鑑みると，将来的に生体間移植に関する規制は，欧州共通の課題として再認識されることも見込まれる[103]。

---

(101)　Hitchen L., No evidence that presumed consent increases organ donation, British Medical Journal 337, (2008), p.a1614; Callender T.A., Presumed consent: Incentivising organ donation, BMJ 340, (2010), p.c3152.

(102)　Lopp L., Regulations Regarding Living Organ Donation in Europe: Possibilities of Harmonisation, Springer, (2013), pp.24 ff.

(103)　Lopp, a.a.O.(102), pp.269 ff.

ドイツにおける立法は，他の2か国に比較しても，非常に詳細で広範な内容を有しており，手続的にも厳格な規制内容が採用されている。この点からも，ドイツが万全のかたちで健全な臓器移植医療の発展を担保しようと企図していることが読み取れる。

　以上における意味で，ドイツ・オーストリア・スイスの移植医療に関する法的基盤整備は，比較法的な検討を加えるべき多くの内容を有している。それは，我が国の制度設計にも十分な示唆に富んでいる。欧州全体における規制統一化の機運も含めて，それらの国々における今後の動向は，引き続き注目に値するものといえよう。

9 フランスにおける臓器移植

磯 部　　哲

医事法講座 第6巻 臓器移植と医事法

Ⅰ　はじめに
Ⅱ　フランス臓器移植関連法制
Ⅲ　フランスにおける臓器移植の現状等
Ⅳ　おわりに

I　はじめに

　わが国の臓器移植法改正（2010年施行）による主な変更点は，本人が臓器を提供する意思がないことを表明していなければ，遺族が臓器提供に書面で承諾するときには臓器提供が可能となったこと，これにより，本人がドナーカードを持っていなくても臓器提供が可能となっただけでなく，15歳未満の者もドナーとなれるようになったこと，本人の書面による意思表示があれば親族への優先提供も可能となったことなどであった。こうした法改正が実現した背景に，我が国の移植医療は技術的には十分であるものの，旧法下では脳死後の臓器提供に際して本人（15歳以上に限る）の書面による意思表示を必須としていたことから，脳死臓器提供の数が少なく，かつ，小児の臓器移植は国内で実施できない状況であったこと，そのためやむを得ず，小児を含む多くの日本人が海外に渡航して移植を受けてきたこと，他方で，世界的な臓器不足の状況や臓器売買による社会的弱者搾取のおそれから，臓器取引と海外移植を禁止する国際移植学会「イスタンブール宣言」（2008年）が発出され，世界保健機構も同趣旨の勧告（2010年）を出すなどの諸事情があったことは言うまでもない。

　本書は，わが国の臓器移植法改正後の状況を念頭に置きつつ，国内外の臓器移植の法制度及び運用面での諸問題に焦点を当てることをねらいの1つとしている。本稿は，そうした観点を踏まえつつ，フランスにおける臓器移植に関する法制度の現状と課題を概観しようとするものである。現在のフランス法制の体系，臓器移植に関連する一般原則や臓器採取の要件（特に本人及び家族等の意思表示の位置付け）や手続がどのように定められているのか（Ⅱ），そして，フランスにおける臓器移植の状況のデータを踏まえ，彼の国において臓器移植の普及促進のためにどのような体制がとられているのか（Ⅲ）を概観してみたい。

Ⅱ　フランス臓器移植関連法制

1　生命倫理法の体系と基本理念等

(a)「生命倫理法」の体系

(ⅰ)　フランスの神経科医グループが深昏睡（le coma dépassé）の語のもとで脳死下臓器移植の可能性の議論を開始したのが 1959 年とされているが，1968 年には脳死（la mort encéphalique）の語が定着し，その後，脳死下移植における推定同意概念を導入した 1976 年 12 月 22 日法律 76-1181 号（loi Caillavet カイヤヴェ法と呼ばれる）によって，本格的に臓器移植の途が開かれる。もっとも，80 年代までフランスでは腎臓移植が主であり，拒絶反応への対応が困難で移植医療への挑戦は限定的であったところ，1982 年にフランスで初めてレシピエントの治療にシクロスポリンが用いられて以降，患者の予後は飛躍的に向上し，移植のための臓器提供数も急増する。1982 年には年間 650 例だったのが，その 5 年後には 2400 例となったという。その後，90 年代初頭の汚染血液の問題（狂牛病事件等）によってフランス保健衛生当局への信頼は大きく失墜し，レシピエントの数が急減することがあった。そこで，当時の政府は輸血用血液に対する法の枠組みを再整備すると同時に，臓器採取・移植についても同様の仕組みを設けることとして，以下に見る 1994 年法律の制定に至ったのであった[1]。

かくして現在フランスでは，臓器移植を含む先端医療の枠組みについて，公衆衛生法典（Code de la Santé Publique：CSP。保健医療法典と訳出されることもある）が詳細な規定を置いている。臓器移植に関連する諸規定はその後もいわゆる「生命倫理法」の制定・改正を通じて整備されてきた経緯があるので，まずは生命倫理法における基本理念や規定内容をおさらいしておこう。

(ⅱ)　1994 年に制定された生命倫理法は 3 つの法律[2]によって構成され

---

(1)　以上参照，http://www.dondorganes.fr/008-l-histoire-de-la-greffe
(2)　Loi n° 94-653 du 29 juill. 1994 relative au respect du corps humain, JO n° 175 du 30 juill. 1994（『人体尊重法』）; Loi n°° 94-654 du 29 juill. 1994 relative au don et à l'utilisation des éléments et produits du corps humain, à l'assistance médicale à la

ていたが⁽³⁾、櫪島次郎⁽⁴⁾が紹介するジャン＝フランソワ・マテイ氏の表現によれば、フランスの生命倫理関連法体系は、共通の倫理規定と罰則を定めた

procréation et au diagnostic prénatal, JO n°175 du 30 juill. 1994（『移植・生殖法』と略称される、「人体の構成要素および産物の贈与および利用、生殖に対する医学的介助ならびに出生前診断に関する法律」）; Loi n°94-548 du 1er juill. 1994 relative au traitement de données nominatives ayant pour fin la recherche dans le domaine de la santé et modifiant la loi n°78-17 du 6 janv. 1978 relative à l'informatique, aux fichiers et aux libertés, JO n°152 du 2 juill. 1994（『記名データ法』と略称される、「保健の分野における研究を目的とする記名情報の処理、ならびに情報処理、情報ファイルおよび自由に関する1978年1月6日法を改正する法律」）。

（3） フランス生命倫理法を取り上げた論考は多い。ミシェル・ゴベール（滝沢聿代訳）「生命倫理とフランスの新立法」成城法学47号（1994年）113頁、フランス刑法研究会「フランスにおける生命倫理と法（一）〜（四）」國學院法学34巻4号、35巻2,3,4号（1997-8年、原典はLes biotechnologies l'éthique biomédicale et le droit, sous la direction de Catherine Chabert-Peltat et Alain Bensoussan, Hermès, Paris, 1995）、ルノワール＝北村一郎＝大村敦志「フランス生命倫理立法の背景」ジュリスト1090号、同1092号74頁（共に1996年）、北村一郎「フランスにおける生命倫理立法の概要」ジュリスト1090号120頁（1996年）、滝沢正「フランスにおける生命倫理法制」上智法学論集43巻4号9頁（2000年）、比較生命倫理法研究会「共同研究・生命倫理法の展開（一）（二・完）——比較法的考察」上智法学論集48巻3・4号167頁（2005年）、49巻1号99頁（2005年）、磯部哲「フランスにおける人由来資料の利用規制」ジュリスト1247号49頁（2003年）、磯部哲「フランスの生命倫理への視点」高橋隆雄＝浅井篤編『日本の生命倫理——回顧と展望』329-354頁（九州大学出版会、2007年）など。生殖補助医療を中心に取り上げたものであるが、近年の本格的研究として小門穂『フランスの生命倫理法　生殖医療の用いられ方』（ナカニシヤ出版、2015年）があり参考になる。

（4） 早くからわが国にフランス生命倫理法を紹介してきた櫪島次郎の業績は多岐にわたるが、「フランスにおける生命倫理の法制化」Studies 生命・人間・社会（三菱化学生命科学研究所）1号（1993年）、「フランス『生命倫理法』の全体像」外国の立法33巻2号（1994年）、「フランスの生殖技術規制政策」Studies 生命・人間・社会2号（1994年）、「人体実験と先端医療——フランス生命倫理政策の全貌」Studies 生命・人間・社会3号（1995年）、「先端医療政策論」『病と医療の社会学』〔岩波講座現代社会学第14巻〕（1996年）、「フランスの先端医療技術規制の構造——生命倫理関連法体系の分析」法律時報68巻10号（1996年）、「人の発生操作研究の規制——人クローン禁止の法的位置付けのあり方」総合研究開発機構＝川井健共編『生命科学の発展と法　生命倫理法試案』（有斐閣、2001年）75頁、『先端医療のルール』（講談社現代新書1581、2001年）など参照。

"土台"があり（民法典及び刑法典に挿入された諸規定），個別の先端医療技術を規制する諸規定が"天蓋"として存在しており，その間を，個人情報保護と被験者保護という"柱"が支えているという。そして，生命倫理関連法の改正法案は憲法院の合憲判決[5]を得て，生命倫理に関する 2004 年 8 月 6 日法律 2004-800 号（以下，2004 年法という。）として成立する[6]。"天蓋"部分こそは近年の技術発展を受けて多くの改正が施されているが，臓器移植関連規定も 2004 年法によって大幅な修正を受けている。その後，2004 年法が技術の進捗等を勘案した見直し規定をおいていたことを受け，2011 年 7 月 7 日法律 2011-814 号[7]によって，医療目的での遺伝子検査，出生前診断及び着床前診断，生殖補助医療における配偶子ドナーの範囲拡大及びドナーの匿名性確保に向けた個人情報保護措置の強化，ヒト胚・ES 細胞研究規制の一部緩和などと並んで，臓器移植についても若干の規定の修正が施されている。

（b）「人間の尊厳」概念の内包

橳島によれば，同法は「人体の人権宣言」をしたものであり，「人体を，物ではない，人の尊厳が及ぶ特別な保護の対象と位置付けよう」としているという[8]。すなわち，"土台"部分である民法典第 1 編第 1 章第 2 節「人体の尊重 Du respect du corps humain」では，人間の優位性，生命誕生時からの人間的存在の尊重，人体の不可侵性・完全性およびその非財産的性格，人の種の完全性などの基本理念が定められる他，代理出産契約の無効，人クローン個体産生の禁止等の具体的な規定もある。同章の規定はいずれも公序であると規定され（以上，民法典 16 条から 16-9 条），対応して刑法典の罰則

（5） Conseil Constituionnel, Décision n° 2004-498 DC du 29 juillet 2004, Rec. p.122. 同判決について参照，小林真紀「判批」フランス憲法判例研究会編・編集代表辻村みよ子『フランスの憲法判例 II』101-104 頁（信山社，2013 年）。

（6） Loi n° 2004-800 du 6 août 2004 relative à la bioéthique, JO n° 182 du 7 août 2004: D. 2004, pp.2089-2107. 同法の全体について考察した文献として，参照，橳島次郎＝小門穂「フランスにおける先端医療技術管理体制の再整備——生命倫理関連法体系 2004 年改正の分析」Studies 生命・人間・社会 8 号（2005 年）。

（7） V. *Révision des Lois de Bioéthique Loi N 2011-814 du 7 Juillet 2011*, Sous la direction de Virginie Larribau-Terneyre et Jean-Jacques Lemouland, 2011.

（8） 橳島・前掲注（4）『先端医療のルール』38 頁以下参照

規定も整備されている。

　そして，法解釈論としては，彼の国において「人間の尊厳」の原理に憲法上の価値が承認されている点にこそ注目する必要がある。憲法院 1994 年 7 月 27 日判決は，人間の尊厳の擁護（la sauvegarde de dignité de la personne humaine）が憲法的価値を有する原理であることを承認し，憲法院の審査に付された法律の規定全体については，「いくつかの原理の総体を謳うものであり，それには人間の優位性（primauté de la personne humaine），生命誕生時からの人間的存在の尊重（respect de l'être humain dès le commencement de sa vie），人体の不可侵性，完全性およびその非財産的性格（inviolabilité, intégrité, et absence de caractère patrimonial du corps humain）および人の種の完全性（intégrité de l'espèce humaine）が含まれる。このように確認された諸原理は，人間の尊厳の擁護という憲法的原理の尊重の確保を目指すものである」と述べたのであった[9]。なお，「人間の尊厳」の原理はその後，合憲性審査における準拠規範として定着し，生命倫理以外の分野へも応用的に適用されるようになっていく[10]。

　したがって，後に見るように，臓器移植を含むヒト由来物質の利用等に関する無償性の原則は「人体の非財産的性格」に由来するものであるし，移植

---

(9) Conseil Constituionnel, Décision n° 94-343/344 DC du 27 juillet 1994, Rec. p.100. 同判決について参照，小林・前掲注（5）97-100 頁（信山社，2013 年），岡村美保子「生命倫理と法——憲法院の判断」ジュリスト 1058 号 88 頁（1994 年）のほか，小林真紀「フランス公法における『人間の尊厳』の原理（一）（二）」上智法学論集 42 巻 3・4 合併号 167 頁，同 43 巻 1 号 55 頁（共に 1999 年）が示唆に富む。「憲法的価値を有する原理」に関しては参照，小林真紀「フランスにおける合憲性審査基準の変容——憲法院判例に見る新たな準拠規範の果たす役割」上智法学論集 45 巻 3 号 75 頁（2002 年）。

(10) これまでに人間の尊厳の原理に言及された事案には，国際刑事裁判所規程の憲法適合性，住居に対する権利（生存権と国・公共団体の責務，住宅整備の民間委託の是非），婚姻外カップル立法（連帯民事契約（PaCS）法）の合憲性，「小びと投げゲーム」の興行禁止を命じた行政処分に対する越権訴訟等，様々な事例があった。詳しくは参照，小林・前掲注（4）「フランスにおける合憲性審査基準の変容」89 頁以下。もっとも，「尊厳」という語が，もはや普遍性・絶対性を要求する概念としては捉えられておらず，その汎用化とともに，比較衡量の対象利益として相対化される凡庸化（banalisation）の傾向があることは，磯部・前掲注（3）「フランスの生命倫理への視点」で指摘したとおりである。

ドナーの事前同意の要件も「人体の不可侵性原則のコロラリー」（医師会全国評議会逐条解説[11]）というべきものであろう。臓器移植に関連して，いくつかの憲法的価値を有する規範が存在する点は興味深い。

2 臓器移植に関連する一般原則等

（a）公衆衛生法典による規律

フランスで初めて脳死臓器移植を許容した1976年のカイヤヴェ法においては，死後の臓器採取における推定同意方式を定めるのみであったが，臓器の採取及び移植における基本原則及び諸要件は，生命倫理法の制定・改正を通じて整備されていく。CSPでは，遺伝子解析研究，出生前診断，生殖補助医療，胚を用いた研究・ES細胞の保管等に関する規定と並んで，「人体の諸要素と産出物の提供と利用」（第一部第二編）と題する編がたてられ，その中で，1章：基本原則 principes généraux に続けて，2章：人の血液 sang humain，三章：臓器 organes および4章：組織，細胞，産出物等 tissus, cellules, produits du corps humain et leurs dérivé が区分され，関連規定がおかれている。後ほど1章及び3章の内容を概観することとする。

なお，医師職業倫理法典（Code de déontologie médicale）においても，臓器移植に関する規定は置かれているが，「生体または死体からの血液の収集および臓器・組織・細胞その他の人体の産出物の採取は，法律に定められた場合及び諸条件下においてのみ実施され得る」（16条）と規定するのみで，具体的には何も書かれていない。医師会全国評議会による逐条解説でも，法令の規定の概要が紹介されるにとどまっている。およそ臓器移植の実施条件等の定めに関しては立法によるのであり，医師団体による自己規律に馴染むものではないというフランス的な規範構造のあり方を垣間見ることができる。

（b）CSPの定める一般原則

（i）概 観

生命倫理法の制定を経て，CSPには人体の諸要素及び産出物の提供と利用に関する一般原則が定められ，その多くは臓器の採取及び移植にも関わる。CSPでは，L.1211-×の番号が付せられた条文がそれに該当する。臓器等の

---

(11) http://www.conseil-national.medecin.fr/article/article-16-collecte-de-sang-et-prelevements-d-organes-240

利用等については，対象者の保護の要請と，利用等を通じて第三者が受ける治療上の利益とを両立させることが求められる。近時の立法では，生物医学研究（recherches biomédicales）に関する諸規定がそうであったように，一定の手続保障を強化することと引き替えに，臓器等の利用等による"共同的利益（intérêt collectif）"を重視する傾向が顕著にみられているという指摘がある[12]。

一般原則の章においては，人体の諸要素及び産出物の提供と利用は，CSP第二編（1200番台）の規定及び民法典の規定に従うこと（L.1211-1）をはじめとして幾つかの規定があるが，臓器の提供，採取と移植に関する法原則が整備されたのは 2004 年法によってであり，その後，2011 年改正でも若干修正されている。以下では臓器移植に強く関連するものを検討していく。なお，人体の不可侵性原則の論理的帰結でもある生体ドナーの事前同意（consentement préalable du donneur）及びその同意が随時撤回可能であること（L.1211-3）については，項を改めて言及する。

（ⅱ）無償性（gratuité）

無償性原則については，欧州レベルでも，指令 2004/23/CE 第 12 条，Oviedo 条約 21 条などが同趣旨を定めているが，フランスでは民法典 16-1 条が人体等を財産権の対象としてはならないこと，同 16-7 条が明確に臓器等の採取等における支払いの禁止を定めるほか，CSP L.1211-4 でも重ねて，臓器等の採取・収集に協力した者に対していかなる形態でも対価が支払われてはならないこと，採取・収集に付随する費用（実費）について，採取等を実施した保健医療施設（établissement de santé）が負担することは可能であること，治療目的で実施される生体間の移植については治療行為として取り扱われること，などを規定している。償還可能な実費についてはデクレで定めており，移動費・宿泊費（CSP R.1211-2），休業補償（CSP R.1211-5），必要な医療上の処置にかかる諸費用（CSP R.1211-8，R.1211-9）などがあげられている。2004 年法が新設した生物医学機構（Agence de la biomédecine: ABM，「先端医療庁」とも訳される）によれば，無償性原則こそが臓器の不正取引に対する強力な抑止力となっているという[13]。

---

(12) Anne Laude, Bertrand Mathieu et Didier Tabuteau, *Droit de la santé*, 3e ed., 2012, p.669.

なお，特定の人又は施設に諸要素の提供等を呼びかける広告（publicité）は禁止されているが，これも無償性原則に関連するものと位置付けることができる。この場合でも，厚生大臣の責任のもとで行う広報（information du public）は許容されている（以上，CSP L.1211-3）。

（ⅲ）　匿名性の尊重（respect de l'anonymat）

この原則は民法典16-8条の規定するものであり，CSP L.1211-5条でも，ドナーはレシピエントの身元を知り得ず，逆もまた同様であること，身元を特定し得るあらゆる情報は漏らされてはならないこと，を繰り返し規定する。ドナーとレシピエントの間にある"仕切り"としての匿名性原則は，死別の悲しみにある遺族を保護すると同時に，レシピエントにとってもまた，移植された臓器等と一定の距離感を保つのに役立つと解されているようである[14]。もっとも民法典やCSPの該当条文が明示的に定めるように，治療上の必要がある場合の例外は認められており，その場合は匿名性は解除される（民法典16-8条によれば，その場合でも，ドナー及びレシピエントの担当医師のみが個人を特定しうる情報にアクセスできるに過ぎない）。これも，指令2004/23/CE第14条及び同8条でも採用されたロジックであり，ドナー及びレシピエントの個人情報の保護と，提供臓器等のトレーサビリティの実現とがいずれも重要であるという配慮に基づく。

なお，この匿名性原則に反しない範囲で，ドナーの家族は，採取された臓器/組織，移植手術の結果について情報提供を受けることはできる。

（ⅳ）　そ　の　他

CSPの定める一般原則にはさらに，衛生上の安全（securité sanitaire）に関する規定がある。

まず，治療目的での臓器等の採取・収集にあたっては，感染症の検診も含む衛生上の安全に関する諸規範を遵守することが規定される。現在の科学及び医療上の知見に照らしてレシピエントに及ぼす測定可能なリスク（risque mesurable）が，レシピエントに期待される便益（avantage）を上回る場合には，人体の諸要素等を治療目的に利用してはならないことも明記されており（以上，CSP L.1211-6），レシピエントに対してリスク・ベネフィットの均衡

---

(13)　http://www.dondorganes.fr/076-l-anonymat-et-la-gratuite
(14)　同上

(proportionnalité bénéfice/risque）を踏まえた衛生上の安全確保の要請が重視されている様子がうかがえる。

　さらに，監視システム（système de vigilance）の整備と実施についても規定されている（CSP L.1211-7）。これも指令2004/23/CEに適合するものであるが，要するに臓器等の利用等においては，その採取，保存，運搬，分配等のあらゆる段階において衛生上の安全が要請されるというものである。関連する動きとしては，たとえば2011年に，治療目的で採取された人体の諸要素・産出物（血液など一部を除く）に対する感染マーカーの追跡に関して，生物医学統計を実施する手法等を定めたアレテ（Arr. Du 22 juin 2011, JO 27 juillet 2011）が発出されたほか，2013年には，治療上の目的で用いられた人由来の諸要素・産出物が原因として疑われうる事故・副作用等に関する申告の仕組みが整備されている（2013年4月3日決定で，申告様式が定められている。JO 31 mai 2013）。

　その他の一般原則として，医師会全国評議会逐条解説では，移植用臓器の分配及び割当てにおける公正性（équité dans la répartition et l'attribution des greffons）があげられている。

3　臓器移植に関する要件・手続等

(a) 生体からの臓器採取

（ⅰ）　生存する者からの提供のための臓器採取は，レシピエントに直接の治療上の利益がある場合にのみ実施されうる[15]。ドナーとなりうるのは，原則としてレシピエントの父母の資格をもつものとされるが（以上 L.1231-1第1項），L.1231-1第2項では，配偶者，兄弟姉妹，子，祖父母，おじおば，本いとこ，義父母に加え，「レシピエントとの共同生活（少なくとも2年）を証明する者」（2004年法で追加）や，「レシピエントとの間で，少なくとも2年来，緊密で安定した関係を保っていることを証明する者」（2011年改正で

---

(15)　なお，2004年改正によって，治療上の必要から手術を行い採取した臓器については，本人（未成年者等の場合には本人に加え親権者等）の拒否がない場合には，治療目的だけでなく研究目的で用いることもできる旨が明記されている（CSP L.1235-2）。研究目的での臓器の輸出入は，生物医学機構（ABM）の意見を聴いた上で研究担当大臣が許可をした施設において可能である（CSP L.1235-1）。

追加）などもドナーとなりうることとされている。

　このように，1994年法では生体ドナーとなれる者はレシピエントの父母，子，兄弟でなければならなかったところ（緊急時には配偶者もドナーとなりうる），2004年法で一部緩和されたのであったが，なお生体ドナーからの移植は数が増えず，2011年法でさらなる緩和措置がとられたのであった。人を保護するためにおかれたドナー制限の規定であるにもかかわらず[16]，徐々にドナー資格が拡大されていく理由としては，移植用臓器の不足解消のねらいがあることは言うまでもないが，同時にドナーの範囲が狭いことが候補者のプレッシャーを強めること，現代の共同体ないし家族事情の考慮等もあげられている。

　なお，2011年法では，ドナー候補者の範囲の拡大に加え，移植数の増加を見込んで「臓器交換提供（un don croisé d'organes）」が容認されている。ドナー交換移植とは，2組のドナーとレシピエントが存在するが不適合で移植が不可能な場合に，ドナーを交換することで不適合が解消される場合に実施されるものである。この場合でも，ドナーとレシピエント間の匿名性原則は尊重される（CSP L.1231-1）。

　（ⅱ）　CSP L.1231-1は，生体ドナーの保護のため，臓器の採取要件を大要以下のように定めている。

　CSPは臓器，組織等の提出の適性を担保するため，医師等からなる専門家委員会（実務では，生体ドナー委員会《 comité donneur vivant 》などともよばれている。）を設置しているが（L.1231-3），同委員会は，倫理的観点からドナーの保護を強化する役割をも担っている。即ち，生体ドナーとなるためには，同委員会から，事前に，採取に伴うリスクや予測される結果等に関する情報を提供された上で，大審裁判所長（またはその指名する司法官）の面前で同意を表明しなければならず（生命の危機がある緊急の場合には，検事の面前でもよい），同裁判所長は，提供の同意が自由で照らされたものであること，法の定める諸要件を満たすものであることを確認しなければならないこととされている。生体からのあらゆる採取について「書面による同意」又は「公的機関における同意の表明」を要請するヨーロッパ評議会人権・生物医

---

(16)　Anne Laude, Bertrand Mathieu et Didier Tabuteau・前掲注(12), p.679.

学条約19条との整合性に配慮したものである。この同意は，様式を問わずいつでも撤回可能である。

さらに，臓器の採取及び移植手術を行う臨床医らは，当該行為に基づく報酬を得てはならないこととされているが（CSP L.1233-2 et L.1234-3），これもドナーの保護のためであると説明されることがある[17]。

(ⅲ) 専門家委員会は5人の構成員で構成される。任期は3年で，保健担当大臣のアレテによって任命される。医師2人と人文社会科学の専門家1人に加え，さらにもう1人の医師と心理学の専門家1人（ドナーが成人の場合）または児童心理学の専門家1人と小児科医1人（小児骨髄移植等の場合）によって構成される（以上CSP L.1231-3）。

2項ドナーからの臓器採取を実施する場合には，その同意が表明された後に，専門家委員会が採取の許可を発出するのでなければならない[18]。1項ドナーの場合でも，同意の表明を確認した裁判官が必要であると考えた場合には，緊急の場合を除き，臓器の採取を専門家委員会の許可に係らしめることが可能である。そして，生物医学機構（ABM）が，治療目的で実施される生体からの臓器採取の全てについて，その実施に先立ち届出を受けることとされている（以上CSP L.1231-1）。

(ⅳ) 未成年者と成年無能力者は臓器のドナーとなり得ないのが原則であり（CSP L.1231-2），組織・細胞についても同様であるが（CSP L.1241-2），その重要な例外として，他の治療法がない兄弟姉妹のため，骨髄（moelle osseuse）から造血細胞（cellules hématopiétiques）を採取することが認められている（L.1241-3が未成年者，L.1241-4が成年被後見人について定める）。この場合，ドナーに与えるリスク等に関する説明を受けた親権者・法的保護者の全てが大審裁判所長（又はその指名する司法官）の前で同意を表明しなければならない。専門家委員会の事前の許可も要件であり，許可に当たって同委員会は，L.1245-6に定めるグッドプラクティス（bonnes pratiques）に適合していること，採取の実施条件が未成年者の年齢と発達状況を勘案していかなるリスクも含まないこと，レシピエントにとって十分に成人ドナーを探すあらゆる手段が尽くされていること，ドナー候補の未成年者が自らの意思を

(17) Anne Laude, Bertrand Mathieu et Didier Tabuteau・前掲注(12)，p.680.
(18) この決定に理由は付されない。CSP L.1231-3

表明できる場合には採取について理解度に応じた説明を行うことなどを確認することとされている。なお，未成年者のドナー候補が拒否をした場合には，採取は実施できないこととされている。

（b）死体からの臓器採取

（ⅰ）　死亡が確認された者からの臓器採取は，治療目的だけでなく研究目的においても実施可能である。いずれの場合においても推定同意方式が採用されており，当該者が，生前から拒否の意思表示を示していない場合に実施できることとされている（以上，CSP L.1232-1）。死体からの採取・採取に関しては，臓器と組織等の取扱いはほぼ同様である。

　2004年改正前までは，移植を含む治療目的の採取については推定同意（生前からの拒否がなければ採取可能）の制度がとられる一方，研究目的における採取については，直接又は家族の証言によって表明された死者本人の同意を要するものとされていたが（さらに，死因究明のための採取（検死）については例外的に，実施された採取について家族に情報を提供する旨が規定されていた），同改正によって，採取の目的による区別を解消し，同意取得方法に関して「推定同意（consentement présumé）」方式が一般化されることとなった（研究目的での採取ルールを変更）。その理由は，法規定の簡素化のほか，「法規定の不透明さ・同意表明にかかる規範の複雑さ故に，顕著に減少の傾向にあった治療目的の採取数を安定させるため」と説明されていた（法案提出理由）。如何なる方法によっても拒否を表明でき，意思表示はいつでも取り消すことができる（CSP L. 1232-1）。拒否の意思表示は13歳以上が可能で，治療，死因究明及びそれ以外の研究の目的ごとにその全部又は一部を選択して拒否することが可能である。もっとも，かかる意思表示をした場合でも，司法捜査手続等において実施される鑑定等を妨げることまではできない（CSP R1232-6）。

（ⅱ）　推定同意原則を一般化するにあたっては，拒否の意思を適切に尊重することが不可欠の課題と考えられた。そのため，①拒否の意思の尊重確保のため，既存の臓器採取拒否の意思登録制度の充実が目指され，現在では生物医学機構（ABM）のもとで，全国臓器提供拒否登録制度（registre national des refus de dons d'organes）が創設・整備されている（CSP R.1232-5以下）。デクレにおいては，登録に際しての本人確認手続のため身分証等のコピーを

送付すること（R1232-7），本人が希望しない旨を明言した場合を除いて登録証明書を送付すること（R1232-8），登録情報の安全管理措置等々について，詳細な規定が置かれる。そして，上記の登録が不存在であるからといって，拒否の意思が不存在であると直ちに見なすことはできない。②医師は，当該死者の意思を直接確認したのでない場合には，家族に限らず近親者にまで範囲を広げて，かかる採取を拒否する旨の表明がなかったかの情報収集に努めなければならず，また，採取の目的（および実施された採取について知る権利を有する旨）について近親者に情報を提供することが義務付けられている（CSP L.1232-1）。

なお，フランスでも，移植医療の普及を目指して，ABM や ADOT（la fédération des Associations pour le Don d'Organes et de Tissus humains，臓器・組織提供協会連合会）などがドナーカードを配布する営みはあるが，上記情報収集等の意思確認手続は法律上定められたプロセスであるから，仮にドナー候補者がドナーカードを所有していた場合でも，そのことをもって直ちに拒否の意思不存在と結論付けることはできないであろう。

図1：ドナーカード（デザインは他にも複数ある。）

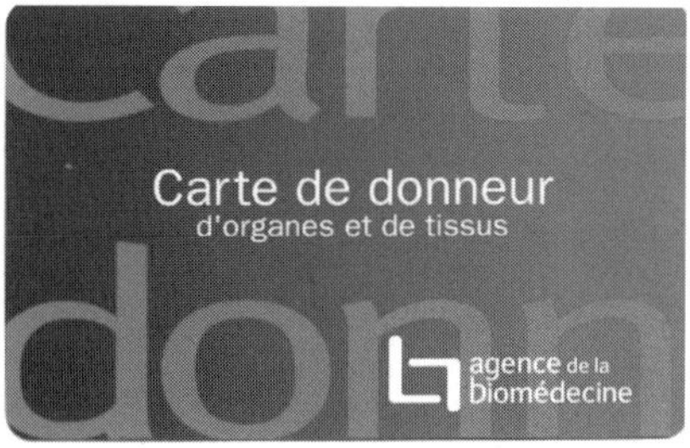

（iii）死者が未成年者または成年無能力者であった場合でも採取は可能であるが，その場合は同意を推定することはできないので，全ての親権者または後見監督者から文書で同意を得るのでなければならない（CSP L.1232-2）。親権者の一部の意見を求めることができない場合でも，その他の親権者が同意した場合には採取は可能である。

（iv）この他，CSP では，臓器が採取される死者を保護するため，当該者の死亡判定を行う医師は，臓器採取を実施する医師であってはならず，異なる部局に所属していなくてはならないこと（CSP L.1232-4）などが規定される。さらに，実施される移植手術の安全性の保障のため，提供のための臓器の採取又は移植術を施行した医師は報酬を受けてはならない（CSP L.1233-2，同 L.1234-3）ことなど，臓器の採取の実施施設や移植手術に関す

る詳細な規定が置かれている（CSP L.1233-1〜1234-4）。

III　フランスにおける臓器移植の現状等

1　移植医療の現状

(ⅰ)　移植臓器の総数・内訳

表1：「どの臓器が，いかなる病者へ移植されるか：2014年における移植の分配状況」

QUELS ORGANES GREFFE-T-ON À QUELS MALADES ?

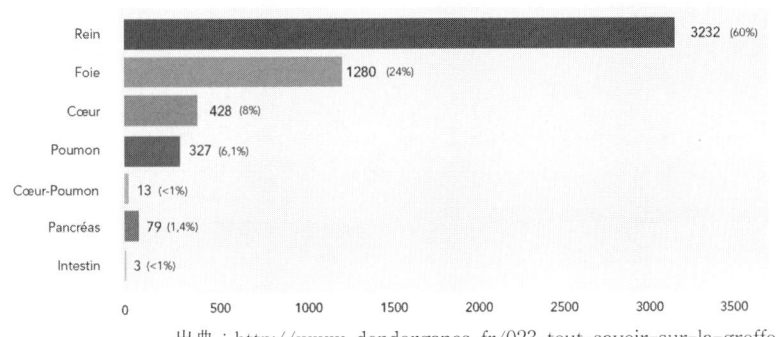

Répartition des greffes en 2014

臓器	件数	割合
Rein	3232	(60%)
Foie	1280	(24%)
Cœur	428	(8%)
Poumon	327	(6,1%)
Cœur-Poumon	13	(<1%)
Pancréas	79	(1,4%)
Intestin	3	(<1%)

出典：http://www.dondorganes.fr/023-tout-savoir-sur-la-greffe

　もっとも多く採取されたのは，3232人の患者に移植された腎臓 rein で，全体（5357件）の約60％を占める。次いで，肝臓 foie（1280人の患者へ移植，全体の24％。以下同じ），心臓 cœur（428人，8％），肺 poumon（327人，6,1％），——なお心肺同時移植 greffe cœur-poumon（13人，1％未満）のケースもある——，膵臓 pancréas（79人，1,4％），腸 intestin（3人，1％未満），である。

　腎臓が20年来もっとも移植数の多い臓器であるが（1,979件→1,924件→3,332件〔1991年→2000年→2014年の推移。以下同。〕），近時は肝臓が増えてきている（698件→806件→1280件）。肺も2010年からの5年間で34％増加，心臓移植は代替医療の発展もあり数は微減している（632件→328件→428

件)。腎臓移植については、2,375 件→ 3,232 件(2005 年→ 2014 年の推移。以下同。)と 36％増加、そのうち生体ドナーによるものが 197 件(8％)→ 514 件(16％)と 261％の増加となっている[19]。

(ⅱ) 待機患者数

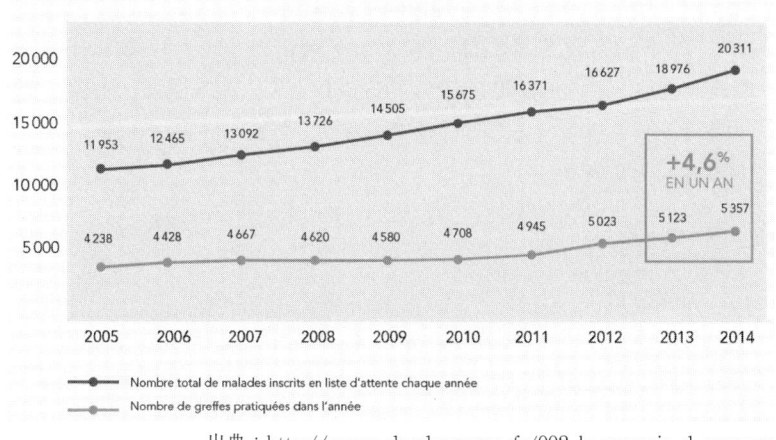

表 2：待機患者数の推移：2005 年〜2014 年

LISTE D'ATTENTE : ÉVOLUTION 2005 - 2014

年	2005	2006	2007	2008	2009	2010	2011	2012	2013	2014
待機患者総数	11 953	12 465	13 092	13 726	14 505	15 675	16 371	16 627	18 976	20 311
移植実施数	4 238	4 428	4 667	4 620	4 580	4 708	4 945	5 023	5 123	5 357

+4,6％ EN UN AN

Nombre total de malades inscrits en liste d'attente chaque année
Nombre de greffes pratiquées dans l'année

出典：http://www.dondorganes.fr/002-la-penurie-d-organes

表 2 は、2005 年から 2014 年の 10 年間における待機患者数(上の線)と実施移植件数(下の線)のグラフである。

臓器移植の数は増加傾向にあるとはいえ、待機患者のニーズを充足させるには至っていないことが理解できる。移植を受けた患者の数は、2013 年には 5123 人だったところ 2014 年には 5357 人と 4,6％増加している。さらに 2014 年現在、移植された臓器を保有する者は 54659 人にのぼっており、これらをもって ABM は、移植治療の有効性の証左であると指摘している。もっとも、2013-2014 年間の待機患者数は 7％を超える増加であり、2005 年には 11942 人いた待機患者は、2014 年には 20311 人と大幅に増えている。レシピエントの高齢化もその一因であって、レシピエントの平均年齢は、

---

(19) http://www.dondorganes.fr/016-les-chiffres-cles

47.2 歳→51.5 歳（2005 年→2014 年の推移。以下同。）である。ドナーの平均年齢は，49.3 歳→57 歳と，こちらも高齢化の傾向が顕著である。ドナーは今後も増加が見込まれているようであり，臓器不足（la pénurie d'organes[20]）問題の解消に取り組むとともに，移植医療の営みを支えかつ促進させる取組みが必要とされている。

なお，脳死したドナーの数についていえば，2008 年頃からの数年は 1550 人前後で推移していたが，その後，2011 年 1630 人，2012 年 1642 人，2013 年 1680 人，2014 年 1695 人と増加傾向にある[21]。

ドナーの年齢構成としては，2013 年を例にとると，17 歳以下 3.5%，18-49 歳が 29.8%，50-64 歳 29.2%，65 歳以上 37.5% である。心臓を 60 歳以上のドナーから採取することは稀であるが，腎臓・肝臓は高齢の者からの提供例が多いという[22]。

2 その他

（ⅰ） 許可施設

治療目的の提供のための臓器の採取は，生物医学機構（ABM）の長の意見を聴いた後に，行政庁（州病院局の長）が発出する許可を得た保健医療施設においてのみ実施され得る。許可の期間は 5 年で更新可能。ただし，この許可の取得の有無にかかわらず，あらゆる保健医療施設は臓器採取ネットワークに組み込まれ，その活動に参加することとされている（CSP L. 1233-1）。これにより，コーディネーターの派遣や近親者等への意思確認手続の円滑な実施が期待されているようである。また，かかる許可を得た保健医療施設においては，移植のためにドナーとなった人々への謝意を表明するため，慰霊の場（lieu de mémoire）を設けなければならないことも法律上明文で規

---

[20] 山尾智美「臓器不足問題の理解とその対策に伴う倫理的問題——フランスの事例から」医療・生命と倫理・社会 9 号 1-23 頁（2010 年）は，pénurie d'organes の語の持つニュアンスを正確に指摘した上で，近時フランスで臓器不足解消のための取組みを網羅的に紹介しており参考になる。〈http://hdl.handle.net/11094/3991〉

[21] 生物医学機構（ABM）から毎年，地域ごとの詳細な数値も含めて統計情報として公表されている。〈http://www.agence-biomedecine.fr/Toutes-les-activites-chiffrees?debut_documents=80&lang=fr#pagination_documents〉

[22] http://www.dondorganes.fr/043-qui-peut-donner

定されている（CSP L. 1233-3）。
　（ⅱ）　アジャンスの活用
　フランスでは，国の権限を特に担う重要な機構としてアジャンス（Agence）を設置・活用する分野も多いが，保健省も，医薬品・医療用品安全管理機構（Agence Nationale de sécurité du Médicament et des produits de santé, ANSM），生物医学機構（ABM）など幾つものアジャンスを後見監督の下に置いている。ここでアジャンスとは，「特殊公施設（及びその出張所）[23]」などと訳され，分権政策である権限委譲の促進に伴い，特定目的のため独自の規約・定款をもって設立・運営されるようになった各種の全国的公施設・公益施設である。2004年法が新設した生物医学機構（ABM）もこれにあたり，2005年10月から既存のフランス移植機関（Etablissement français des greffes: EFG）の任務を引き取り，臓器・組織・細胞移植，生殖補助，出生前診断，遺伝子解析等の実施を管理する権限を一手に担う行政的公施設として設置されている。専門機関を設置することで，この領域の規制における「科学的な独立性と厳正さ」を追求しつつ，同時に「規制の実効性の確保」を図ろうとしているのは，フランス行政組織法制上の1つの特徴であろう。
　（ⅲ）　グッドプラクティス（Bonnes pratiques）
　フランスでは近時，「柔らかな法（droit souple）」（ソフト・ロー）への注目が顕著である[24]。droit souple の語において語られる現象は多々あるが，要するに何らかの諸行動を修正させ方向付ける目的はあれども，その名あて人に権利や義務を創設することがない規範として説明される規範群のことであり，憲章（chartes）や，グッドプラクティス勧告（recommandations de bonnes pratiques）などが例示される。
　ジャン＝マリ・ポンティエ教授も，通達やグッドプラクティスなどの下層規範の方が行政立法よりも優位に立つ場面が見られるとして，裁判でこれらが援用され，相応に考慮に入れたり尊重したりすることが求められている現状を指摘しているが[25]，医薬品を用いた医学研究や臓器等の取扱いをめぐっ

---

(23)　山口俊夫『フランス法辞典』（東京大学出版会，2002年）。
(24)　磯部哲「医薬品関連分野での利益相反問題と『透明性』に関する覚書」慶應法学31号191-205頁（2015年）。

ても，最新の科学的専門的知見を反映させながら策定されるグッドプラクティスは非常に重要な規定内容を有しており，たとえば組織・細胞等の採取，調整，保管，分配，譲渡，運搬及び利用に関しては，それぞれ生物医学機構（ABM）の意見を聴いた後に，医薬品・医療用品安全管理機構（ANSM）が決定をもって定めるグッドプラクティスが実務上重要な機能を果たしている。こうした規範群の正当性はいかに認められるのか，専門家の適切な関与のあり方，現場での運用上の課題など，フランス行政基準論の新たな展開を参考に，今後わが国で考察すべき論点も多くあるように思われる。

　（iv）　レシピエントの選択

　臓器移植の待機患者は生物医学機構（ABM）の管理する待機リストに登録される。待機期間は，移植用臓器の数，ドナーレシピエント間の適合性という観点から各人の生物医学的諸要因に左右されるが，移植用臓器は，保健担当当局が公平・医療倫理・有効性の諸原則を尊重しつつ認証した詳細な分配規則に従って割り当てられる[26]。分配に関しては，医学的優先度（priorité médicale）と地理的移動可能性（déplacement géographique）の2つのモーメントが重視されていると説明されることがあるが，その他にも，生命の危機の程度，その期間，子どもか否か，待機期間の長短，ドナーとレシピエントの間の身長・体重・血液型等の適合性，採取から移植までの時間を最短にすることや移植用臓器の質の確保にも配意することなど，多様な要素を考慮することとされている。

　（v）　広報・啓蒙活動の強化

　2011年法では，高校及び高等教育施設において，臓器提供に関する法制度及び臓器提供の意思表示の手段に関する教育を実施することも規定され，若年者に対する啓蒙・広報が意識的に強化されている。推定同意方式のもとでは未成年者といえども何人もいつでもドナーになりうるのであって，かかる法制度においては，拒否の意思表示の登録方法等を広く周知徹底する必要は高いといえよう。2015年6月22日に開催された第15回臓器提供・移植

---

(25) Jean-Marie Pontier, L'infra-réglementaire, puissance méconnue, AJDA 2014, pp. 1251-1257.

(26) http://www.agence-biomedecine.fr/IMG/pdf/v25guide-regles-de-repartition.pdf

全国会議では François Hollande 大統領がメッセージを寄せるなど，臓器移植を推進する（同時に"ドナーへの感謝を示す"趣旨の文言が並記されることが多い）ための取組みに，国を挙げて力を入れているといってよい。

Ⅳ　おわりに

　以上ごく簡潔ではあるが，臓器移植に関するフランスの法制度を概観した。治療目的における死体からの臓器採取に関して一貫して推定同意方式を採用してきたフランスにおいて，なぜにそれが正当化され得るのか，ドナーの自律尊重を損なうのではないかという批判も根強くあることもあり，理論的な検討を行うべき論点は多い。また，拒否意思表示のデータベースが十分に浸透しているとは言えない中，現実の近親者への意見聴取手続がどのように実践されているのか，コーディネーターを含め関係する専門家人材の養成・確保というような実践的な課題に関する考察も全く手が付けられていない。本稿の不十分な展開をお詫びするが，少なくとも，移植用臓器の数を確保するために何度となく法改正を行い，行政組織の面でも，広報拡充等のソフトな対応の面でも，様々に工夫を施そうとする動きには教えられるところも多いということはできよう。今後もフランスの動向には注目していく必要があるものと思われる。

10 小児の臓器移植の法理論

中山茂樹

医事法講座 第6巻　臓器移植と医事法

Ⅰ　はじめに
Ⅱ　意思の論理
Ⅲ　利益の論理
Ⅳ　プライバシーの論理
Ⅴ　おわりに

I　はじめに

1　問題の設定

　本稿は，小児の臓器移植の法的正当性について，若干の理論的な検討をおこなうものである。とくに，小児の身体への侵襲の正当化の問題に着目し，それについて，本人の意思ないし自己決定による正当化の論理に依拠することができない点に留意する。

　「小児の臓器移植」の語は，小児への臓器移植および小児からの臓器移植のいずれの意味でも用いられるが，正当性の問題がより深刻な議論の対象となるのは後者の場合である。後者は，一般的には[1]，当該小児にとっての治療的利益を想定できないと考えられるからである。本稿では，主として小児がドナーとなる臓器移植の正当性の問題について検討していきたい。前者のレシピエントが小児である臓器移植に関する当該小児の身体への侵襲の正当化の問題は，基本的には，臓器移植以外の小児に対する治療一般と同様に論じられるであろう。

　ドナーに着目すれば，臓器移植は，生きている人からの臓器移植と死体からの臓器移植に分けられるが，本稿では，生きている人の身体への侵襲の正当化の問題を扱うため，ドナーが生きている人である場合を主たる考察対象としたい[2]。死体からの臓器移植については，術前措置や脳死判定の問題な

───────

[1]　組織等の自家移植や，治療のために疾病を有する臓器等を摘出し，それを別の者になお有用なものとして移植するなどの場合もありえようが，本稿ではそのような場合を想定しない。

[2]　脳死した者の身体からの臓器移植については，議論があるが，臓器移植法はこれを死体からの臓器移植に含むから，さしあたり本稿でもそれを前提とすることにする。小児からの脳死臓器移植については，次の拙稿を参照いただけるとありがたい。中山茂樹「子どもからの脳死臓器移植について──医療・生命科学研究における自己決定能力が十分でない者の保護・序説」西南学院大学法学論集35巻1・2号203頁（2002年），同「子どもからの脳死臓器移植とドナーの保護」年報医事法学20号79頁（2005年），同「自己決定と小児臓器移植」町野朔ほか編『移植医療のこれから』131頁（信山社，2011年），同「脳死・臓器移植と子ども」玉井真理子ほか編『子どもの医療と生命倫理・資料で読む（第2版）』191頁（法政大学出版会，2012年）。

ど生きている人の身体への侵襲として考えるべき問題があり、その範囲で関連する若干の問題に触れるにとどまる。

また、ドナーの身体への侵襲の正当化を理論的に探究するため、現行臓器移植法が定める「臓器」の移植に限らず、他者の移植治療を目的としてある人の臓器、組織その他の身体の一部を摘出する行為を考察の対象とすることとする。本稿は理論的問題を探究しようとするものだが、日本では、同意能力を有しない小児から狭い意味での「臓器」を摘出することは現在おこなわれていないようであり、造血幹細胞移植などが現実的におこなわれていることも考慮している。

結局、本稿は、生きている小児に対し、本人の治療のためでなく他者の治療を目的として身体に侵襲を加えることが許されるのかという問題について、上記の意味での臓器等の移植を念頭に置いて考察することになる。

2　意思の論理と利益の論理

一般に、人の身体への侵襲は、原則的に違法な傷害行為であり、私人が適法におこなうためには正当化事由が必要とされる（公権力の行使としてなされる身体の侵襲は別の問題である）。その正当化には、当該侵襲が本人の自己決定にもとづいているという＜意思の論理＞と、当該侵襲が本人の利益にかなっているという＜利益の論理＞が語られてきたように思われる。そして、通常の患者に対する治療については、（議論があるがごく大雑把にいえば）①患者の同意と②適切な治療であることが法的に要求されており、これは上記の二つの論理に対応するものだと考えられる。もっとも、①と②の関係をどのように考えるか、それがなぜ要求されるのかなどについては議論がある。民刑事法を専門としない筆者はそれらの議論の詳細に立ち入ることはできないが、本稿は、憲法学の観点から二つの論理について若干の整理を試みるものである。

以下では、まず、＜意思の論理＞について、自己決定の能力を有しない小児についてはそれに依拠することが困難であることを踏まえて考察し（Ⅱ）、ついで、＜利益の論理＞について、臓器移植のドナーについてそれが妥当しうるかという問題を踏まえて考察する（Ⅲ）。そして、決定権能の所在についての家族の自律性（関係的プライバシー）の観念について、若干の憲法学

的検討を加えることとしたい（Ⅳ）。

Ⅱ　意思の論理

1　自己決定による正当化

　移植用の臓器等を人の身体から摘出・採取するためには，原則としてドナー本人による同意が必要とされる。これは，個人が自己の身体に対する権利を有することを前提に，個人の身体に他者が侵襲を加えることを正当化するために本人の同意が要求されているものと考えられる（同意の原則）[3]。そして，どうして同意によって侵襲が正当化されるのかを考えてみると，個人の生き方の自律性を認める自由な社会において，個人は自己の意思により自己の利益を処分する自由を国家との関係で有することを前提に，身体についても個人の意思にもとづく処分が認められているものと考えられる（自由の原則）。

　この同意の原則（国家が規制する根拠）と自由の原則（国家が規制しない根拠）は，いずれも「自己決定権」にもとづくといわれることがあるのだが，やや異なった内容であることは別稿で論じた[4]。分析的に見れば，基本的には，同意の原則の基礎にあるのは身体に対する権利や人の人格そのものに対する権利であり，自由の原則の基礎にあるのは（憲法学でいう）自己決定権（より広くは，個人の自律性の保障）であろう。身体の処分についてどの範囲で憲法上の自己決定権が認められるのかは問題であるが，本稿の主題から外れるためここでは論じず，現行法上，ある範囲で自己決定にもとづく身体の処分が認められていることを確認するにとどめる。

2　同意能力

　同意はその意味について理解して利害得失を判断する能力を前提とするか

---

[3]　本稿では，摘出・採取された臓器等の「もの」に対する権利や自己情報に対する権利についての問題は扱わない。
[4]　中山茂樹「生体移植と『患者の自己決定権』」城下裕二編『生体移植と法』55頁（日本評論社，2009年）。

ら，その意味での自己決定能力に欠ける小児は，同意能力を有しないことになる。もっとも，身体に対する権利との関係で身体侵襲を正当化する同意に関する自己決定能力の問題と，人の人格そのものに対する権利（デュープロセスに対する権利）との関係で身体侵襲について本人同意が必要となる人の範囲を画する能力の問題は，理論的には別のものではないかと思われるが，以下では主として前者の能力について考察する。

同意能力に欠ける小児については，本人の同意によって臓器等の摘出・採取を正当化することができない。日本移植学会倫理指針は，「未成年者ならびに自己決定能力に疑いのある場合には，ドナーとしてはならない」としつつ，「18 歳から 19 歳の未成年者については」，「ドナーが成人に匹敵する判断能力を有していることが精神科医等によって認められていること」などの条件の下に親族間の臓器提供を認めており[5]，一定の自己決定能力を前提としている（親権者等の同意の問題については後述）。

臓器等の摘出・採取について有効な同意をなしうるために，どのような（事実としての）能力が必要であるのか。一般論としては，理解すべき情報の難易度とともに，利害得失判断の複雑さから，類型的に本人の利益になる事柄か不利益になる事柄かが，有効な意思表示のために必要な能力の高低に影響しよう[6]。

死後の臓器提供に関するものであるが，厚生労働省の臓器移植法ガイドラインは，小児について，臓器を提供する旨の意思表示については，「法の運

---

(5) 日本移植学会倫理指針（平成 26 年 9 月 10 日改定）http://www.asas.or.jp/jst/pdf/info_20120920.pdf［2］生体臓器移植（1）ドナーの条件とインフォームド・コンセントの⑦は次のように定める。「未成年者ならびに自己決定能力に疑いのある場合には，ドナーとしてはならない。ただし，18 歳から 19 歳の未成年者については，以下の条件が満たされていれば，親族間の臓器提供が認められる場合がある。」「・ドナーが成人に匹敵する判断能力を有していることが精神科医等によって認められていること。」「・ドナーが十分な説明を受けた上で書面により同意していること。」「・当該医療機関の倫理委員会が個別の事例としてドナーとなることを承認していること。」「・ドナーの同意とともに親権者，または未成年者後見人からも書面による承諾が得られていること。」「・事前に日本移植学会倫理委員会に意見を求めること。ただし，緊急の場合にはこの限りではないが，移植手術後，上記を証する書類とともに，概要を日本移植学会倫理委員会に報告すること。」

(6) 町野朔『患者の自己決定権と法』180 頁以下（東京大学出版会，1986 年）。

用に当たっては，15歳以上の者の意思表示を有効なものとして取り扱うこと」とするのに対し，臓器を提供しない旨の意思表示については，「年齢にかかわらず，臓器を提供する意思がないことを表示した者からの臓器摘出……は行わないこと」[7]とする。これは，身体ないし遺体に侵襲が加えられる臓器摘出（術前措置等もある）は類型的に本人の不利益になるものと考え，相対的に，臓器を提供する旨の意思表示に必要な能力は高く，臓器を提供しない旨の意思表示に必要な能力は低く設定すべきことを前提にするものと推察できるのではないか[8]。

　生きている小児についても，身体に対する侵襲を受けて臓器等を他者に提供することは，類型的に本人の利益とはならない行為といえ，具体的な能力は侵襲の程度等に依存するが[9]，本人の有効な同意があるといえるためには

（7）　平成9年10月8日付け健医発第1329号厚生省保健医療局長通知別紙「「臓器の移植に関する法律」の運用に関する指針（ガイドライン）」（最近の改正は，平成24年4月26日健発0426第1号）。当該部分の改正は，平成22年6月25日健発0625第2号による。

（8）　厚労省ガイドラインの整備に当たった，臓器提供に係る意思表示・小児からの臓器提供等に関する作業班（班長・新美育文）「改正臓器移植法の施行に係る論点について」（平成22年4月5日）〈http://www.mhlw.go.jp/shingi/2010/04/dl/s0405-4b.pdf〉は，「小児が表示する臓器を提供しない意思」について，「臓器の移植に関する法律の一部を改正する法律（平成21年法律第83号。以下「改正法」という。）に係る国会審議の過程においても同趣旨の答弁があったように，臓器を提供しない意思が表示されていた場合には，絶対に摘出しないとすることが原則である。」「年少の児童にあっては，凡そ意思表示と捉えることが困難な"気持ちの現れ"である場合もあり，これを直ちに有効な意思表示であるとすることは必ずしも妥当であるとは言えないが，当該意思を有効に表示することができる意思能力について，一律に年齢で区切ることは困難である。」「したがって，臓器を提供する意思がないこと又は法に基づく脳死判定に従う意思がないことの表示がされていた場合には，年齢に関わらず，当該意思表示を行った者に対する脳死判定及びその者からの臓器の摘出は行わないとすることが妥当である。」と述べる。したがって，ガイドラインも，かなり年齢の低い小児まで臓器を提供しない旨の意思表示をおこなう能力を有するとは想定しておらず，前記原則との関係でいわば「慎重を期す」ものと考えられる。それでも，通常の治療について，能力の有無についての判断の誤りを避けるため「慎重を期して」年齢にかかわらず治療拒否の意思表示を尊重すべきであるとされることはないと考えられるから，その違いを説明する理論が必要である。その違いは，類型的に本人の利益になるか，不利益になるかということではあるまいか。

相当に高い能力が必要であるといえよう。先に見た日本移植学会倫理指針も，その点に留意していると考えられる。類型的に本人の利益となる治療については，同意の能力と拒否の能力に違いがあり，後者の方に高い能力が必要であるといわれることがあるが[10]，そうだとすれば，類型的に本人の不利益となる移植用の臓器等の摘出・採取については，拒否より同意の能力の方に高い能力が必要となろう。

3　意思と利益の相関

＜意思の論理＞の妥当範囲を決めるともいえる同意能力について，本人にとっての利益・不利益が考慮されていることを見た。もちろん，個人の生き方の自律性を認める自由な社会において，自己決定権は多分に「愚行の自由」としての性格を有するから，小児の場合にも自己に不利益な決定をおこなっているがゆえに能力がないと決めつけることはできない。自己決定能力についての考え方の基本線としては，髙井裕之が指摘するように，「従来，自己決定能力が不十分であるとみなされてきた人々の自己決定能力の有無を厳密に検討し，不当に自己決定の機会が否定されることのないようにすること」，他方で，「実際に自己決定能力が不十分な人であるにもかかわらず自己決定能力が十分あるものとして扱うことが本人の不利益になること」[11]を忘

---

(9)　丸山英二「臓器移植と法」加藤一郎=森島昭夫編『医療と人権』第8章，263頁（有斐閣，1984年）は，同意能力は「摘出手術の規模，複雑さあるいは危険性の大小や，摘出された臓器の再生可能性によって左右される」とする。

(10)　この点には議論があるようである。治療に関する同意・拒否の能力については，家永登『子どもの治療決定権──ギリック判決とその後』（日本評論社，2007年），新美育文「患者の同意能力」星野英一=森島昭夫編『加藤一郎先生古稀記念・現代社会と民法学の動向・上』415頁（有斐閣，1992年），丸山英二「インフォームド・コンセントの法理の法的諸問題」『臨床精神医学講座22　精神医学と法』225頁（中山書店，1997年），永水裕子「未成年者の治療決定権と親の権利との関係──アメリカ法における議論を素材として」桃山法学15号153頁（2010年），田坂晶「治療行為に対する患者の同意能力に関する一考察──アメリカ合衆国との比較法的考察」同志社法学60巻4号1479頁（2008年）などを参照。丸山は，「同一の治療・入院について同意の場合と拒否の場合とで必要とされる能力が異なるのは，意思決定過程の合理性に基づいて同意能力の存否を判定するという立場からは一貫しないと思われる。」（233頁）とする。

(11)　髙井裕之「自己決定能力と人権主体──高齢者・障害者等を中心に」公法研究61号

れてはなるまい。現実的には難しい点もあろうが両者を追求すべきであり，そこで自己決定への社会的支援も課題となる。自己決定能力も周囲の条件に依存するのである。

　また，ほかの形でも，＜意思の論理＞において，本人にとっての利益・不利益は考慮されているように思われる[12]。生きている人からの移植用臓器の摘出にかかる同意（承諾）については，ドナーの身体的インテグリティを害して利益をもたらさないことから，「一般の医療行為の場合よりは一だんと，その自由性と正確性とが強調されねばならない」[13]といわれてきた。そうすると，身体侵襲の適法要件としての同意があるといえる条件は厳格なものとなろう[14]。とくに未成年者は両親に生活を依存していることが多く，親の希望に影響される可能性もあり，同意の任意性に十分注意すべきであると考えられる[15]。

　また，たとえば意識がない者等の治療に関して本人意思の推定が語られることがある。意思の推定は，現実的な同意に欠ける場合にも，近代法の基本理念ともいえる＜意思の論理＞に持ち込んで正当化を図ろうとする理論であると見ることもできよう。この推定は，類型的に本人の利益となる治療をおこなう方向では広く認められ，他方で本人の不利益となる治療拒否の方向では推定の根拠が厳しく求められる[16]。もっとも，本人に十分な自己決定ので

　　70頁（1999年）。髙井は高齢者・障害者等を中心に論じているが，その考え方は基本的に小児にも当てはまるものと本稿は理解した。
(12)　参照，町野・前掲書注（6）178頁以下。
(13)　唄孝一「臓器移植の法的考察——臓器をめぐる個人と家族と社会と」法学セミナー152号2頁，6頁（1968年）。同旨の見解として，岩志和一郎「脳死と臓器移植」宇都木伸＝塚本泰司編『現代医療のスペクトル——フォーラム医事法学Ⅰ』第11章，283頁など（尚学社，2001年）。
(14)　ここでの臓器摘出の適法要件としての同意（自己決定）は，身体に対する権利との関係でのものと，デュープロセス（人の人格そのものに対する権利）との関係でのものとに分けて考察されうる。民事法学において「自己決定権」と呼ばれている法益は，憲法学的には人の人格そのものに対する権利として把握できるのではないか。なお，「自己決定権」は刑法上の傷害罪の保護法益ではない。
(15)　丸山・前掲注（9）263頁，岩志・前掲注（13）284頁。
(16)　Cruzan v. Director, Missouri Department of Health, 497 U.S. 261 (1990) は，生命維持装置の取り外しを求める患者の希望について"clear and convincing evidence"

きる能力があった時期がない小児等の者については，意思の推定によって＜意思の論理＞を用いることができるのかは問題である[17]。

4 「わたし」の自己決定

小児脳死臓器移植に関するいわゆる町野班報告は，＜意思の論理＞を自己決定能力に欠ける小児に用いたものと理解できる。同報告は，「我々が，およそ人間は，見も知らない他人に対しても善意を示す資質を持っている存在であることを前提にするなら，次のようにいうことになろう。——たとえ死後に臓器を提供する意思を現実に表示していなくとも，我々はそのように行動する本性を有している存在である。もちろん，反対の意思を表示することによって，自分は自分の身体をそのようなものとは考えないとしていたときには，その意思は尊重されなければならない。しかしそのような反対の意思が表示されていない以上，臓器を摘出することは本人の自己決定に沿うものである。」[18]と述べる。

これは自己決定の「推定」というより，いわば「措定」とでもいうべき論理であるが，このような自己決定の「措定」が，一定の人間の行動についての社会的期待ないし価値の観点から示されていることに注意すべきである。町野班報告においては，摘出対象はすでに死体となっていることが前提とされ，脳死判定や術前措置等の生きている人の身体に対する侵襲の問題は考慮されておらず，そのことから本人の自律性その他の利益は観念されていないのではないか。けれども，その論理自体は他の問題にも応用可能性があり，本人意思の推定について，社会的期待ないし価値の観点が考慮されるかもしれない。

唄孝一は，「『善いことをしないことはつらいから，よいことをしないはずがない』などという意味での『黙示の承諾』が推定されるならば，それはむ

を州が要求することが合憲であると判断した米連邦最高裁判決として著名である。
(17) 参照，丸山英二「臓器移植および死を選ぶ権利における Substituted Judgment の法理」アメリカ法［1979-I］23 頁（1979 年）。
(18) 町野朔ほか「臓器移植の法的事項に関する研究（１）——特に『小児臓器移植』に向けての法改正のあり方」（初出 2000 年）町野朔ほか編『臓器移植法改正の論点』18 頁，29 頁（信山社，2004 年）。

しろ，端的に『承諾』の必要性を否定する論理として，批判することが近道であろう。」[19]と述べていた。これは，＜利益の論理＞にも警戒を向けるものだが（これについては後述），社会的期待ないし価値の観点から「自己決定」を構成すべきでない（それは端的に個人の自律の権利を制限するものである）ことを述べたものと解することができよう。

＜意思の論理＞は個人の生き方の自律性に基礎を置くはずであるから，同意は，その推定がなされる場合にも，個人の具体的個性に依拠したものでなければならないだろう。身体の処分についての自己決定の主体は「わたし」であって，「我々」ではありえないのである。同意能力を有したことのない小児について，自己決定によって身体侵襲の正当化をはかるのは無理であろう。

5 生命・身体の保護

＜意思の論理＞における同意（自己決定）を客観的な本人の利益によって構成すること（「利益になることは同意するはずだ」）も，個人の生き方がひとりひとり異なることを尊重しようとするその論理の基本とやはり矛盾することになろう（だから「愚行の権利」としての性格が重要である）。それでも，先に見たように，（自己決定そのものは具体的個性に依拠するにしても）自己決定が自己決定として社会的に承認される条件を設定する形で，本人にとっての利益・不利益の観点が＜意思の論理＞に取り込まれている。

「個人を尊重する」という近代社会の原則は，個人の生き方の自律性の尊重に大きな価値を認めつつも，それに必ずしも還元できないものとして，個人が人として存在することにも価値を認めると考えられる。個人の生命や身体は，個人の存在そのものの基盤であり，かりに究極的には本人の自己決定により処分できるものだと考えるとしても，いったん処分すれば本人の存在そのものを損なうことになるのであり，ひとまず害されてはならないものとされる。個人が自己の存在に価値を見出さないとしても，法はその人の存在に価値を認めるのであり，存在の基盤となる生命・身体はその利益主体たる個人の意思に依存した利益ではない[20]。

(19) 唄・前掲注(13) 6 頁。
(20) 生命・身体に対する権利と生命・身体に対する自己決定権（処分の権利）が異なる

そこで，法は生命・身体を維持する方向と生命・身体を害する方向の自己決定を等しく扱ってはおらず，生命・身体という客観的な利益との関係で，それを処分する自己決定のあり方について，意思と利益の相関が見られる。すなわち，生命・身体を維持する方向の自己決定は比較的容易に認められ，生命・身体を害する方向の自己決定は比較的厳格な条件の下で認められる。これを憲法は否定しないであろう。

これは，かりに生命・身体を処分する自己決定権ないし一般的自由を認めるのであれば，本人の人としての存在を損なわないために，自己決定として認められる条件を設定する方法によって，結局のところその権利に対し限定的なパターナリスティックな制約が行われていることになろう。生命・身体という自己決定とは別の客観的利益を想定しなければ，自己決定の条件の非対称を説明しにくいのではないか。したがって，上記の法は，その行使の条件を整備するという論理ではあるものの，自由の原則との関係で「制限」といいうる。そして，それは正当化しうるものであるように思われる。

Ⅲ　利益の論理

1　相補的な正当化

前節では，同意能力に欠ける小児については，本人の自己決定という＜意思の論理＞によって臓器等の摘出・採取を正当化できないことを見た。もっとも，医事法学では，同意能力のある成人についても，本人の自己決定のみによって医療行為を正当化することはなかなか難しいと考えられているように思われる。それは，医療に専門性があることから，それだけで正当化に十分な自己決定があるといえる場合が多くないと考えられるからだろう。

本人に同意能力がある場合には，身体への侵襲には原則として本人の同意が必要であるが，それだけでは必ずしも医的侵襲を正当化できないとされる。そして，通常の治療については，身体に対する権利との関係では，基本的に

　ものであることについて，中山茂樹「人体の一部を採取する要件としての本人の自己決定——憲法上の生命・身体に対する権利の視点から」産大法学40巻3・4号71頁（2007年）を参照。

は，それが本人の健康状態を改善することが期待できるという＜利益の論理＞によって正当化がなされ，患者の生命・身体を保護するための医師の専門的裁量をあまり拘束することは適切ではないから同意は包括的なもので足り，ただ何が本人の利益であるのかについて本人の自己決定を無視しえない面があることから，その点で本人の自己決定に反する治療をおこなうことは許されないとされている[21]。他方で，人の人格そのものに対する権利（デュープロセス）との関係では，原則として現実的ないわゆる「インフォームド・コンセント」が必要とされている。

ドナーに治療的利益がない臓器移植については，本人の利益になるという＜利益の論理＞を適用しにくい一方で，同意能力がある成人についても，医療の専門性やドナーが置かれた状況のために＜意思の論理＞での正当化にも難があると考えられているようである。生体移植については，移植を必要とする患者を前にして，実際上その家族に提供への圧力がはたらきうることが指摘され，その任意性を確保するためのしくみをいかに整備するのかが問題とされてきた[22]。「同意」しなければ肉親の死につながるというある種の強迫的状況でも，それ単独で臓器摘出を正当化しうる任意の同意があるとされるとすれば，自己決定の条件をかなり緩めていることになるかもしれない。

そこで，生きている人からの臓器摘出の正当化根拠として，①目的の正当性ないし総体的利益性，②方法・手続の適正性および③ドナーの同意が挙げられてきた[23]。①・②は優越利益（身体侵襲により得られる利益と失われる利益の比例性）による正当化であり，③は「被害者の同意」という＜意思の論

---

(21) 参照，町野・前掲書注(6)，辰井聡子「治療行為の正当化」中谷陽二編集代表『精神科医療と法』347頁（弘文堂，2008年），米村滋人「再論・『患者の自己決定権と法』」岩瀬徹ほか編集代表『町野朔先生古稀記念・刑事法・医事法の新たな展開・下』83頁（信山社，2014年）。辰井論文は，身体という利益には，生存の基礎としての健康状態にかかわる利益と，外観や生活機能を通じて人格に与る利益の，異なる種類のものがあることを指摘する。
(22) 参照，前掲注(7)ガイドライン「第13 生体からの臓器移植の取扱いに関する事項」，日本総合病院精神医学会治療戦略検討委員会・臓器移植関連委員会編『生体臓器移植ドナーの意思確認に関する指針』（星和書店，2013年）。
(23) 丸山英二「生体臓器移植におけるドナーの要件——親等制限」城下編・前掲書注(4)83頁，84頁。

理＞による正当化であるが，いずれも単独では正当化が困難であり，そのすべてが満たされることが要求されているように思われる。つまり，それらが相補的に合わせられることにより正当化ができると考えられている[24]。

2 他者の利益による正当化

上記①の目的の正当性ないし総体的利益性は，得られる利益として，ドナー本人の利益というよりも，主として，レシピエントの救命・健康回復という，身体侵襲を受ける本人にとって外在的な利益を問題としていることに注意すべきである。そうであるから，先に見たように，③ドナー本人の強い同意が求められるのだろう。

けれども，同意能力のない小児については，相補的正当化の一翼たる③本人の同意に欠けることになる。本人の同意がないにもかかわらず，他者の救命・健康回復のために個人の身体を害することは許されるのだろうか。それは個人を他者の利益のための手段としてのみ扱うことになるおそれがあり，人の人格そのものに対する権利との関係でも，身体に対する権利との関係でも，正当化できるのかが問題となる。

このような本人に対して外在的な利益による身体侵襲の正当化は，臨床研究などでも問題となるところであり，ここで詳論することはできないが，公共の福祉にもとづく個人の身体に対する権利等に対する「制限」たる性質を帯びるものともいえよう。たしかに，同意がありえない小児についても，例外的に臨床研究などについてそのような正当化が認められる場合を完全に否定することはできまい。しかし，身体に対する権利を不当に侵害する危険性が高いものであり，それが重大な公共の利益を得るためにどうしても不可欠である条件を示して実体的歯止めを明確にし，脆弱（vulnerable）な小児個

---

(24) 城下裕二「生体移植」倉持武＝丸山英二責任編集『シリーズ生命倫理学 3 脳死・移植医療』136頁（丸善出版，2012年）は，臓器をドナーから摘出しレシピエントに移植する一連の移植医療を全体として評価する見解である。刑事法学では，③の被害者の同意の問題とするものが多いように思われるが，ここでの主題は小児には③が欠けるということであるから，深く立ち入らない。参照，甲斐克則「生体移植をめぐる刑事法上の諸問題」城下編・前掲書注（4）97頁，臼木豊「生体臓器移植の倫理」高橋公太編『生体臓器移植の適応と倫理――倫理問題を考える』21頁（日本医学館，2007年），山本輝之「生体移植――刑法上の問題点の検討」成城法学82号1頁（2013年）。

人の不利益を最小限にとどめる保護手続が必要である。そうでないと，人の人格そのものに対する権利との関係でも，その人を「人として」扱っていない疑いが生じる。

　同意能力のない小児からの移植用臓器等の摘出・採取については，このあと考察するように本人の利益になるといえない場合には，身体への大きな侵襲を許して個人の存在の保護を減じるに足りる重大な公共の利益が得られるとはいえず，正当化することは困難であろう[25]。生命・身体は個人の存在そのものの基盤であり，個人の存在は小児も成人も変わらず保護されなければならないことに注意すべきである。

3　本人の利益による正当化

　小児からの生体臓器移植について議論されてきたのは，むしろそれが＜利益の論理＞で正当化されることはないのかである。たしかに，身体に侵襲を加える臓器等の摘出・採取は，一般的には本人の利益になるとはいえないだろうが，例外的にせよ，本人の利益となる場合がないのか，あるなら正当化できないのかということが議論されてきた。これは，小児からの臓器摘出を本人同意がありえないままに他者の利益によって正当化することはできないことを前提とした議論であったようにも思われる[26]。

　その議論の契機は，未成年者からの生体臓器移植を認めたアメリカの裁判例にある。その論理は，臓器提供はドナーに身体的利益をもたらすものではないが，レシピエントがきょうだい等の家族である場合に，ドナーにとって，その者が救命されてその死の衝撃を避けられるなどの心理的利益や，その者により世話してもらうことができるなどの利益がある，というものであった[27]。

---

(25)　レシピエントの生命の保障とドナーの生命の保障の調整について，中山茂樹「共に生きるということ――生命倫理政策と立憲主義」山崎喜代子編『生命の倫理――その規範を動かすもの』139頁，157頁以下（九州大学出版会，2004年）を参照。
(26)　参照，丸山英二「臓器移植をめぐる法律問題――アメリカ法の対応（三）」神戸法学雑誌28巻2号173頁，206頁以下，214頁以下（1978年）。
(27)　アメリカの裁判例の分析等については丸山・前掲論文注(26)に詳しく，本稿もそれに依拠している。See, Charles H. Baron et al., *Live Organ and Tissue Transplants from Minor Donors in Massachusetts*, 55 BOSTON UNIV. L. REV. 159 (1975), John A.

日本では，このような＜利益の論理＞による正当化は認められないとする見解が多数であったように思われる。唄孝一は，上記裁判例でいわれる利益につき，「実質は，『自分が与えないこと→相手方の死→自分の悩み』というのであるから，ここで提供者の個人的利益は，もはや，実は『個人を超える』ところに認められる，という逆説を犯している。」と批判した上で，生体臓器移植について，「自らの肉体の処分という基本的価値に関するから」本人の承諾が必要であるとし，「親や後見人が代わって承諾することもできない，と解するのが正当である。けだし，それは提供者にとり何の利をももたらさない行為だからである。」とする[28]。

丸山英二は，心理的利益について，年少者に妥当するのか，提供を一律に禁止すれば罪の意識も生じないのではないかとの疑問や，臓器提供の否定が家族の死に直結する場合が限られることを指摘し，「その存在がすべての場合に否定されるものではないにしても，その程度および範囲については，かなり割り引いて考えなければならない」とする。そして，「成人について臓器の摘出が許される根拠を，身体に対する自律権，自己決定権に求める立場からは，何人も本人に代わって摘出に同意ないし許可を与えることはできないと考えるべきである。成人については，臓器の提供がどれほど大きな心理的利益をもたらすものであっても，本人が同意しなければ，裁判所によって強制されることがないのに，未成年者については，同意能力を欠くというだけの理由で，そのような強制が行われることは，決して許されるべきことではない。」とする[29]。

Robertson, *Organ Donations by Incompetents and the Substituted Judgment Doctrine*, 76 COLUMBIA L. REV. 48 (1976), Beth A. Schenberg, *Harvesting Organs from Minors and Incompetent Adults to Supply the Nation's Organ Drought: A Critical Review of the Substituted Judgment Doctrine and the Best Interest Standard*, 4 INDIANA HEALTH L. REV. 319 (2007).

(28) 唄・前掲注(13) 6-7頁。参照，唄孝一「臓器移植における提供者側の意志──英米における動向」私法34号135頁（1972年）。
(29) 丸山・前掲注(9)266-267頁。参照，丸山・前掲注(26)209頁以下。このほか，同意能力のある本人の同意がなければならないとする見解には，植松正「臓器移植に関する法律問題」移植1巻4号369頁（1967年），齊藤誠二『刑法における生命の保護（3訂版）』224頁以下（多賀出版，1992年），石原明『法と生命倫理20講（第4版）』171頁以下（日本評論社，2004年），前田達明ほか『医事法』188頁（有斐閣，2000年）

4 利益になる場合はないのか

これに対し，小児ドナーからの臓器移植を限定的に肯定する見解もある。廣瀬美佳は，「提供予定者たる承諾能力なき未成年者本人が自ら積極的かつ真摯に提供を希望していることを絶対的な前提とした上で，当該未成年者の性格や普段の家族関係等から当該未成年者が受容予定者たる家族を病気で失うことによって大きな精神的損失を被ると判断されること，臓器摘出が提供予定者にとって肉体的にも精神的にもさほどの負担にならないこと，他に適合性を有する者がいないこと，受容予定者が人工透析等で凌げる間は提供予定者たる未成年者が承諾能力を有するようになるまで臓器摘出を待つこと（即ち，緊急性があること）等の条件を満たしており，なおかつ，代諾権者が諸般の事情から臓器を提供することが提供予定者たる未成年者にとっても利益になると判断・意思決定した場合にのみ，家族間の生体臓器移植に限って認めることとするのが妥当であると考える」とする[30]。これは，利益になるといえる場合と必要性を限定した上で＜利益の論理＞による生体臓器移植を認めるものと解される[31]。

肯定説と否定説の違いは，身体侵襲を正当化する利益として直接的な身体的利益しか考慮すべきでないのか，そのため臓器提供が小児の利益になる場合があると考えるか否か，にあるように思われる。いずれの見解でも，小児の利益になる治療の場合には，同意能力がない小児に対する身体侵襲は行えないとは考えないであろうから，小児の有効な同意がないことは身体侵襲の

［松宮孝明執筆］，菅野耕毅「臓器移植の法的問題」『現代契約法大系第7巻』176頁，183頁（有斐閣，1984年），臼木・前掲注(24)25頁などがある。

(30) 廣瀬美佳「医療における代諾に関する諸問題（上）」早稲田大学大学院法研論集60号245頁，261-262頁（1991年）。

(31) 大谷實『医療行為と法（新版補正第2版）』224頁（弘文堂，1997年）は，推定的同意（そこには＜利益の論理＞も含まれるものと構成されているように思われる）により同意能力のない者からの生体臓器摘出を認める。このほか，必ずしも理論構成は明確ではないが，小児からの生体臓器移植を認める見解として，山田卓生「子どもと自己決定——病気・医療・出産をめぐって」自由と正義38巻6号17頁，20頁（1987年）がある。See, Nils Broeckx, *Living Organ Donation and Minors: A Major Dilemma*, 20 European Journal of Health Law (2013) 41.

許容性を否定する決定的な根拠とはなりにくい。自己決定能力がある者は自己の利益について自分自身で考えることができ，国家や他者がその人の利益を考えて押し付けることは原則として本人の自律性を害することになるが[32]，能力のない小児の場合には必ずしもそうはいえず，本人の利益になることを他者が決めることがありうる。

　はたして，小児からの臓器等の移植が本人の利益となる場合がありうるといえるだろうか。侵襲性の大きい臓器はともかく[33]，侵襲性が比較的小さく再生可能性がある組織等の移植については，小児本人の考え（これについては後述）やレシピエントとの密接な関係なども考慮した上で，小児がドナーとなることが小児本人の利益となる場合もありうるかもしれない[34]。また，死体からの臓器移植についても，脳死判定や術前措置などのドナーが生きている（と扱われるべき）時点での身体侵襲の問題があり，同意能力のない小児ドナーについては，＜利益の論理＞（または外在的利益）によって正当化することになろう[35]。利益になる場合がありうると考えて移植を許容するとすれば，小児の利益を確保するための実体的および手続的な規律をどのように設けるのかが課題となる[36]。

---

[32]　その侵害の正当性の問題は，先にも少し触れたが，本稿の主題ではなく，また別に論じられる。

[33]　先に見たように，日本移植学会倫理指針は，「臓器」を対象にして，同意能力を有しない者からの生体移植を許さないものと解される。なお，臓器移植法は，生体移植についてドナーの同意を必須の要件とすることまで定めたものとは解されないが，同法ガイドライン第13は，「３　提供者に対しては，摘出術の内容について文書により説明するほか，臓器の提供に伴う危険性及び移植術を受ける者の手術において推定される成功の可能性について説明を行い，書面で提供の同意を得なければならないこと。」と定めている。これは，（もちろん法的拘束力はないが）ドナーの同意を求めるものと解されようか。

[34]　岩志・前掲注(13)285頁は，「承諾能力を欠いている者からの摘出は，たとえ親権者や後見人らが承諾している場合でも，原則として許容されるべきではない」としつつ，「例外を認めるとしても，血液や骨髄など，摘出に伴う危険が小さく，かつ再生可能な組織等までにとどめるべき」であるとする。

[35]　拙稿・前掲注(2)。

[36]　造血幹細胞移植については，日本小児血液・がん学会（制定当時は日本小児血液学会）が「健常小児ドナーからの造血幹細胞採取に関する倫理指針」（2002年4月20日理事会承認）〈http://www.jspho.jp/disease_committee/hematopoietic_cell_trans-

5　小児の主体性

　手続的問題については次節で扱うこととし，実体的に，小児本人の利益には当該小児の個性・選好が反映されることを指摘しておきたい。

　「個人の尊重」を基本原理とする法制度の下で，自己の利益について判断する能力を十分に持たない者も，保護の客体としてだけではなく，かけがえのない「個人」として扱われるべきである。そして，身体侵襲が正当化される同意の能力を持たない者も，自己決定の能力が完全にないわけではなく，適切に援助を受けて自己決定を表明することができ，自己決定に対する利益をなお有している場合が多い。そのような場合には，本人の利益となる行為が何であるか判断する際に，本人の意思や「気持ち」[37]（以下，合わせて「考え」という）を無視するべきでなく，本人の考えを自己決定能力に応じて適切に尊重することも，最善利益の判断の一要素である[38]。

　同意能力のない小児に対する医療等について小児本人の「インフォームド・アセント」を得ることが望ましいとされることは，法的には，人の人格そのものに対する権利（個人を「人として」扱うデュープロセスの要請）の尊重に適うとともに，身体に対する権利との関係でも，小児本人の考えを考慮

---

plantation.html〉を定めている。参照，日本小児血液学会雑誌17巻3号（2003年）所収の造血幹細胞移植委員会セッション「造血幹細胞移植における小児ドナーの人権と安全」の各論考，横野恵「子どもと造血幹細胞移植」玉井ほか編・前掲書注（2）235頁。大村敦志「移植医療における小児ドナーの人権——法学の立場から」日本小児血液学会雑誌17巻3号168頁，170頁は，「問題となる医療行為がドナー本人の身体にかかわるものであり，かつ，ドナーに不利益をもたらしうるものである以上，仮に，保護者である親に代諾権を認めるとしても，本人の同意が不可欠なのではないかと思われる。」とする。なお，移植に用いる造血幹細胞の適切な提供の推進に関する法律21条は，「骨髄・末梢血幹細胞提供あっせん事業者」にかかるものである。

(37) 前掲注（8）臓器提供に係る意思表示・小児からの臓器提供等に関する作業班がいう，意思表示とまでは評価できない「気持ちの現れ」のようなものを念頭に置いている。

(38) 参照，丸山・前掲注(26)212頁，寺沢知子「高齢者医療とインフォームド・コンセント」甲斐克則編『インフォームド・コンセントと医事法』217頁（信山社，2010年），永水裕子「子どもの医療に対する親の決定権限とその限界——アメリカのメディカル・ネグレクトを素材として（二・完）」上智法学論集47巻2号119頁（2003年）。また参照，町野朔『生と死，そして法律学』185頁以下，323頁以下（信山社，2014年）。

して当該小児の利益について判断する意義があるものと考えられる[39]。また，身体に対する権利との関係で同意能力がない小児でも，人の人格そのものに対する権利との関係では決定プロセスへの参加（知らされ，考えを聴かれること，さらには「同意」も）が法的に要請されることもありうるのではないか[40]。

　臓器等の摘出・採取についても，＜利益の論理＞の適用に際し，小児本人の考えが反映されることはありうる。先に見たように，廣瀬が「本人が自ら積極的かつ真摯に提供を希望していること」を要求するのは，人の人格そのものに対する権利との関係で「同意」を求めるとともに，厳格な法的条件の形で本人の考えの考慮を小児の利益についての判断に求めるものといえるだろう[41]。もちろん，小児が提供の考えを示しているというだけで臓器摘出が本人利益にかなうと判断することはできず，小児の考えは最善の利益を判断する一要素にすぎない。侵襲に対する正当化にはならないはずのアセント的なものが，正当化根拠として機能してしまうことの危険性に留意すべきである[42]。

---

(39)　「インフォームド・アセント」の理念を子どもの権利の観点から捉え直すものとして，山本智子「日本の小児医療における Informed Assent 理念の課題——国連子どもの権利委員会『一般的意見 No. 7 乳幼児の権利』との関係を中心に」生命倫理 19 巻 1 号 4 頁（2009 年），同「インフォームド・コンセントの対象とされない子どもと医療への参加の権利——国連子どもの権利委員会『子どもの聴かれる権利』との関係を基に」障害者問題研究 40 巻 2 号 73 頁（2012 年）を参照。

(40)　参照，辰井聡子「小児緩和医療の法律的背景——医師の裁量，保護者の意思と子どもの意思」小児科診療 75 巻 7 号 1261 頁（2012 年）。

(41)　また，同意能力の有無の不明確さに対応する趣旨も含むものかもしれない。

(42)　欧州評議会人権と生物医学に関する条約〈http://conventions.coe.int/treaty/en/treaties/html/164.htm〉20 条は，同意能力のない者からの臓器・組織の摘出・採取を禁止しつつ，例外的に，再生可能な組織については，①適合性を有する同意能力のあるドナーが得られない，②レシピエントはドナーの兄弟姉妹である，③提供がレシピエントの救命策となる可能性がある，④法律で定められた代理人等の書面による個別的な承認がある，かつ⑤当該ドナー候補が拒否していない，という条件を満たした場合に，法律で定められた保護条件の下で同意能力のない者からの採取が許されうる旨を定めている。未成年者の意見を成熟度に応じて考慮することを要請する同条約 6 条 2 項も参照。

Ⅳ　プライバシーの論理

1　家族の自律性

　本節で考察するのは，誰が小児の利益について判断する権能を有するのかという手続的問題である。小児自身が判断する能力に欠ける場合には，誰かほかの者が小児の利益について判断せざるをえない。通例，本人の個性をよく知り利益を代弁できる近親者がその判断を担うことになるが，同意能力のない小児からの臓器等の移植が当該小児の利益となるのか否かについて，誰が決定する権能を有するだろうか。ここでは憲法論の構図を示すため，主として，親と国家を候補として検討する（親の利益相反の問題については，後に少しだけ検討する）。

　憲法上，親には，国家との関係で，その未成熟の子を養教育する自由が保障される[43]。これは，憲法13条が保障する「自己決定権」（アメリカでの沿革上，自律の権利としての「プライバシー」権として発達した）の議論領域の一つとしていわれる，親密な人的結合（intimate association）の自由に含まれるとされる[44]。この権利は，親個人の生き方の自律性を保障するものであると

---

(43) 教育に関するものであるが，最大判昭和51年5月21日刑集30巻5号615頁（旭川学力テスト事件上告審判決）は，「親は，子どもに対する自然の関係により，子どもの将来に対して最も深い関心をもち，かつ，配慮をすべき立場にある者として，子どもの教育に対する一定の支配権，すなわち子女の教育の自由を有すると認められる」（635-636頁）と述べる。憲法上の親の未成熟子の養教育の自由については，米沢広一『子ども・家族・憲法』（有斐閣，1992年），古野豊秋『憲法における家族』（尚学社，2010年），横田光平『子ども法の基本構造』（信山社，2010年）を参照。この権利が「自然の関係」を基礎とするものであるのかどうかについては，本稿は判断を留保しておきたい。

(44) 竹中勲『憲法上の自己決定権』194頁以下（成文堂，2010年）。憲法上の親密な人的結合の自由については，羽渕雅裕『親密な人間関係と憲法』（帝塚山大学出版会，2012年），岡田順太『関係性の憲法理論──現代市民社会と結社の自由』（丸善プラネット，2015年）を参照。なお，岡田は，憲法21条1項が保障する結社の自由を関係性の一般規定と捉えて，親密な人的結合の自由（親交の自由）を結社の自由に含める。憲法上，家族に関しては，家族の形成・維持についての国家からの干渉に対する自由権の保

ともに，団体（部分社会）ないし関係性としての家族の自律性を国家との関係で保障するものである。この観点からは，小児の利益について判断することは，原則としてその子を養教育する親の権利に含まれることになる[45]。

子という「他者」の生命・身体に関する事柄について決定することが，親の「自己」決定権に含まれるのは奇妙だと思われるかもしれないが，憲法上の「自己決定権」論の沿革にある「プライバシー」の論理からすれば必ずしも奇妙なことではない。家族を典型とする親密な人的結合は，愛や信頼などを基礎とする私的（private）な領域とされてきており，国家がその内部に干渉しないことを保障することが，国家権力に対して個人の存在と自律性を確保する防壁になると考えられる[46]。このような近代立憲主義（リベラリズム）

障（憲法13条が保障する広義の「自己決定権」に含まれる）に関する問題と，国家が形成する家族保護制度のあり方（憲法24条が定めている）に関する問題の，関係しつつも異なる問題領域があると考えられるが，本稿は，とくに前者の問題に着目するものである。民事法学からの検討として，山口亮子「親の権利について──アメリカにおける家族のプライバシー議論からの一考察」上智法学論集48巻3・4号103頁（2005年）を参照。

(45) 民事法学では，（同意能力のない）未成年者に対して医療行為がなされる際に親の同意が必要とされているが，その親の同意権の根拠について，法定代理権説ないし代諾構成と身上監護権説ないし監護構成があり，親権者と監護権者が分かれた場合などについて議論があるようである。参照，寺沢知子「未成年者への医療行為と承諾──『代諾』構成の再検討（一）」民商法雑誌106巻5号655頁（1992年），廣瀬・前掲注(30)，永水裕子「医療ネグレクト──同意能力のない未成年者に対する医療行為への同意権の根拠についての一考察」桃山法学20・21号329頁（2013年），神谷遊「未成年者への医療行為と親権者による同意の拒否」判例タイムズ1249号58頁（2007年）。本稿はこの問題に立ち入らず，憲法上の問題を検討する。憲法上の親の権利を有する「親」が誰であるか，また「親」の権利を有する者が複数いる場合にどのような関係になるのか等の定めは，憲法上の限界の下に（民事法の歴史的な知恵が尊重されることが前提とされており，たとえば，すべての子の「親」を国家としてしまう法律は許されない）法律による形成にゆだねられると解される（憲法24条の問題でもある）が，上記の民事法学で議論となっている範囲で憲法上の限界を超えることはないであろう。

(46) 必ずしも家族のみを念頭に置いたものではないが，長谷部恭男『憲法学のフロンティア』15頁（岩波書店，1999年）は，次のようにいう。「リベラル・デモクラシーの下でも，私的領域では多様な価値が相互にせめぎあう。そこでは，国家成立前の自然状態と同様に，『強者による弱者の抑圧』のような，ある立場から見れば許しがたいような生活様式が，宗教団体や家族など特定の部分社会内部で成立し，再生産されることも

の公私二元論は[47]、ドメスティック・バイオレンスの問題などを典型としてフェミニズムから批判を受けてきたが、そのことからも、憲法上の「プライバシー」の論理が、個人単独の自由だけでなく、団体ないし関係性としての親密な人的結合そのものの自律性（関係的プライバシー）を保障するものであることが理解されるだろう[48]。

2　親の権能と国家の権能

憲法は、子の利益について判断する権能を（子自身は別にして。子の自己決定権の問題は次項で扱う）第一次的には親に認めているが、親の子を養教育する自由は無限界のものではなく、子の利益の保護などのために介入が正当化される場合には、国家により制限されうる。たとえば、憲法は明文で「すべて国民は、法律の定めるところにより、その保護する子女に普通教育を受けさせる義務を負ふ。」（26条2項）、「児童は、これを酷使してはならない。」（27条3項）と定める。また、児童虐待や医療ネグレクトなどの場合は、子の生命・身体や成長発達などの保護のためにやむをえない範囲で、国家による介入が正当化され、また場合によって介入が憲法上要請されることもありうる[49]。すなわち、憲法上、国家は、一方で、親の子を養教育する自由を不

　起こりうる。しかし、それを理由に公的領域と私的領域の区別自体を攻撃し、公的領域の全面化を主張しようとする人々は、公的領域と私的領域の区別が抹消したとき、その事態を同じように批判・攻撃することが果して可能か否かに思いをいたすべきであろう。この転換は不可逆的である。」と。

(47)　近代立憲主義における「家族の領域」の論理については、中山道子『近代個人主義と憲法学——公私二元論の限界』（東京大学出版会、2000年）、同「公私二元論崩壊の射程と日本の近代憲法学」井上達夫ほか編『法の臨界Ⅰ法的思考の再定位』121頁（東京大学出版会、1999年）を参照。

(48)　終末期医療の場面での「自己決定権」ないし「プライバシー」の論理が、個人単位の権利であるのか集団単位の権利であるのかの曖昧さを指摘するものとして、中山道子「自己決定と死——自己決定の死？」『岩波講座・現代の法14・自己決定権と法』101頁（1998年）を参照。憲法学上、集団単位の権利としての面を有する親密な人的結合の自由は、沿革から広義の「自己決定権」に含まれるものとして整理されている（本稿もそのように示した）が、個人単位の狭義の「自己決定権」と区別されるべきものであろう。参照、岡田・前掲書注(44)。

(49)　重篤な疾患を持つ新生児への医療に関する決定の問題をめぐる医事法学と憲法学の共同研究として、小山剛＝玉井真理子編『子どもの医療と法（第2版）』（尚学社、2012

当に侵害することなく，他方で，子（小児）の生命・身体や自律性（の獲得）などを保護しなければならない。

　これを同意能力のない小児からの臓器等の移植の問題について具体化すれば，まず，それが小児の利益になることはないと想定して国家が禁止することは，親が子の利益について判断する権能を制約するものであるが，小児の生命・身体の保護を理由とする必要かつ合理的な規制として許容される。他方で，禁止がただちに憲法上要請されるとはいえず，国家が，一定の条件の下で，子の主体性等も考慮した上で臓器等の移植が子の利益になるとの親の判断を尊重し，それを許容する政策も許される。

　個人の生命・身体はきわめて重要な法益であり，本人の同意もなく治療的利益を得ることもなく大きな身体侵襲を加えられることが本人の利益になることは，かりにあるとしても例外的な場合であろう。その例外的な場合を適法とすることにより小児の生命・身体が害されるリスク等の公共の不利益（それを防ぐ規制から得られる政府利益）と，ドナー小児が得る利益やレシピエントの救命利益，家族の自律性が尊重されることなどの公共の利益（規制により失われる利益）の衡量は，憲法から答えを導くことが困難である。立法府は民主的議論にもとづいて，実際の社会の状況に適合して分配の正義にかなう賢明な政策を採用すべきである[50]。

　先に述べた，小児の利益にならない場合に小児に対する外在的利益により移植を許容できるかという問題と異なるのは，＜利益の論理＞での移植を許容する政策も許容しない政策も，小児本人の利益の保護のしかたが争点になっているものであり，ドナーとなりうる小児の「人として」の存在の保護を減じる政策ではないと考えられるからである。

　　年）を参照。
(50)　臓器移植法改正法（平成 21 年法律 83 号）附則 5 項を受けて，臓器移植法ガイドラインが，児童（18 歳未満の者）からの死体臓器提供について，虐待が行われた疑いがある児童が死亡した場合には臓器の摘出は行わないこと，と定めていることは，子の利益についての親の判断を信頼しうるものかどうかを問題にするものと解することができるかもしれないが，そうであるなら虐待親以外の親族の承諾で提供が可能なはずであるとの指摘もある。水野紀子「改正臓器移植法の問題点と今後の展開」医学のあゆみ 237巻 5 号 353 頁，359 頁（2011 年）を参照。

3　子の自律と親の権能

　ここまで，本稿では，小児に同意能力がない場合について論じてきた[51]。その場合には，誰かほかの者が本人の利益について考えて判断せざるをえない。これとは異なり，未成年者に同意能力がある場合には，本人が自己の利益について考えることができるということであるから，誰かほかの者が本人の利益について考えて臓器等を提供するかどうか決定することは，当該未成年者の自己決定権等と抵触することになる。この場合，親はなお未成年者の利益について判断する権能を有するであろうか。ここでは，主として，未成年者本人が提供意思を示しているにもかかわらず親が摘出・採取を認めない場合を念頭に置いて検討する[52]。

　医事法学においては，この問題についてやや見解が分かれているようである[53]。すなわち，未成年者に同意能力がある場合には，未成年者単独の同意

---

(51) 移植用臓器等の摘出・採取について同意能力のない小児についても，理論的にその拒否の能力がある場合がありうる。その場合，小児本人が拒否の意思を示しているときに，親が小児本人の利益になると判断して臓器等を摘出・採取することができるかどうかは，憲法論としては，以下で論じる同意能力がある場合に準じて考えることができると思われる。立法政策として，生命・身体を維持する方向の自己決定と生命・身体を害する方向の自己決定を等しく扱わないことが，憲法上許されること，そして，それが賢明な政策であり，法的伝統もそのようなものであると考えられることについては，第Ⅰ節で論じた。

(52) 移植用臓器等の摘出・採取について，同意能力を有する未成年者が同意を示さないままに（拒否の能力を有する未成年者が拒否の意思を示した場合も同様），誰かほかの者が未成年者本人の利益になると判断して摘出・採取がなされるとすれば，自己決定権（自由の原則）だけでなく身体に対する権利等（同意の原則）との関係でも当該未成年者の権利と抵触することになる。しかし，類型的に本人の利益となる治療の場合と異なり，これを容認する見解はほぼないと思われるので，ここでは，主として，未成年者本人が提供意思を示しているにもかかわらず親が摘出・採取を認めない場合を念頭に置いて，自己決定権（自由の原則）との関係を論じることとする。この問題で身体に対する権利について制限を許す見解がみられないことは，身体に対する権利が，自己決定権と比べて親の権能による制限に対し耐性が強いことを示唆するかもしれない。

(53) 医学研究への参加の場面に関するものであるが，永水裕子「未成年者の医学研究への参加」桃山法学 23 号 17 頁（2014 年）を参照。なお，未成年者が同意能力を有する場合に子の同意のほかに親の同意も必要かという問題（親の同意権の有無）と，親の同意権があることを前提にその同意権がどのように行使されるべきか（限界はどこか）と

で臓器等の摘出・採取が認められ、親権者[54]の同意は法的には不要であるとする見解[55]と、未成年者本人と親権者の双方の同意が必要であるとする見解[56]がある。これらの見解は現行法の解釈論であるが、それを離れて、憲法上は、以下に述べるようにいずれの立法政策も否定されない。

　まず、親権者の同意は不要であるとする政策は、未成年者の自己決定権を尊重したものである。憲法上、親はその未成熟子を養教育する自由を有するが、子がいかなる段階まで成長すれば「未成熟子」とはいえなくなり、親の権能から独立することになるのかは、原則として合理的な立法政策にゆだねられると考えられる。そして、一般の民事成年制度とは別に、とりわけパーソナルな事柄について同意能力のある未成年者に、その事柄にかかる「成年」性を認めることも、合理的な立法政策でありうる。身体の処分に関する決定はそのような事柄でありうるだろう。

　他方で、双方の同意を必要とする政策も合憲でありうる。たしかに個人は憲法上の自己決定権をもつから、かりにそれが身体の処分の自由を含むとすれば、身体の処分に他者の同意も必要であると国家が要求することは、その権利の制限となる。しかし、身体の処分の自由は、同意能力を有する成人の場合にも、個人の生命・身体の保護のために必要かつ合理的な制限を受けうる（多くの医事関係法はそのようなものである）。そして、親は子の生命・身体や自律性を保護する権能と責任を有するから、国家が、未成年者がたとえ同意能力を有するとしても、その身体の処分が、子の利益のために行使される親の同意権に服することを要求することは、未成年者の生命・身体の保護の

    いう問題は、異なる問題であると考えられるが、ここでは深く立ち入らない。
(54)　ここでは、親権者と監護権者を区別せずに「親権者」と記すことにする。前掲注(45)を参照。
(55)　丸山・前掲注(9)264頁、岩志・前掲注(13)285頁、臼木・前掲注(24)26頁。なお、岩志は、「現実には、重要な臓器が対象となる場合には、慎重を期して、法定代理人らの承諾が併せ求められることが多いと思われる。」とする。丸山は、「親の同意は法律的には直接的意義を持つものではないが、その際に示される、自分の子の臓器提供に対する親の態度は、未成年者の同意の任意性などを判断する際の資料としての価値を持つことが、かなりあると考えられる。」とする。
(56)　大谷・前掲書注(31)223頁。なお、前掲注(5)日本移植学会倫理指針は、本人のほか、親権者または未成年者後見人の同意を必要とすると定めるが、これは倫理指針としての性格上、法的な要求とは別に慎重を期している可能性がある。

ために必要かつ合理的な制限でありうる。つまり，国家は個人の自己決定権を制限するかどうか判断する際に自己決定権と生命・身体の保護の間で衡量するのであるが，未成年者について，その衡量を，国家との関係で憲法上の子の養教育の自由を有する親の個別具体的な判断にまかせることとすることは，子の利益の保護のために判断をまかせる範囲を限界づけることを含め，合理的な政策でありうる。

もっとも，事柄の性質によって，親の同意を要求することが，かえって未成年者の身体に対する権利の保護にならないことがある。たとえば，未成年者の人工妊娠中絶について親の同意を要求することは，医療へのアクセスを妨げ，身体に対する権利や中絶の権利の侵害であるとして，違憲と評価される可能性がある[57]。ただ，移植用臓器の摘出・採取については，このような問題は生じにくいだろう。

なお，具体的な未成年者について同意能力の有無が明確でないという問題があり，親の同意をも要求する政策は，未成年者の同意能力の有無に関する親の第一次的判断権を尊重する趣旨が含まれるものとも解される。親の同意を不要とする政策の場合には，同意能力の有無で摘出可能性や親の同意の要不要が分かれるのであるから不明確さが問題となるが，やはり第一次的には親の判断権を尊重すべきであり，結局，「慎重を期して」事実上親の同意も得ることとすることが多くなるのではなかろうか。

4　関係的プライバシーと責任

親密な人的結合の自由に含まれる関係的プライバシーないし家族の自律性の観念は，個人の自由に還元できない集団的な関係性を保護するものであるから，憲法上の「個人の尊重」の理念とどのように整合するのかが問題となる。家族制度のあり方について定める憲法24条には，「家」制度など封建的諸制度を廃止し「近代」を貫徹させる意義と，家長個人主義的な近代家族を超えて「個人の尊厳と両性の本質的平等」を家族制度に確保する「現代」的意義があるといわれる。国家との関係で家族の自律性が保障されることは，

---

(57) 未成年者の人工妊娠中絶に関する親の同意権等をめぐるアメリカの判例について，文献を含め，三枝健治「未成年者による人工妊娠中絶に対する親権者の関わり —— In re B.S. 事件の紹介・検討を中心に」新潟大学法政理論38巻1号33頁（2005年）を参照。

児童虐待やDVの問題を典型として家族内の弱者の生命・身体や自律性等の利益が確保されない危険性を有し（今日ではそのような場合に国家は介入できるしすべきことは認められている），問題に応じて適切な公私区分が必要となる[58]。その基準を考察するため，ここでは，親子関係を念頭に，「個人の尊重」の理念と適合した関係的プライバシーないし家族の自律性の観念の意義を試論的に探ってみたい。

親の子の養教育の自由は，国家でなく，その子の親に，その生存と自律（の獲得）に必要なケアをおこなう第一次的な権能を認める。親は子を育てるが，その日常的行為の一挙手一投足が法的に規律されるとすれば萎縮し縛られて，むしろ適切なケアは期待できない。国家に監視されない法的に自由な領域があるからこそ，適時適切に子にとって必要なケアがなされる。その関係を規律するものがあるとすれば，法ではなく，むしろ社会において多元的な倫理や宗教などであろう。社会には親の思想・良心に応じて多様な私的価値（善）にもとづく子の育て方があってよいのであり，それにより子も自律の能力を獲得し，自分の生き方を見つけることができる。

子の育て方は原則として国家によって規律されるべきでないとする親の子の養教育の自由は，しかし育児を全面的に放棄する自由を含むものではない。それは，親個人の私的自由としてだけでなく，子を「個人」[59]として，あるいは「個人」へと育てる責任を含んだものである。その最低限の線は法的義務でもありうるが，子に対する責任をよりよく果たすために，「国家からの自由」が必要である。その点では，親個人の権利としてだけでなく，責任が組み込まれた関係性を保護する団体的性質を有する[60]。

---

(58) 参照，辻村みよ子『ジェンダーと人権』227頁以下（日本評論社，2008年），高井裕之「家族をめぐる憲法理論の分析——公序再編論の立場から」京都産業大学論集24巻4号社会科学系列11号90頁（1994年），若尾典子「近代家族の暴力性と日本国憲法二四条」法政論集255号587頁（2014年）。

(59) 「個人の尊重」の理念が想定している「個人」は，必ずしも経済的肉体的に自立した者とは限らず，若年・老齢・障害・病気などのために他者に支えられて生活を営む人も，当然に個人である。「個人の尊重」は，個人が，自立していようがいまいが個性をもち（できるだけ）自己決定できる存在であると考え，その人の生き方の自律性を保障するとともに，個人の存在自体を保障するものである。

(60) なお，憲法13条で保障される親の子の養教育の自由は基本的に防御権であり，親

関係的プライバシーの観念は，このように，関係者の関係的責任を組み込み，個人間の親密な関係性（人的結合）を国家の介入から保護する観念である[61]。親密な関係性には離脱できる関係性も離脱できない関係性も含まれるが，ここでいう関係的責任は，一般的には，個人が関係性を有する他者を自己とは異なる他者（「個人」）として承認した上でその関係性に応じて関係性を展開していく責任である。個人の生き方や他者との関係性は多様であり，親密な関係性に原則として国家が介入しないことで，個人の生存と自律の基礎となる親密な関係性における私的価値の維持・形成・交換の自由が確保されるとともに，そこでの関係的責任がよりよく果たされる。

5　公平なプロセス

小児からの臓器等の移植を認める政策をとる場合，同意能力のない小児からであればもちろんのこと，同意能力がある小児からであっても，周囲から小児に圧力がかかる可能性も考慮した上で，小児の利益を確保することが必要となろう。とくに，親と子が一致して提供意思を示しているからといって，ただちにそのまま認めればよいということにはならないのであって，小児の同意や利益について，どのように公平な判断プロセスを構築していけばよいのかが問題となる。

小児から親や兄弟姉妹などへの臓器等の移植については，利益相反の問題も指摘されてきているところであり，現行法上，同意能力のない小児から移植をおこなうためには（おこないえないとする見解が多いことは先に述べた），民法826条の趣旨にもとづいて特別代理人のような者を選任し，その者が代諾すべきであるともいわれている[62]。これは，憲法上は，国家が親はドナー

　子双方の生存と自律が確保されるように親子関係をどのように社会的に支えるのか，すなわち育児等の社会保障やジェンダー不平等の問題については，憲法25条・14条および立法政策の課題となる。
(61)　参照，野崎亜紀子「規範的関係論・序説」千葉大学法学論集29巻1・2号149頁（2014年），同「私事・自己決定・関係性——プライバシーの観念という視点」田中成明・研究代表『国際比較からみた日本社会における自己決定と合意形成』227頁（国際高等研究所，2007年），大江洋『関係的権利論——子どもの権利から権利の再構成へ』（勁草書房，2004年）。
(62)　山田・前掲注(31)20頁，廣瀬・前掲注(30)262頁以下。親がレシピエントとなる場

候補の子の利益を十分に考慮することができないと想定し，親の権能が制限されているものと解される。

このような問題に際し，裁判所の手続を用いることは，日本ではあまり想定されていないようである[63]。病院倫理委員会に関しては，日本小児血液・がん学会の「健常小児ドナーからの造血幹細胞採取に関する倫理指針」は，「15歳以下の子どもから親への造血幹細胞移植を計画する際には，医療チームは HLA の検査前に施設内の倫理委員会に申請をして承認をえなければならない。」と定めている[64]。日本では医師ないし医療チームが重要な機能を担っているのではないかと推察するが，その役割について本稿は論じることができない。関連して，最後に「最善の利益」の意味について触れておきたい。

ミクロな意思決定の場面で他者の利益について判断する実体的基準としての本人の「最善の利益」は，それを目指して関係者が話し合うトポスであり，具体的内容があらかじめ定まっているわけではなく，その人をその人として尊重するとはどのようなことかを，状況の個別性に応じて公平な関係で関係者が話し合う中で，その具体的内容が定まる性格のものであろう。先に，プライバシー的な自由が認められることでよりよく責任が果たされると述べたが，「最善の利益」を探求するプロセスはそのようなものである。とりわけ責任放棄が疑われかねない場面は公的規律との接触面となるが，そのような難しい問題について，何が＜その人＞の「最善の利益」なのか，説明可能なように理由にもとづいて判断すべく，関係者が話し合う場を設定することが，「最善の利益」論の基本的な機能である[65]。

　　合には，山田は，レシピエントでない親権者が代諾すべきとし，廣瀬は，レシピエントでない親権者と特別代諾権者の一致した意思決定が必要であるとする。また参照，丸山・前掲論文注(26)221頁以下。なお，本稿は，いわゆる救世主きょうだい（savior sibling）の問題について触れられない。

(63) 参照，樋口範雄『親子と法』167頁以下（弘文堂，1988年）。
(64) 日本小児血液・がん学会・前掲注(36)。なお，倫理委員会における小児の利益のための特別擁護者について，一家綱邦「1980年代前半のアメリカ合衆国における2つの倫理委員会モデル——小児科学会と保健福祉省の提案」早稲田法学会誌58巻1号1頁（2007年）を参照。
(65) 参照，野崎亜紀子「代行判断の法理と自己決定権の論理——生の両端領域から考え

V　おわりに

　同意能力のない小児から臓器等の摘出・採取が許されるとすれば，それは小児本人の利益にかなう場合のみである。利益にかなう場合があるのかをめぐり争いがあるが，立法政策としては，大きく分けて，マクロな実体的判断で切る政策と，「プライバシー」ないし「最善の利益」というミクロなトポスに手続的にゆだねる政策とがある。後者の政策の場合には，どのように公平な判断手続を構築するかが課題となる。

　いずれにしても，本人の利益を他者が考えることになる。それは，おとなの場合も含めて，医療の場面ではどうしても必要なことであるように思われる。そのパターナリズムと分配の不公正の危険性を認めつつも，＜利益の論理＞を正面から捉える必要があろう。

　［謝辞］本稿は JSPS 科研費 24530037 の助成を受けた研究の成果である。

る〈近しい者〉の法的位置づけ」仲正昌樹編『近代法とその限界』（御茶の水書房，2010年）239頁，同「新生児医療現場の生命倫理『話し合いのガイドライン』をめぐって」小児科診療70巻4号565頁（2007年）。

11　臓器売買と移植ツーリズム

粟屋　剛

医事法講座 第6巻 臓器移植と医事法

Ⅰ　はじめに——問題の所在
Ⅱ　臓器売買の法的問題——なぜ，臓器売買を禁止・処罰するのか
Ⅲ　臓器あっせんの法的問題——渡航移植サポート業者の業務は臓器あっせん罪にあたるか
Ⅳ　移植ツーリズムの法的問題——渡航移植患者の帰国後診療拒否は応召義務違反か
Ⅴ　おわりに——結びに代えて

I　はじめに──問題の所在

　臓器売買は，すでに我が国を含めて世界中で禁止されている（フィリピンは別だった）。筆者はこれまで長年にわたってインドやフィリピンなどで臓器売買に関する諸種の調査を行ってきたが，その過程で，貧しいドナー（臓器提供者）や病気に苦しむ患者に接するにつけ，この人たちは本当にそんなに悪いことをしているといえるのだろうか，果たして処罰に値する人たちなのだろうか，などと考え続けてきた。また，臓器売買禁止は何のための，誰のための立法なのだろうか，なぜ，それは禁止されなければならないのだろうか，などとも考えてきた。それらに対する一応の答えは2012年，別稿[1]に記した。

　本稿は，上記の視点，広く生命倫理や社会調査の視点を維持しつつ，まさに管見ながら，以下の三点について主として解釈論を展開するものである。

　まず第一に，我が国の臓器移植法上の臓器売買禁止規定に的を絞って，刑法学者の保護法益に関する議論を参照しつつ，その禁止規定の是非を論じる。臓器売買の理論的な法的問題の最大のものはまさにこの「なぜ，臓器売買を禁止・処罰するのか」という根本問題である。

　第二に，上記の問題に関連して，これまでほとんど議論されて来なかった臓器あっせんの法的問題について論じる。具体的には，果たして，渡航移植サポート業者の業務は臓器あっせん罪にあたるか，という点について論じる。なお，臓器あっせんの問題は事実上，移植ツーリズムの問題（下記）と密接につながっている。

　第三に，近時良くも悪くも話題となっている移植ツーリズムをめぐる諸問題のうち，とくに，現実に日本各地で発生している渡航移植患者の帰国後診療拒否に関する法的問題を論じる。

（1）　粟屋剛「臓器売買」倉持武・丸山英二編『脳死・移植医療（シリーズ生命倫理学第3巻）』212-232頁（丸善，2012年）。ただし，その結論は基本的に，第三世界が前提になっている。

II　臓器売買の法的問題
——なぜ，臓器売買を禁止・処罰するのか

　我が国にはすでに臓器移植法が制定されているが，その中に臓器売買禁止規定が盛り込まれている。これは，周知の如く，罰則付きである。では，なぜ臓器売買は禁止・処罰されなければならないのか。

　この点に関して刑法学者は，臓器売買罪の保護法益は何か，という形の議論を展開している。ここで，まず，そのような議論が続いているという事実自体が，果たして明確な保護法益があるのか，見出せるのか，という疑問を生ぜしめる。少なくとも，殺人罪の保護法益が人間の生命であることが自明であるほどには，臓器売買罪の保護法益は自明ではない。

　刑法学者の議論を見ていると，「保護法益」の概念には二種類の違った次元のものがありそうである。一つは，「事実的保護法益」とでも呼ぶべきものである。それは，現に「ある」保護法益である。つまり，ある規定が実際に保護していると考えられる法益である。これは，立法過程で現実に立法の根拠とされるものとほぼ重なる。他の一つは，「規範的保護法益」とでも呼ぶべきものである。これは，ある「べき」保護法益である。つまり，ある規定が保護す「べき」と考えられる法益である。もちろん，これらの「事実的保護法益」と「規範的保護法益」——以下，独断偏見的に適宜，これらの語を用いる——は重なる場合が多いが，異なる場合もありうる。

　事実的保護法益は，国会やその各委員会の会議録（審議録）等から探ることができる。それらを読む限り，臓器売買の是非については国会の各委員会で何度も取り上げられているものの，深い議論が行われた形跡はない。むしろ，当初から臓器売買禁止は自明のことと考えられていた節がある。例を挙げると，衆議院社会労働委員会において，増岡博之氏（当時，厚生大臣）は，臓器「売買によって利益を得るということがないようにすることは，これは法律があろうと何がなかろうとやるべきことであろうと思います」と述べている[2]。また，衆議院法務委員会において，窪木外造氏（当時，厚生省保健

（2）　第101回国会・衆議院社会労働委員会議録第34号（その1）17頁（1984年11月20日）。

医療局結核難病課長）は，「腎を売買の対象とすることはもとよりあってはならないと考えている」と述べている[3]。

その後，いわゆる脳死臨調の答申が示されたが，それは次のように述べている。

臓器を「単なる『物』あるいは『資源』扱いし，経済取引の対象とすることは，人々の感情に著しく反することになる。また，こうしたことを許せば経済力のある者にのみ移植を受ける機会が与えられ，移植機会の公平という見地から見ても許容し難い問題が生じかねないと言えよう。さらには，臓器を経済取引の対象とすると，善意，任意の臓器提供という臓器移植の基本的な考え方にも支障を生じさせかねないものと考えられる。」[4]

臓器移植法制定3ヶ月前の衆議院厚生委員会で桧田仁氏（当時，衆議院議員）は禁止の根拠についてこの答申を引用し，次のように述べている。

臓器が「経済取引の対象となる」ことは「絶対あってはならないという基本理念」であり，「移植機会の公平性を損なうということが決してあってはならない」し，「善意や任意の臓器提供という臓器移植の基本的な考え方を明確に盛り込んでいく」[5]。

なお，厚生労働省の臓器移植対策室による『逐条解説 臓器移植法』もこの脳死臨調の答申を踏襲し，臓器売買禁止規定（臓器移植法第11条第1項及び第2項）の解説として，「臓器を経済取引の対象とすることは，人々の感情に著しく反し，移植機会の公平性を損ない，さらに善意・任意の臓器提供という臓器移植の基本的な考え方にも支障を来す。したがって，本条第1項及び第2項において，臓器売買を禁止することとなったものである」と述べている[6]。

---

(3) 第102回国会・衆議院法務委員会議録第2号11頁（1984年12月18日）。
(4) 臨時脳死及び臓器移植調査会「脳死及び臓器移植に関する重要事項について（答申）」審議だより第10号222頁（1992年）。
(5) 第140回国会・衆議院厚生委員会議録第6号（その1）10頁（1997年3月19日）。当時の衆議院法制局の担当者である笠井真一氏も脳死臨調の答申を引用してこれらを禁止の根拠としている（笠井真一『知っておきたい臓器移植法』30頁（大蔵省印刷局，1999年））。
(6) 厚生労働省健康局疾病対策課臓器移植対策室監修『逐条解説 臓器移植法－臓器移植・造血幹細胞移植関係法令通知』54頁（中央法規出版，2012年）。

これらは，言わば後付けの理由，つまり，「事後説明」的なものと推測される。その点はおくとして，これらからすれば，臓器売買禁止の根拠は次の三点である。(ア)人々の感情に著しく反する，(イ)移植機会の公平性を損なう，(ウ)善意・任意の臓器提供という臓器移植の基本的な考え方に支障を来す。

　まず第一に，「(ア)人々の感情に著しく反する」という点について検討する。

　少なくとも我が国では，臓器売買に対して「けがらわしい」，「おぞましい」などという感情的嫌悪感をもつ人が多い（多かった）ようである。人類は長く，基本的に，「人間の身体は神聖なもの」という感覚を持ち続けてきたと推測されるので，人々が人間の臓器を売買することに違和感ひいては嫌悪感を抱いても当然かもしれない。人類は人体の一部を商取引の対象とする文化は基本的には持ち合わせて来なかった。筆者もインドやフィリピンでの実態調査をはじめる前はそうだった。しかし調査開始後，実態を知るにつれて，そのような感情は少しずつ薄れていった。

　このような感情的嫌悪感は，それが正当・妥当な禁止の根拠であるか否かはおくとして，筆頭に挙げられていることからしても，当時，強力かつ現実的な禁止立法の根拠であったと考えられる。しかし，たとえそうであるとしても，感情そのものを禁止・処罰に直結させてよいか，疑問なしとしない。仮に感情論の根底に「人間の尊厳」思考が通底しているとしても，である。また，このような国民の感情的嫌悪感を「社会の善良な風俗の維持」[7]と言い換えたとしても，やはり，そのような漠然とした概念を禁止立法の根拠にしてよいのか，という疑問が残る。なお，感情的嫌悪感をもよおさない臓器売買もありうる。インドには美談的臓器売買すらあった[8]。

　さらに言えば，そもそも，その感情自体も変化してきているかもしれない。私事を開陳するが，筆者は毎年，大学生等，計約数百人に臓器売買に関する講義を行っているが，講義後のアンケートではここ10年，賛成論が反対論を上回る。

（7）　臓器移植法改正以前の参議院法務委員会にて，大林宏氏（当時，法務省刑事局長）は臓器移植法の臓器売買等処罰規定について次のように述べている。「これらは社会の善良な風俗の維持及び移植機会の公平性確保という見地に立つものと承知しております。」（参議院法務委員会議録第21号25頁（2005年6月8日）。）

（8）　粟屋剛『人体部品ビジネス』130-131頁（講談社，1999年）。

なお，刑法学者からは，「人々の感情〈略〉というような不明確で抽象的なものまでをも保護法益とするのは，本罪の成立範囲を無制限に拡大させる危険があ」る（ので保護法益とすべきではない）との指摘がある[9]。

以上からすれば，感情が禁止・処罰根拠として正当，妥当なものであると即断できないと思われる。

第二に，「(イ)移植機会の公平性を損なう」という点について検討する。

臓器売買によって患者間の移植機会の具体的あるいは抽象的な公平性が損なわれるというのは，臓器売買禁止・処罰の根拠としてよく指摘されるものである[10]。臓器売買を容認すると富裕な患者は臓器を購入でき，貧しい患者はそれができないという不公平が生じる，というわけである。「医師臓器売買事件」の東京地裁判決2012年1月26日も，臓器売買によって「公平であるべき移植が経済格差のため不公平になる」と指摘している[11]。

しかし，移植機会の公平性が損なわれるという点は，禁止立法の根拠として正当，妥当なものであろうか。たしかに，臓器売買は移植機会の公平性を，その程度は別にして，損ねる可能性があるだろう。しかしながら，もともと，世界的に見て，臓器売買であろうとなかろうと，移植機会はまったく公平ではない（というより，そもそも世界自体がまったく公平ではない）。貧しい人々は高額な移植費用（欧米では数千万円，アジアでは数百万円，ちなみに，アジアでは臓器，とくに腎臓の値段は数十万円程度）が払えないので移植など，とても受けられない（ただし，我が国は保険制度が完備しているので，国内であれば一定の臓器移植は保険を使って受けることができる）。基本的に，富裕な人々と貧しい人々との間に不公平（そして不平等）が存在することは，臓器売買を容認すると否とにかかわらず，移植医療自体について言えることである。そもそも，臓器移植という医療自体が医療一般の不公平性を加速させる要素を

---

(9) 川口浩一「臓器売買等の禁止（11条）［逐条解説］」中山研一・福間誠之編『臓器移植法ハンドブック』82-83頁（日本評論社，1998年）．

(10) 山本輝之「生体移植——刑法上の問題点の検討」成城法学第82号1-23頁（2013年），城下裕二「臓器売買事件」甲斐克則＝手嶋豊編『医事法判例百選［第2版］（別冊ジュリスト第219号）』202-203頁（有斐閣，2014年）等．

(11) 判例集未登載（概要につき，宍戸圭介「脳死と臓器移植」加藤良夫編『実務医事法（第2版）』332頁（民事法研究会，2014年）参照）．なお，同事件に対する東京地裁判決2011年11月1日（別判決，判例集未登載）も，同様に「公平性」に言及している．

持っている。さらに言えば，移植医療どころか，貧しいために簡単な医療すら受けられずに世界中で多くの人が死んで行っている。世界的に見れば，医療自体がそもそも，決定的に不公平なのである。世界が極力公平であるべきなのは当然だが，それは基本的には「倫理」の世界で言えることであって，もし「法」の世界でそれを貫徹させるならば，すなわち，公平性をあらゆる行為に対する禁止や処罰の根拠とするならば，世界はひっくり返ってしまうであろう。

　もちろん，このように言えるからといって，臓器売買を容認して不公平を助長してよいということにもならない。しかし，それは，前述のように，倫理の領域の問題にとどまると考えるべきであろう。なお，臓器売買を容認し，公的移植用臓器マーケットを創設することで逆に患者間の公平性を確保することができる，とする考え方も以前からある[12]。

　第三に，「(ウ)善意・任意の臓器提供という臓器移植の基本的な考え方に支障を来す」という点について検討する[13]。

　「善意・任意の臓器提供」が論理必然的に「臓器移植の基本的な考え方」になるわけではない。そう決めたからそう言えるに過ぎない。善意・任意の臓器提供システムと対価の授受（臓器売買）は本来的には，そして論理的にも，両立しうる。つまり，有償の臓器提供も善意かつ任意に行われうる。なお，フィリピンやインドのドナーの中には，「良いこと（＝臓器提供）をしてお金をもらって何が悪い」と言う者がいた。

　さらに言えば，我が国では臓器移植法改正によってオプト・アウト方式が採用され，すでに「善意」の要件は部分的にであれ，外されている。すなわち，善意の臓器提供は臓器移植の基本的な考え方とは必ずしも言えなくなっている[14]。まさに，自己決定権の実質的空洞化が起きているのである[15]。

---

(12)　この点につき，粟屋・前掲注（8）198，202頁参照。

(13)　川口教授は，「現在の臓器売買の全面的禁止によって保護される法益（または規範）は，無償の匿名による臓器提供システムという制度（を維持すべきだということ）にしか求められない」とされている（川口浩一「臓器売買罪の保護法益」城下裕二編『生体移植と法』121頁（日本評論社，2009年））。これは，事実的保護法益についての言及と考えられる。

(14)　ただし，本人の善意の要件が外される場面では家族の善意が要求されるので，その点に着目して，「善意の臓器提供」は依然として臓器提供の基本的な考え方である，と

このように見てくると，立法者が臓器売買禁止の理論的根拠（＝事実的保護法益）として挙げている感情論や制度論（移植機会の公平性など）に正当性，妥当性を見出すことは困難であるように思われる。では，正当，妥当な禁止理由はほかに探せるであろうか。保護法益の語を用いるならば，規範的保護法益はいかなるものであるだろうか。

　この点に関して，「人間の尊厳」を持ち出す見解もある。「人間の尊厳」は臓器売買罪の規範的保護法益と言えるであろうか。甲斐克則教授は一般論として，臓器売買禁止・処罰の根拠は「人間の尊厳」にあると述べている[16]。臓器売買は以前から指摘されているように，確かに，その程度は別にして，「人間の尊厳」を侵害するであろう[17]。正確に言えば，臓器売買，広く人体商品化は「人体尊重」（人体丁重取扱い）概念を媒介項として，間接的に，「人間の尊厳」を侵害する[18]。

　しかし，臓器売買罪に限らず，基本的におよそ刑法の根源には「人間の尊厳」がありそうである。突き詰めれば，「人間の尊厳」は法と倫理のあらゆるところに横たわっていると考えることができるのではないか。

　なお，人間の尊厳は臓器売買罪の事実的保護法益といえるか否か。議事録等から知る限り，立法者が，少なくとも自覚的に「人間の尊厳」を意識して立法を行ったとは思えない。

する論もありうる。
(15)　粟屋剛「改正臓器移植法施行後に考える自己決定の意味」Medicament News 2027号11頁（2010年）。
(16)　甲斐克則「生体移植をめぐる刑事法上の諸問題」城下編・前掲注(13)104頁。
(17)　粟屋・前掲注(8)194-195頁参照。
(18)　間接的侵害の考え方につき，粟屋剛「人体商品化論──人体商品化は立法によって禁止されるべきか」甲斐克則編『ポストゲノム社会と医事法（医事法講座第1巻）』94頁（信山社，2009年）。

III　臓器あっせんの法的問題
　　――渡航移植サポート業者の業務は臓器あっせん罪にあたるか

1　臓器あっせん禁止立法

　臓器のあっせんについては臓器移植法に禁止規定がある（第11条第3項，第4項――臓器あっせん罪――）。ただし，同法は臓器のあっせん一般を禁止しているわけではない。臓器移植法によれば，業として行われるかどうかにかかわらず，あっせんの対価として「財産上の利益の供与を受け」ること等が禁止されている（処罰対象となっている）。つまりは，有償の臓器あっせん等が禁止されているのみである。したがって，善意の臓器提供の場合でも，有償の臓器あっせんであれば臓器あっせん罪は成立しうる。また，無償で臓器売買がらみのあっせんをしても，臓器あっせん罪は成立しない。ただし，場合によっては臓器売買罪の幇助犯にはなりえるだろう。

2　渡航移植サポート業者の業務の概要

　現実のいわゆる渡航移植サポート業者[19]――以下，単に「業者」と称する――の業務は次のようである（筆者のフィールドリサーチによる）。インターネットやクチコミで渡航移植（希望）患者――以下，本節では単に「患者」と称する――を募集する。移植可能な海外医療施設（病院）をあらかじめ調

---

[19]　臓器移植の分野には都市伝説が多い。例えば，マフィアや臓器ブローカーが子どもを誘拐して殺し（あるいは生きたまま），心臓や腎臓などを摘出し売りさばく，などといった話がまことしやかに語られるが，事実として証明されたケースはない（粟屋剛「子どもと臓器売買」玉井真理子＝永末裕子＝横野恵編『子どもの医療と生命倫理 資料で読む（第2版）』188-189頁（法政大学出版局，2012年）参照）。一般に「渡航移植サポート業者＝悪徳臓器ブローカー」と見られているが，これも，マスコミ等によって作られたイメージであり，都市伝説に近い（もちろん，かつて患者の前払い金などを持ち逃げしたような業者もいたが）。きちんとした仕事をしないと商売繁盛（？）にならないのは他のあっせん（ないし仲介）業と同じである。付言すれば，このような都市伝説（あるいは，それらしきもの）を前提として立論するならば，議論にバイアスがかかってしまうので，注意が必要である。

べておく。その移植施設と患者の間に立って移植を仲介する。具体的には，患者を現地の移植施設に連れて行き，患者の身の回りの世話を含めてあらゆる患者サポート（移植施設との打ち合わせ代行，ホテルと移植施設との間の送迎，通訳，食事や観光の案内など）を行う。患者は業者に，飛行機代や食事代などを除いて，手術費，入院費などの病院関係のすべての費用と業者の必要経費や手数料をまとめて支払う。業者は自分の取り分を除いて，一切の費用を病院側に支払う。移植終了後，患者の帰国をサポートする（日本に連れて帰る）。

このように，業者の業務は多岐に渡る。臓器あっせんが問われる行為はその一部である。なお，多くの患者は外国に不慣れで，現地の言葉も慣習もわからない。そもそも，移植施設を探せない。したがって，彼らにとってはこのような業者はなくてはならない存在である。ただし，そのことと業者の行為の法的評価の問題は当然，別である。

3 業者の業務は臓器あっせん罪にあたるか

前述のような業者の業務，具体的にはその一部である移植を仲介する行為は臓器あっせん罪にあたるであろうか。この点に関しては，厚労省の通達などで疑義が示されながらも，これまでほとんど論じられて来なかった。ここでは，この臓器あっせん罪について考察を加えることにする。

業者は，臓器の摘出（獲得）から移植までの事実過程すべてにかかわっているわけでない。臓器はドナーから臓器摘出施設において摘出され，さらには移植施設へと渡るが，これらの過程は臓器摘出施設や移植施設（中国では実質的には軍や警察や裁判所などか）が差配しており，業者はこれらの事実過程に何ら関与（かつ寄与）しない。すなわち，業者はドナーと患者の間に立って「ドナーから患者への臓器のあっせん」[20]を行っているわけではない。業者がかかわるのは移植施設と患者の間の関係のみである。具体的に言えば，彼らは移植施設と患者の間での臓器の「移植」を「仲介」，すなわち，臓器移植法の用語法によれば，「あっせん」している。

では，業者のこのような移植施設・患者間での臓器「移植」のあっせんは臓器あっせん罪，ここでは具体的には，患者が臓器の「提供を受けることの

---

(20) このようなあっせんを行っているのは我が国では移植ネットワークのみである（ただし，死体ドナーの場合に限る）。

あっせん」(法第11条第3項)に該当するであろうか。

現在のところ,臓器あっせん罪に関する裁判例は見当たらない。「臓器あっせん」の意義については厚生省保健医療局長通知「臓器のあっせん業の許可等について」(健医発第1353号1997年10月13日)が次のように述べている。

「臓器のあっせん業とは,移植術の実施のために必要な臓器が,臓器提供施設から移植実施施設に平穏かつ迅速にもたらされるように,臓器提供施設と移植実施施設の間にあって,必要な媒介的活動を反復継続して行うことをいう。」[21]

これは我が国の「日本臓器移植ネットワーク」を視野に入れたものと思われるが,いずれにしても,上記の定義からすれば,業者は実際にはそのような臓器提供施設と移植施設の間での媒介的活動は当然行わないので,彼らの行為はそもそも「臓器あっせん」に該当しない(したがって臓器あっせん罪は成立しない)ということになりそうである。

ただし,上記局長通知は,続けて,「臓器のあっせんの具体的内容としては,①臓器の提供者の募集及び登録,②移植を希望する者の募集及び登録,③臓器の提供者,臓器提供施設,移植実施施設等との間の連絡調整活動などがあり,これらの全部又は一部を業として行う場合が臓器のあっせん業に該当する」(傍点筆者)と述べている[22]が,このような解釈によれば,業者の行為は②に該当するので,「臓器あっせん」に該当する(すなわち,臓器あっせん罪が成立しうる)ということになるであろう。

なお,そうであるとしても,「その臓器あっせんの対価は無償であり,業者は,それを除く患者サポート等の対価として『財産上の利益の供与』を受

---

(21) 臓器移植対策室・逐条解説(前掲注(6))57頁も同文を引用している。なお,学説にも,これを受けて同様に,「『あっせん』とは,移植術の実施のために必要な臓器の提供者・受容者・移植術を行う医療機関の間にあって,媒介的活動を行うことをいう」とするものがある(川口・前掲注(9)85頁)。
(22) 臓器移植対策室・逐条解説(前掲注(6))57頁も,上記局長通知(①~③の解釈を含めて)を引用し,そのうえで,「したがって,例えば移植希望者の募集等を行い,海外の医療機関での受診を支援するような活動についても,臓器提供者とのマッチングを行わなかったとしても,これを反復継続して行えばあっせん業に該当すると解される」としている。

けているのみ」という解釈もありうる。このような解釈が可能だとすれば，業者に臓器あっせん罪は成立しないということになるであろう。

Ⅳ　移植ツーリズムの法的問題
　　──渡航移植患者の帰国後診療拒否は応召義務違反か

1　移植ツーリズムとは何か

　移植ツーリズムは，美容整形ツーリズムや生殖医療ツーリズムなどと並んで，医療（メディカル）ツーリズムの一種である。この医療ツーリズムにはもちろん，手術や健康診断などのための海外（正確には，国外─以下，同様─）渡航も含まれる（日本から外国に行くケースだけでなく，外国から日本にやって来るケースもある）。医療ツーリズムとは一言でいえば，医療を受けるために海外渡航すること（あるいは，海外渡航して医療を受けること）である。そうだとすれば，移植ツーリズムとは，臓器等の移植を受けるために海外渡航すること（あるいは，海外渡航して臓器等の移植を受けること），ということになる。いわゆる「渡航移植」（＝臓器移植目的の海外渡航）とほぼ同義である。

　ただし，例えば，広く知られている「イスタンブール宣言」[23]はこの概念をさらに限定して，下記のような特殊な定義をしている。

　「移植のための渡航 Travel for transplantation に，臓器取引や移植商業主義の要素が含まれたり，あるいは，外国からの患者への臓器移植に用いられる資源（臓器，専門家，移植施設）のために自国民の移植医療の機会が減少したりする場合は，移植ツーリズム Transplant tourism となる。」[24]

　これは，倫理的，社会的に問題のありそうな渡航移植全体に規制の網をかけようとするものである。しかしながら，このような特殊（かつ奇妙）な定義は概念の混乱を招くものである。それゆえ，以下ではこの定義は用いず，前記のような一般的な用語法に従うことにする。

---

(23)　国際移植学会「臓器取引と移植ツーリズムに関するイスタンブール宣言」(2008年)。
(24)　この定義では移植ツーリズムは「移植のための渡航」の一種ということになる。

2 移植ツーリズムは違法か

　我が国には移植ツーリズム一般を禁止したり規制したりする法律はない。つまり，外国に出向いて移植を受けること自体が違法であるわけではない。法律によって禁止されているのは当該移植ツーリズムが臓器移植法上の「臓器売買」にあたる場合である。これは当然，違法（臓器移植法違反）である。
　外国に出向いて死刑囚から提供された臓器の移植を受けること（＝いわゆる死刑囚移植）も，我が国には禁止する法律がないので，違法ではない。したがって，日本人患者が中国に渡って移植を受けても，何ら違法ではない。ただし，日本移植学会は死刑囚移植を禁止している。正確には，「日本移植学会倫理指針」は，「受刑中であるか死刑を執行された者からの移植の禁止」と題して，「受刑中の者，あるいは死刑を執行された者からの移植は，ドナーの自由意思を確認することが困難であることから，国内外を問わず禁止する」と規定している。ただ，この指針の対象は日本移植学会会員のみであり，患者や，同学会会員ではない医師らは対象ではない。もちろん，この指針には法的効力（ないし拘束力）はない。なお，厚生労働省は直接，死刑囚移植を禁止しているわけではない（積極的に認めるというスタンスでも認めないというスタンスでもない）が，少なくとも学会倫理指針に何らクレームを付けてはいない。この点を鑑みれば，この日本移植学会倫理指針が我が国の実質的な移植政策の根拠になっていると言って過言ではあるまい。
　一般に，この学会倫理指針策定の背景には，臓器提供の自給自足を求めたイスタンブール宣言（前出）があるとされている。同宣言は，「臓器取引と移植ツーリズムは，公平，正義，人間の尊厳の尊重といった原則を踏みにじるため，禁止されるべきである」と述べている。また，「弱者である個人や集団（識字能力をもたない人々，貧困に苦しむ人々，不法滞在の移民，受刑者，政治的経済的亡命者など）を生体ドナーになるよう誘導する行為を許すことは，臓器取引や移植ツーリズム，移植商業主義に反対する立場からは認められない」とも述べている。この宣言自体も，もちろん，国内的に法的効力（ないし拘束力）を持つものではない。なお，WHOも同様な勧告を複数回，発している[25]。

3　渡航移植患者の帰国後診療拒否は応召義務違反か

　フィリピンであれ中国であれ，アジアで臓器移植を受けて帰国した患者らの診療拒否は以前から報告されていた[26]。それが近時，広く行き渡るようになってきた。アジア渡航移植患者も帰国後に診療を受ける倫理的ひいては法的権利がありそうだが，現実には我が国では，国立大学（付属）病院も含めて，多くの医療機関がアジアで移植を受けて帰国した患者の，とくに，免疫抑制剤の処方も含めて移植後のフォローに関する診療を直接，間接に拒否している事実が多方面で指摘されている。筆者らの中国移植ツーリズムに関する社会調査によれば，中国渡航移植患者への被診療拒否体験はあるか，との問いに43％がある，と答えている[27]。

　では，このような患者帰国後の診療拒否は法的に正当といえるであろうか。それは法的に禁止される診療拒否に当たるか否か。以下，この点について若干の考察を加える。

　我が国のアジア渡航移植禁止政策（前述）の中に患者帰国後の診療拒否が含まれているか否かは定かではない。ただ，政策としては，「中国，広くアジアに行かせない」とのみする政策よりも，「帰って来ても面倒をみない（みさせない）」という政策を加えた方がより効果的であり，政策として一貫しているとは言えそうである。これは，アジア渡航移植禁止政策を遂行するために，渡航移植患者にいわば出口から圧力をかけるものといえる。

---

(25)　最新のものとして，"Human organ and tissue transplantation"（WHA63.22：21 May 2010）。

(26)　毎日新聞2007年7月9日，東京新聞2007年9月9日ほか。なお，診療拒否どころか，帰国拒否を主張する者もいる。ある医師は，「各国政府は中国で移植を受けた患者の入国（＝帰国）を拒否せよ」とまで述べている（マリア・フィアタロン・シング「医学の使命」謝冠園　監修（デービッド・マタス，トルステン・トレイ編集）『中国の移植犯罪　国家による臓器狩り』（自由社，2013年）［原題『State Organs：Transplant Abuse in China』］239-249頁）。

(27)　49人分のアンケート・データ［2014年11月4日現在］。JSPS科研費基盤研究(C)（一般）「中国移植ツーリズムに関する社会調査の実施とそれに基づくELSIの検討」（2011年度〜2013年度）による。その後，同基盤研究(C)（一般）「アジア移植ツーリズムに関する社会調査の実施とそれに基づくELSIの検討」（2014年度〜2016年度）として継続中。

仮にこのようなことが政策として行われていないとしても、少なくとも、広く行き渡っている診療拒否の背景には、このアジア渡航移植禁止政策があることは間違いない。

ところで、現在、医療者の間で「アジア渡航移植患者を診療すると罰せられる」あるいは「アジア渡航移植患者のことを通報しなかったら罰せられる」などという言説がまるで都市伝説のように流布しているが、もちろん、そのようなこと（罰せられること）はありえない[28]。ただ、下記のように、各医療機関による患者帰国後診療拒否の根拠になっているかもしれない通達は、現に存在する。もちろん、ここには診療拒否せよとは一言も記されていない。

臓器移植対策室長から都道府県等衛生主管部（局）長あての「事務連絡 平成22年2月15日」は、「無許可での臓器あっせん業が疑われる事例について」と題して次のように述べている。「管下の医療機関で無許可あっせん業が疑われる事例が発生した場合は、当室あて御連絡いただく旨、周知願います。」

患者が帰国後に診療を受ける場合、その医療機関の選定は通常、業者が代行する。したがって、各医療機関はその時点で上記クチコミにしたがって業者を拒絶する（あるいは上記通達にしたがって、通報する）ので、結果的に診療拒否が起こる。

我が国では医師は医師法上、応召義務を課せられている。すなわち、同法第19条は、「診療に従事する医師は、診察治療の求があつた場合には、正当な事由がなければ、これを拒んではならない」と規定している。医師は正当事由がない限り、診療を拒むことはできない。では、死刑囚移植であれ、売買による移植であれ、アジアで移植を受けたという事実の存在は医師がその患者の診療を拒否する正当事由といえるであろうか。さらには、仮にアジアへ移植を受けに行く（行った）患者を例えば「人道」に反するなどとして倫理的に非難することが可能であるとしても、そのことは診療拒否の正当事由になるであろうか。

---

(28) このような言説は、アジア渡航移植患者に対して医療者が抱く「けしからん、うさんくさい、いかがわしい」などというイメージも相まって、クチコミで伝わっていったと推測される。

これまでに判例・学説において正当事由になる（なりうる）ものとして認められてきた(ア)医師不在，(イ)専門外，(ウ)重症患者診療中，(エ)診療時間外，(オ)入院設備の不備，(カ)ベッド満床など[29]と比較しても，上記理由は到底，「正当事由」とはいえないであろう。

　上記理由が正当事由にあたるか否かについて，これまでに判例はない。学説では，宍戸圭介准教授が，臓器売買に関与した渡航移植患者への診療拒否につき，詳細な検討の上で「臓器売買への関与をもって，診療拒否を為すことは倫理的にも法的にも正当化されない」と述べている[30]。ほか，新聞紙上ではあるが，町野朔教授は，海外での臓器売買を想定して，「たとえ違法行為を行った者でも診療を拒否する正当な理由に当たらない」と指摘している[31]。また，鈴木利廣弁護士も同新聞紙上で，臓器「売買の可能性が高いからと，診療拒否するのは正当な理由に当たらず，応召義務違反になる可能性が高い」と述べている[32]。

　付言すれば，臓器摘出対象とされる死刑囚や，金銭のために臓器を売る貧しいドナー等に人権があるように，自国内で移植が受けられずに外国に出向く患者にも人権がある。前者が国家権力の下の弱者なら，後者は医療権力の下の弱者である。アジアへの渡航移植患者の帰国後の診療拒否はこのような「患者の人権」侵害という大きな問題がありそうだが，この点の検討は別稿に譲る。

V　おわりに——結びに代えて

　我が国では臓器あっせんや移植ツーリズムに関する法的議論はほとんどな

---

(29)　菅野耕毅『医事法学概論（第2版）』322頁（医歯薬出版，2004年）。
(30)　宍戸圭介「臓器売買に関与した患者の診療を拒否することは法的・倫理的に正当か」人権教育研究第9巻41-54頁（2009年）。
(31)　東京新聞2007年9月9日。
(32)　同上。なお，筆者も同新聞紙上で，「たとえ犯罪者でも，困っている患者に医療を施すのが医師の職業倫理の根幹。診療拒否は患者の命にかかわる。臓器売買の倫理的，社会的妥当性と医師の倫理的な治療義務とは別問題。目の前に患者がいるのに診ない理由はない」と述べておいた（ほか，毎日新聞2007年7月9日にも同趣旨のことを述べた）。

い。本拙文は文字通り拙いものではあるが，それらに関する法的議論の導火線あるいはたたき台になれば幸いである。また，とくに移植ツーリズムにおけるアジア渡航移植患者帰国後診療拒否の問題については生命倫理──患者の人権──の視点から常々疑問を感じていて，今回それを文章にしたが，それが少しでも現実の問題の解決につながれば望外の幸せである。

〔付記〕本稿脱稿（2015年2月3日）後，期せずして一原亜貴子准教授の玉稿「臓器売買罪の保護法益について」（岡山大学法学会雑誌第64巻第3・4号103-123頁（2015年））に接した。深い洞察に基づくものと感じたが，校正段階での引用（ないし反論）は無理があると判断し，断念した。

12　臓器移植制度の運用と課題

朝 居 朋 子

医事法講座 第6巻 臓器移植と医事法

　　Ⅰ　臓器移植法の成立と運用
　　Ⅱ　臓器移植制度の成立と運用
　　Ⅲ　現行制度における実務上の課題
　　Ⅳ　最　後　に

I 臓器移植法の成立と運用

1 臓器移植法の成立と問題点

　1954年アメリカで世界初の腎臓移植が行われ，63年アメリカで肝臓移植及び肺移植，67年南アフリカで心臓移植が行われた。日本では68年札幌医科大学で心臓移植が行われた。臓器移植のスタートとしては世界に遅れを取ったわけではないが，いわゆるこの「和田心臓移植」が，不明瞭かつ不適切な脳死判定や心臓移植適応の判断への疑義，臓器提供者・移植者とも同じ移植医が担当したこと，記録の保全が不十分だったことなどの密室性が指摘され，各方面からの批判が相次いだ。その結果，脳死や臓器移植に対する社会の不信感が生まれ，日本での移植医療の発展が遅滞した原因となった。このため，日本では脳死者からの臓器移植の社会的承認が得られず，健康体から移植用臓器を摘出することの倫理的問題点を孕みながらも，臨床としては生体からの腎臓移植や肝臓移植，心臓停止後の腎臓移植・角膜移植が主流となった。

　その後，多数の審議を経て，1997年6月「臓器の移植に関する法律（以下，本法）」が成立，同年10月16日施行され，1999年2月同法に基づいた脳死者からの臓器移植が初めて行われた。その後，同法下においては計86名の脳死者からの提供により374名（心臓69名，肺66名〔両肺26・片肺40〕，心肺同時1名，肝臓67名〔うち分割肝8名〕，膵腎同時50名，膵臓12名，腎臓103名，小腸6名）に臓器移植が行われた。

　1997年施行の臓器移植法では，脳死下での臓器提供では本人の書面による意思表示を必要とし，書面の記載年齢は民法上の遺言可能年齢に準じて15歳以上と規定されていた。本人の書面による意思表示を簡便に行えるように臓器提供意思表示カードが作成されたが（図1，旧カード記載面），当初は番号に丸がない，臓器に丸がないことを理由に記載不備と判断され，脳死下臓器提供に至らない事例もあった。

　また，15歳未満は法律上求められる意思表示ができないため，15歳未満の脳死下臓器提供も実現しなかった。臓器移植法の運用に関する指針（ガイ

図1：旧　臓器提供意思表示カード
〔意思表示欄〕

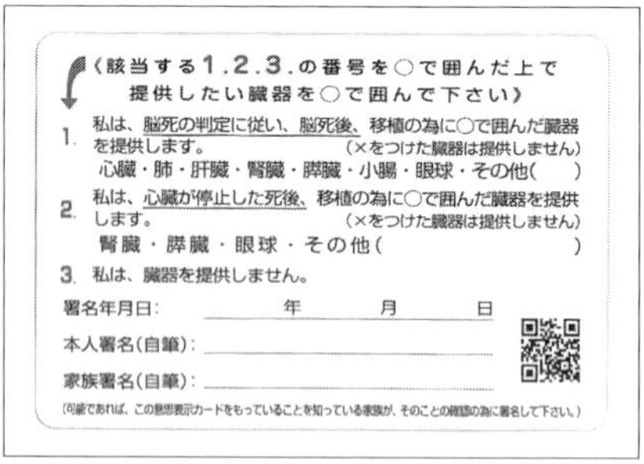
《該当する1.2.3.の番号を○で囲んだ上で
提供したい臓器を○で囲んで下さい》
1. 私は、脳死の判定に従い、脳死後、移植の為に○で囲んだ臓器を提供します。（×をつけた臓器は提供しません）
心臓・肺・肝臓・腎臓・膵臓・小腸・眼球・その他（　　）
2. 私は、心臓が停止した死後、移植の為に○で囲んだ臓器を提供します。（×をつけた臓器は提供しません）
腎臓・膵臓・眼球・その他（　　　　）
3. 私は、臓器を提供しません。
署名年月日：　　年　　月　　日
本人署名(自筆)：
家族署名(自筆)：
(可能であれば、この意思表示カードをもっていることを知っている家族が、そのことの確認の為に署名して下さい。)

ドライン）で脳死下臓器提供ができる施設を限定したため（大学附属病院，日本救急医学会指導医指定施設，日本脳神経外科学会専門医訓練施設A項，救命救急センター），脳死での臓器提供の意思表示があっても，これらの施設以外の入院患者であることを理由に脳死下臓器提供に至らない事例も多く見られた。日本臓器移植ネットワークが受信した脳死下臓器提供の意思表示例1,306件中，脳死下臓器提供が可能な施設からの情報が647件，患者の死亡前に連絡が入ったのが402件，そのうち86件が脳死下臓器提供にいたった（6.6%；86/1,306）。患者の意思表示があっても，脳死下臓器提供ができる施設に入院していない，患者がすでに死亡している，家族が脳死下臓器提供を希望しない，脳死状態を経ていない，法的脳死判定基準を満たしていない等，様々な理由により，本人の意思表示があっても実際に脳死下臓器提供に至る割合は非常に低かった（図2）。

2　改正臓器移植法の成立と法の効果

（a）臓器移植法改正の経緯と改正法の概要

前述の厳しい状況下では，国内では脳死下臓器移植が期待できないとして，移植を希望する日本人患者が海外渡航移植に頼るようになった。国際的にも問題視され，2008年の国際移植学会でイスタンブール宣言が採択され，自国内での臓器提供・移植が求められるようになった。日本においても，早急な対策が急務となり，2009年7月の国会で「臓器の移植に関する法律の一部を改正する法律（以下，改正法）」が成立，翌2010年7月17日に全面施行された。

改正臓器移植法の大きな特徴は，本人の意思が不明の場合（拒否の意思表示がある場合を除く），家族の承諾により脳死下臓器提供が可能となったこと，及び親族に対する優先提供の意思表示ができるようになったことである。

脳死判定・臓器摘出の要件については，改正臓器移植法第6条第1項によ

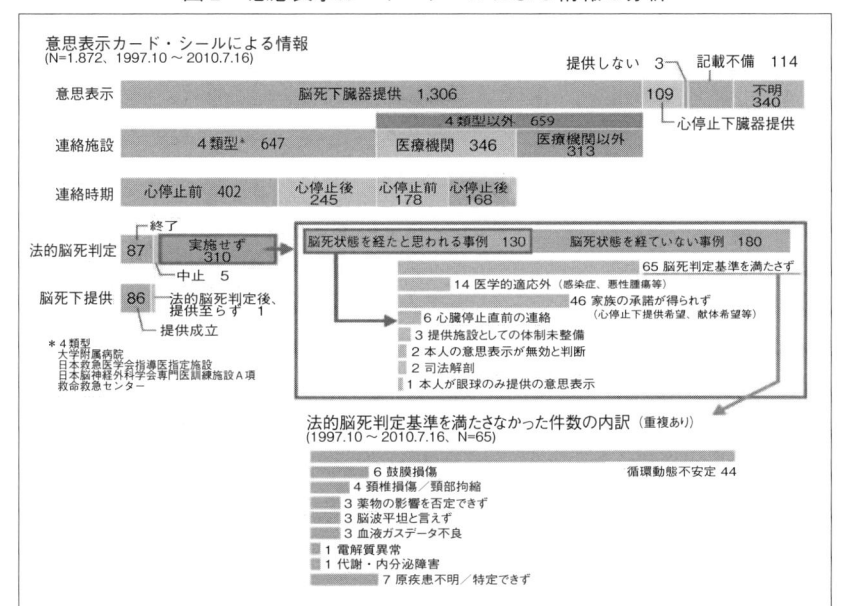

図2：意思表示カード・シールによる情報の分析

出典：『日本臓器移植ネットワーク　ニュースレター　Vol.14 2010』[1]より

り，下記の通り規定されている。

> **第六条**
> 医師は，次の各号のいずれかに該当する場合には，移植術に使用されるための臓器を，死体（脳死した者の身体を含む。以下同じ。）から摘出することができる。
> 一　死亡した者が生存中に当該臓器を移植術に使用されるために提供する意思を書面により表示している場合であって，その旨の告知を受けた遺族が当該臓器の摘出を拒まないとき又は遺族がないとき。
> 二　死亡した者が生存中に当該臓器を移植術に使用されるために提供する意思を書面により表示している場合及び当該意思がないことを表示している場合以外の場合であって，遺族が当該臓器の摘出について書面により承諾しているとき。
> 2　前項に規定する「脳死した者の身体」とは，脳幹を含む全脳の機能が不可逆的に停止するに至ったと判定された者の身体をいう。

---

(1) 日本臓器移植ネットワーク ニュースレター Vol.14，6頁（2010年）。

3 臓器の摘出に係る前項の判定は，次の各号のいずれかに該当する場合に限り，行うことができる。
一 当該者が第一項第一号に規定する意思を書面により表示している場合であり，かつ，当該者が前項の判定に従う意思がないことを表示している場合以外の場合であって，その旨の告知を受けたその者の家族が当該判定を拒まないとき又は家族がないとき。
二 当該者が第一項第一号に規定する意思を書面により表示している場合及び当該意思がないことを表示している場合以外の場合であり，かつ，当該者が前項の判定に従う意思がないことを表示している場合以外の場合であって，その者の家族が当該判定を行うことを書面により承諾しているとき。

(b) 改正臓器移植法の効果

(ⅰ) 脳死下臓器提供数の増加

第6条第1項第1号の規定は，本法でも同様であったが，第2号が新設された。それにより，改正法下においては，本人の書面による意思表示がなく，家族の承諾による脳死下臓器提供数が増加した（図3）。承諾の理由としては，社会貢献や本人の臓器提供に関する発言の尊重等が多くみられた（図4）。

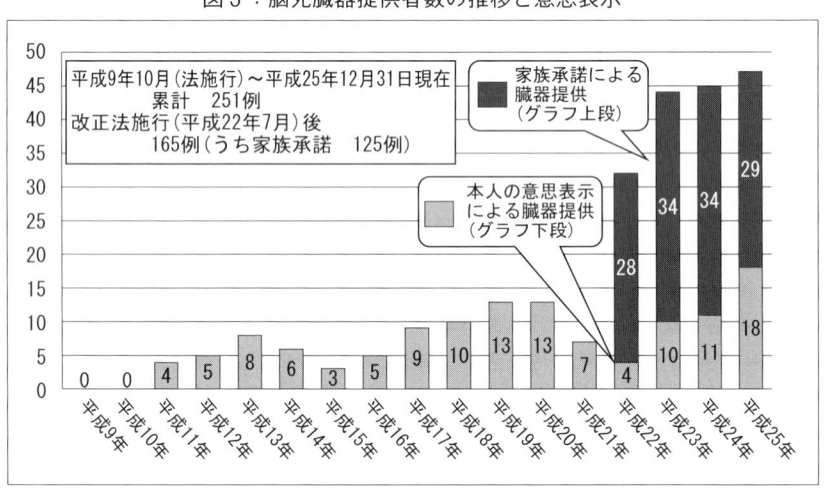

図3：脳死臓器提供者数の推移と意思表示

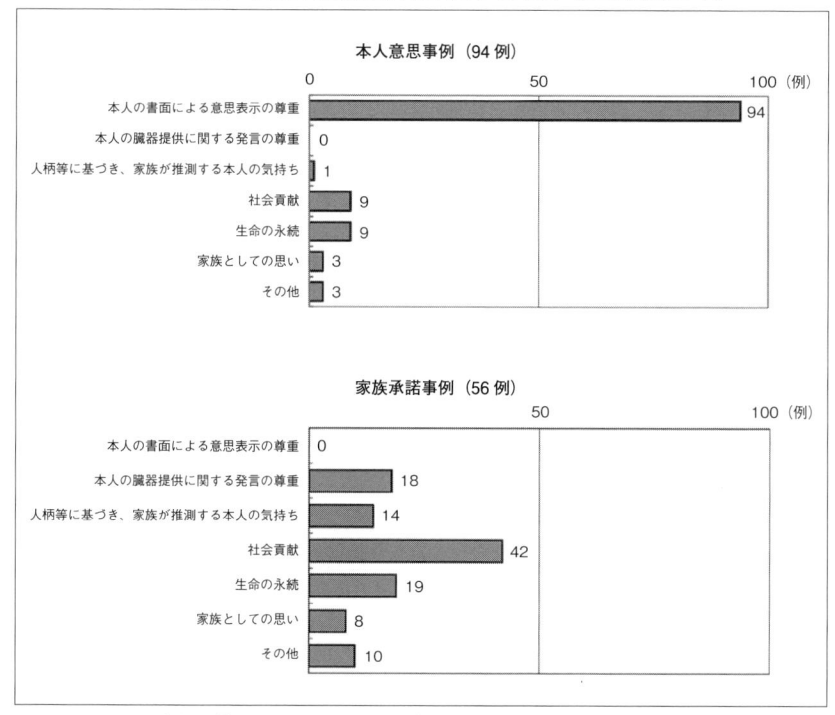

図4：家族が脳死下臓器提供を承諾した理由（重複回答あり）

本人意思事例（94例）

理由	件数
本人の書面による意思表示の尊重	94
本人の臓器提供に関する発言の尊重	0
人柄等に基づき、家族が推測する本人の気持ち	1
社会貢献	9
生命の永続	9
家族としての思い	3
その他	3

家族承諾事例（56例）

理由	件数
本人の書面による意思表示の尊重	0
本人の臓器提供に関する発言の尊重	18
人柄等に基づき、家族が推測する本人の気持ち	14
社会貢献	42
生命の永続	19
家族としての思い	8
その他	10

出典：『脳死下での臓器提供事例に係る検証会議　検証のまとめ』[2]より

　このように，臓器移植法の改正により，臓器提供者の家族にとっては，提供者本人の意思を忖度する形での脳死下臓器提供の機会が広がり，移植者にとっては移植の機会が増えた（図5）。すなわち，法改正の目的が達成されたといえる。

　一方で，移植を希望する患者の登録数は増加の一途をたどっており，待機中に死亡したり，生体移植を余儀なくされる患者も多い。イスタンブール宣言で提唱された「移植用臓器の自給自足」には程遠い。

（2）　厚生労働省「脳死下での臓器提供事例に係る検証会議 検証のまとめ（平成25年5月24日）」27頁。

図5：脳死下臓器提供・移植件数（1997年10月～2013年12月）

年	97	98	99	00	01	02	03	04	05	06	07	08	09	10	11	12	13	合計
提供件数	0	0	4	5	8	6	3	5	9	10	13	13	7	32	44	45	47	251
移植件数	0	0	13	19	35	27	9	18	33	38	59	69	38	146	204	187	214	1109
心臓	0	0	3	3	6	5	0	5	7	10	10	11	6	23	31	28	37	185
心肺同時	-	-	0	0	0	0	0	0	0	0	0	1	0	0	0	0	1	2
肺	-	0	0	3	6	4	2	4	5	6	9	14	9	25	37	33	40	197
肝臓	0	0	2	6[1]	6	7[2]	2	3	4	5	10[1]	13	7	30[2]	41[4]	40[3]	38[2]	214
肝腎同時	-	-	-	-	-	-	-	0	0	0	0	0	0	0	1	1	0	2
膵臓単独	-	-	-	-	-	-	-	0	1	1	4	4	0	2	6	9	9	38
膵腎同時	-	-	0	1	5	2	1	4	5	8	8	6	7	23	29	18	24	141
腎臓	0	0	8	6	11	8	2	11	8	9	16	20	7	39	57	58	63	317
小腸	-	-	-	0	1	0	0	0	0	2	1	1	4	3	0	1	13

注1）分割肝臓移植（1提供2移植）を含む
注2）分割肝臓移植（2提供4移植）を含む
注3）分割肝臓移植（3提供6移植）を含む
注4）分割肝臓移植（4提供8移植）を含む

（ii）親族優先提供

　改正法により親族に対する優先提供の意思表示が可能になり，改正法下では，眼球2例，腎臓1例が行われた。本法においては，提供先を指定することの可否は明確ではなく，「臓器の移植に関する法律の運用に関する指針（ガイドライン）」において「臓器の提供先を指定する意思が書面により表示されていた場合には，脳死・心臓死の区別や臓器の別にかかわらず，親族に限定する場合も含めて，当面，当該提供先を指定する意思表示を行った者に対する法に基づく脳死判定及びその者からの臓器の摘出は見合わせること。」とされ，運用上禁止されていた。この禁止の背景には，第15例目の脳死下臓器提供（2001年7月1日提供）がある。

　本事例では，提供者本人が生前に二人の親族に腎臓を提供する意思を持っており，社団法人日本臓器移植ネットワーク（当時）が厚生労働省に照会したところ，その旨の客観的証言が得られる場合は当該親族に提供することは可能との回答を得，移植者に当たる者ではない複数の親族より提供者本人が

親族2名に腎臓を提供する意思を持っていた旨を確認し，脳死下腎臓移植をあっせんした。当時の厚生労働省の対応を下記に示す。

第15例目の脳死下での臓器提供及び移植に当たってのネットワークからの照会に対する厚生労働省としての対応について

平成13年7月31日
厚生労働省臓器移植対策室

1．臓器提供者の親族への臓器提供意思について
臓器提供者の生前意思を尊重し，提供者の親族2名への臓器（腎臓）提供が可能かとの照会があり，これに対し，臓器提供者の生前の意思について客観的証言が得られる場合は，可能である旨回答。

・臓器移植の基本的理念はあくまで公平性であり，原則的には臓器の提供先を指定する本人の意思表示は認められるべきではない。
・しかし，臓器提供者が，近親者といった極めて限られた者を臓器提供先として希望し，実際その者に臓器提供を行うことができるような場合には，臓器提供者の意思は臓器の移植に関する法律（平成9年法律第104号。以下「法」という。）第2条第1項にいう「自己の臓器の移植術に使用されるための提供に関する意思」の一つのあり方として，尊重されるべきである。
・今回の事例については，（1）本人の生前意思（親族に腎臓を提供したい）が移植を受ける者以外の複数の親族から確認されたこと，（2）臓器提供先として指定された親族が移植を受ける医学的適応があったこと等の理由から，移植を実施することが法に抵触し許されないとまでは言えないと判断（臓器提供者の「脳死判定に従う意思」及び「臓器を移植術に使用されるために提供する意思」はドナーカードで確認）。
・なお，臓器提供者が生前特定の者に対する臓器提供の意思を表示している場合にどのようなルール化が可能か，今後，厚生科学審議会疾病対策部会臓器移植委員会において検討いただくことが必要と認識。

2．あっせんに当たって
臓器提供者が臓器提供先として希望した親族が，ネットワークのレシピエント候補者として登録されていないが，コンピューターに登録する必要があるかとの照会があり，これに対し，
（1）臓器提供者の親族への臓器提供意思が示されている中，提供される臓器が腎臓であり，レシピエント候補者が移植を受ける医学的適応がある今回の事例においては，改めて登録の必要はない
（2）登録料相当額（3万円）を入金していただくことが望ましい旨回答。

この事例に対する厚生労働省の第3者検証においては,下記の通り評価された[3]。

> レシピエント選択において,「公平性」の原則は極めて重要である。一方,親族への提供については,法が希有な事例として明確なルールを整備していない。
> 本事例において臓器提供者の親族二人に腎臓が提供されたことについては,ルールが整備されていない状況で,かつ緊急性を要する限られた時間の中で,提供者本人や親族を始めとする関係者の意思を優先した例外的な対応として,結果的にやむを得なかったものと評価する。
> しかしながら,本事例に際しての厚生労働省の判断については,意思表示カード等の書面により表示されていなかった「親族二人へ腎臓を提供したい」という本人の生前の意思を証言によって確認しているという提供者本人の意思の確認方法や,移植を受ける者ではないものとはいえ,本人の親族の文書による証言によったという本人の意思の客観的な確認方法について,本人の生前意思の確認手段として法的に十分であったと言えるか,問題が指摘できる。

この指摘を受け,ルール未整備の状況下では,運用として親族優先提供が禁止され,改正法により新たなルールが規定されたといえる。

改正法により,ごく限定された範囲で親族への優先提供が認められたわけであるが,ここでいう親族とは「配偶者,子及び父母」と規定され(「臓器の移植に関する法律の運用に関する指針(ガイドライン)」第),配偶者においては法律婚に限定,子及び父母においては血縁関係及び特別養子縁組によるものに限定されている。その理由としては,事実婚においては,形式上だけでなくその安定性も含めて事前に確認することが困難であり,普通養子については有償性の回避を確認することが困難であることにかんがみ,限定的な取り扱いとされた。このことの背景には,臓器移植法第2条(基本的理念)第2項 臓器提供の任意性の担保及び同法第11条 臓器売買等の禁止も関係すると考える。

事例が生じたことで問題視され,本法の運用において禁止された親族優先提供は,自然な身内への感情への配慮,すなわち,臓器移植を待つ者が身内

---

(3) 厚生労働省「第15例目の脳死下での臓器提供事例に係る検証結果に関する報告書」。

に居る場合，その身内に臓器を提供したいという気持ちに配慮すべきという立法者の意図が反映され，改正法において実現した。

II　臓器移植制度の成立と運用

1　あっせん機関としての公益社団法人日本臓器移植ネットワーク

　死後に提供される臓器のあっせんに関しては，臓器移植法第12条によりあっせん機関は厚生労働大臣の許可を受けることになっている。臓器売買は臓器移植法で禁止されているため，営利を目的とせず，かつ，移植の機会の公平性を担保し，提供された貴重な臓器の配分を適正に行うために，事前届け出制（施行規則第11条），秘密保持義務（法第13条），あっせん帳簿の作成・保存の義務化（法第14条），厚生労働大臣の報告徴収・立入り検査（法第15条），厚生労働大臣の指示（法第16条），許可の取消し（法第17条）が規定されている。また，無許可あっせん（法第22条），秘密保持義務，あっせん帳簿の作成・保存，厚生労働大臣の報告徴収・立入り検査の規定違反に対しては，罰則が定められている（法第22条，23条3号～5号）。

　公益社団法人日本臓器移植ネットワーク（以下，移植ネットワーク）は，厚生労働大臣の許可を受けた国内唯一の臓器あっせん機関である。1995年4月社団法人日本腎臓移植ネットワークとして設立され，1997年10月の臓器移植法施行に向けて社団法人日本臓器移植ネットワークとなり，2013年公益社団法人に認可された。本部と，全国を3つの支部に分けて運営している（図6）。

　移植ネットワークが許可を得ているのは，心臓，肺，肝臓，腎臓，膵臓，小腸のあっせんである。角膜（眼球）については，都道府県にあるアイバンクがあっせん業を担っている。組織（膵島，皮膚，骨，心臓弁等）については，臓器移植法による規定がなく，ガイドライン第14「組織移植の取扱いに関する事項」により運用上の規定があるのみで，任意で設立された組織バンクがあっせんを行っている。

　移植ネットワークの主たる事業は，臓器のあっせんと普及啓発事業である。あっせん事業においては，移植希望登録者の受付やデータの管理，移植者選

図6：公益社団法人日本臓器移植ネットワーク

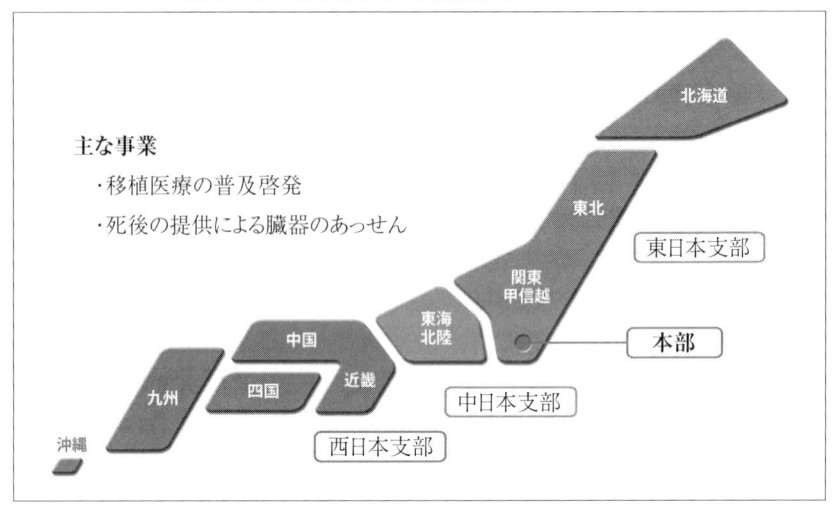

主な事業
・移植医療の普及啓発
・死後の提供による臓器のあっせん

北海道
東北
関東甲信越
東海北陸
中国
四国
近畿
九州
沖縄
東日本支部
本部
中日本支部
西日本支部

　択システムの管理及び更改，臓器提供者の情報対応（提供に関する諸手続き，移植者の選定，移植施設の決定，摘出チームの手配，臓器搬送の手配等）を行っている。

　普及啓発事業においては，一般社会に対しては，臓器提供意思表示カードの発行と配布，健康保険証や運転免許証への意思表示推進，インターネットによる臓器提供の意思登録制度，移植医療関連の資料作成，学校教育やキャンペーン等を通じて，移植医療に対する正しい理解を促進する活動を行っている。医療者に対しては，臓器の提供・移植が円滑に進むための研修会やシミュレーションの開催，医療者向け資料の作成，臓器提供施設の院内体制整備の支援等を行っている。

　移植ネットワークの財源は，国庫補助金（約6億円），一般財源（会費，移植希望登録者の登録料，寄付金等。約2億円），臓器移植による診療報酬由来収入（約4億円）である。

　死後提供される臓器の移植を希望する患者は移植ネットワークに登録し，移植施設は移植ネットワークの会員施設として入会する。そして，臓器の提供があれば，厚生労働省が決定した移植者選択基準に従い移植希望登録者の中から最適な患者が選定され，その者が希望している移植施設で移植術が行

われる。死後提供される臓器のあっせんは、恣意的な要素が入らないように、ルールに従い、公平・公正なあっせんができるようなシステムによって行われている。

2　臓器移植コーディネーター

（a）　臓器提供側の移植コーディネーター

あっせん業の実務を担うのは、臓器移植コーディネーターである。移植ネットワーク所属のコーディネーター（2014年10月1日現在34名）と、厚生労働省健康局長通知（平成15年3月20日　健発第0320001号、健発第0320002号）により都道府県が設置するコーディネーター（同日現在60名）である。

移植ネットワークコーディネーターは、専任で移植ネットワークの本部または支部に所属し、臓器のあっせんや普及啓発を担当する。都道府県コーディネーターは、移植ネットワークの委嘱を受け、地域における普及啓発や臓器のあっせんを行う。両者の業務内容は大きく異なるわけではなく、担当する活動エリアが異なり、互いに協力連携している。臓器移植コーディネーターの多くは医療資格保持者（看護師、検査技師等）であるが、医療職の背景を持たない4年制大学卒者もいる。1人前になるのに最低3年ほどかかり、現在の人数で十分足りているとはいえないため、雇用や教育制度の確立が急務である。

また、臓器提供施設が独自に設置したり、都道府県が主体となって設置する院内コーディネーターもいる。全国のほとんどの都道府県で設置され、その人数は約2,000名（2012年）と報告されており[4]、知事や腎臓バンク等から委嘱状が発行されている場合もある。院内の臓器提供の体制整備や、院内の臓器提供の可能性のある患者の対応や関係各所との調整が主たる業務である。多くは、医師、看護師、臨床検査技師等のコメディカルが兼務している。

（b）　臓器移植側の移植コーディネーター（レシピエント移植コーディネーター）

移植を希望し、または移植を実施される患者（以下、レシピエント）やそ

---

[4]　小中節子他「ドナー移植コーディネーター制度」日本移植学会50周年記念誌409頁（日本移植学会、2014年）。

の家族，生体ドナーの心理・社会的問題の評価，移植の意思決定への支援，移植前後の指導・教育，移植ネットワークへの登録業務，レシピエントや生体ドナーのフォローアップ，移植医療関係者との円滑な連絡調整を主たる業務とする。死体からの移植だけでなく，生体からの移植も担当し，移植臓器毎，または，複数の移植臓器を兼ねて活動している。1998年に京都大学，北海道大学，慶応義塾大学，北里大学で肝移植を担当するレシピエント移植コーディネーターが活動し始め，その後多くの移植施設に設置されるようになり，各臓器にレシピエント移植コーディネーターが誕生した。主に，看護師が専任または兼任で従事している。2011年にレシピエント移植コーディネーター認定合同委員会による認定制度が始まり，2013年までに103名が認定された[5]。また，2012年度の診療報酬改定で移植患者外来管理料が保険収載され，制度的・財政的にもバックアップされている。

Ⅲ　現行制度における実務上の課題

1　子どもの脳死下臓器提供における問題点

　臓器移植法の改正で，子どもからの脳死下臓器提供が可能となった。前述のように，旧法では，臓器提供の書面意思表示の関係から15歳というひとつのハードルがあったが，改正法下では本人の拒否の意思表示がない限り，家族の承諾にゆだねられた。

　改正法下では，18歳という年齢がひとつの大きな区切りである。それは，改正臓器移植法附則第5項とガイドライン第5に規定される「虐待を受けた児童への対応等に関する事項」による。

改正臓器移植法附則
5　政府は，虐待を受けた児童が死亡した場合に当該児童から臓器（臓器の移植に関する法律第五条に規定する臓器をいう。）が提供されることのないよう，移植医療に係る業務に従事する者がその業務に係る児童について虐待が行われた疑いがあるかどうかを確認し，及びその疑いがある場合に適切に

---

(5)　古川博之「レシピエント移植コーディネーター認定制度」日本移植学会50周年記念誌415頁（日本移植学会，2014年）。

対応するための方策に関し検討を加え、その結果に基づいて必要な措置を講ずるものとする。

　この規定は、立法の過程で、児童への虐待を行った家族が当該児童からの臓器提供を承諾するか否かの判断を行うことを防止すべきであること、及び、臓器提供が虐待の事実の隠ぺいに用いられることを防止することを目的に設けられた。

> **ガイドライン第5　虐待を受けた児童への対応等に関する事項**
> 臓器の移植に関する法律の一部を改正する法律（平成21年法律第83号）附則第5項においては、虐待を受けた児童が死亡した場合に当該児童から臓器が提供されることのないよう、移植医療に係る業務に従事する者がその業務に係る児童について虐待が行われた疑いがあるかどうかを確認し、その疑いがある場合に適切に対応する必要がある旨規定されていること。
> 　このため、脳死・心臓死の区別にかかわらず、児童（18歳未満の者をいう。以下同じ。）からの臓器提供については、以下のとおりとし、虐待が行われた疑いがある児童が死亡した場合には、臓器の摘出は行わないこと。

　ガイドライン第5によって、児童からの臓器提供を行う施設に必要な体制、虐待が行われた疑いの有無の確認、臓器提供を行う場合の対応について具体的に規定している。児童からの臓器提供を行う施設に必要な体制として、①虐待防止委員会等の虐待を受けた児童への対応のために必要な院内体制、②児童虐待の対応に関するマニュアル等の2点の整備を求めている。院内体制については、小児科医、救急医等以外にも看護師、ソーシャルワーカー、院内コーディネーター、放射線技師などの多職種が関わることが望ましい。また、マニュアルについては、臓器提供のときだけでなく、当該施設の患者となる児童について虐待が行われた疑いがあるかどうかを確認し、その疑いがあると判断した際の対応についての手順を求めている。つまり、臓器移植法で規定しながらも、実は医療機関において日常的に虐待の徴候を発見できる体制構築を促進しているといえる。このように、ガイドラインで規定される虐待防止委員会等の院内体制が整備されていない医療機関は、脳死下／心停止下ともに児童からの臓器提供はできない。

　ガイドライン第4に定められた脳死下臓器提供ができる施設（大学附属病

院，日本救急医学会の指導医指定施設，日本脳神経外科学会の基幹施設又は研修施設，救命救急センターとして認定された施設，日本小児総合医療施設協議会の会員施設）は2014年6月付で897施設あり，そのうち，児童からの臓器提供の院内体制を整備している医療機関は236施設であることが厚生労働省の調査結果で公表されている。

2014年12月31日現在，改正臓器移植法下で行われた18歳未満からの臓器提供は8例，うち6例は15歳未満からの事例であった。移植ネットワークに寄せられた児童からの臓器提供の情報の中でも，「施設として体制ができていない」「虐待の疑いが否定できない」「家族が最終的に臓器提供を希望しない」等の理由で提供に至らなかった事例は多くみられた。「虐待の疑いが否定できない」の判断根拠は，実際に過去に保護者からの虐待を受けた経験があるものから，外因死症例において，受傷起点で第3者の目撃がないことを理由に判断されたものまで多岐にわたっていた。

177例目（厚生労働省検証番号 第178例目）の脳死下臓器提供（2012年6月15日提供）は，国内初の6歳未満児からの提供であった。ドナーの死因は家庭内での事故による心肺停止による低酸素性脳症であるが，厚生労働省は事後検証を終了し，手続き的には問題なかったことが確認されている。報告書には，患児の虐待の有無の確認手続きについて下記の通り述べられている[6]。

> ＜虐待の有無＞
> 　来院時に虐待を疑わせる身体所見があるか否かについても診察を行い，虐待を疑わせる所見がないことを確認した。児の状態が悪化した時点で，当該医療機関の児童安全保護委員会において，それまでの診療経過や虐待に関する情報を共有し，当該児童については虐待を疑わせる事例ではないことを確認した。なお，本件については都道府県の児童相談所及び警察にも確認をし，情報を得ていた。また，当該医療機関の倫理委員会において，児童から臓器の摘出を行う場合にガイドライン上必要となる手続きが行われていることを確認し，臓器の摘出は可能であると判断した。

このように，提供施設に求められているのは，虐待の有無の判断ではなく，

---

(6) 厚生労働省「第178例目の脳死下での臓器提供事例に係る検証結果に関する報告書」5頁。

臓器提供をするに際し，虐待の「疑い」の有無を施設として総合的に判断することであり，「疑いがない」と判断されれば臓器提供の手続きに進むことができる。すなわち，虐待の疑いの有無の判断に際しては，医療機関において発見可能なものを対象とするものであり，臓器移植との関連において，傷跡が治癒していて確認できないような事例の確認までが対象とされているわけではない。当該児童に関する医学的所見や家族からの聴取等により，虐待の疑いが否定できるのであれば，児童相談所や警察などの外部機関に問合せる必要はないが，脳死下臓器提供の場合は情報公開があることから，特に注目を集める小児からの臓器提供においては，その手続きの客観性や明白性が求められる。そのため，第3者である外部機関の見解も得たうえで，提供施設として総合的に判断したという経緯を経ることが望ましいと考えられる。

しかしながら，児童の臓器提供の手続き論的には，虐待を疑わせる事例ではないことを確認せねばならず，その手続きに入ることを医療者が我が子の死が避けられない親に伝えることの心理的負担は想像に難くなく，またそのことにより医療側との信頼関係が揺らぐ危険性もある。児童からの臓器提供の体制整備を完了した施設では，院内での手順を確立し，地域の児童相談所等外部機関への照会システムを構築し，シミュレーションを行うなどしている。我が子の死に際して，臓器提供という善意の行いを申し出た親に対し，その心情を害することなく，しかし必要な手続きとしては粛々と進めなければならないことに加え，小児の脳死判定に熟達した医師に限りがあることを考えると，医療側の体制整備が限られた施設でしか進められないことは十分理解できる。

行政側の施策として，都道府県・指定都市・中核市に対し，厚生労働省健康局疾病対策課臓器職対策室長から関係者間協議の推進に関する依頼文書が発出された（健臓発1206第2号　平成24年12月6日）。これにより，各都道府県において，提供施設と児童相談所が一堂に会して，連携構築に係る問題点を話し合うなどの機会を設けているところもある。日常的な連携が醸成できれば，昨今大きな問題となっている子どもの虐待死の減少や虐待事例の早期発見につながり，子の福祉に資することができると期待できる。

2　意思表示の有効性

「臓器を提供する」意思表示については，臓器提供の意味を理解し，その意思表示の効果を認識する能力を担保するという考えから，民法上の遺言可能年齢等を参考にして，書面による意思表示に関しては15歳以上から有効としている（ガイドライン第1）。かたや，「臓器を提供しない」意思表示については，臓器移植法上，書面によらないものでも有効としており，また年齢も問わないとしている（ガイドライン第1）。すなわち，臓器移植法に規定される臓器提供に関する意思は，「提供する」ことを書面に示す場合は15歳以上，「提供しない」「脳死判定を拒否する」ことは年齢不問としている。

法第6条第1項により，提供者本人の書面による意思表示がある場合は，遺族が拒まないことまたは遺族がいないことを条件に臓器提供が可能であるとされている（筆者注：法文上「遺族」が用いられているが，眼球以外の臓器提供の承諾手続きは患者の死亡前に行わないといけないことから，本稿では以下「家族」という表現を用いる）。

つまり，「臓器を提供する」という書面による本人意思は，絶対的に優先されるものではなく，「家族が臓器提供を拒まない」または「家族がいない」という条件下でのみ実現される。本人が書面意思を有していても，家族が「本人の意思はあるものの，自分たちは臓器を提供したくない」という判断を実際に下すことがある。また，「家族がいない」ため，本人の意思表示のみで臓器提供に至ることは臓器移植法上可能であるが，これまでにはそのような事例はない。医療機関や行政機関等による調査で，何らかの家族・親族の存在が発覚し，そのような者がいることが分かった以上，「拒まない」ことの確認が取れない限り，先には進めない。

このように，臓器を提供することに関しては，本人の自己決定が最優先されないという考え方は，日本の遺族感情に配慮したものであると考える。本人の臓器提供意思を法律上最優先することにより，なんらかのトラブルが本人の死後生じ，遺族間で争いごとが起こるリスクを避けられるよう，家族に最終決定権を与えたものと理解できる。おそらく，「本人が提供したいと言っていたのに，なんで提供しなかったのか」と責められるよりは，「本人の意思に従わざるをえなかったけど，私たちは実は提供したくなかった」と

トラブルになる事例のほうが多いと考えるからではないだろうか。実は臓器提供に対する否定的な感情がベースにあるのではないかと思われる。このように，臓器を提供する意思は必ずしも尊重されるわけではないが，臓器を提供しない意思は絶対的に尊重されるというのは，臓器移植法第2条第1項の基本的理念である本人意思の尊重の不均衡であることは否めない。

また，第6条第1項では「遺族が拒まない」ことを要件にしており，法律上書面を求めていないにも関わらず，実務上は臓器移植法の施行規則により脳死判定承諾書や臓器摘出承諾書を取得している（施行規則第5条第2項第3号，第6条第2項第2号）。これは，家族に対するインフォームドコンセントの徹底や事後のトラブル回避が前提となっていると考える。

一方で「臓器を提供しない」意思については，年齢や形式は不問であり，幼児であっても，口頭によるものであっても，また臓器提供拒否を直接的に示す表現でなくても，それが最優先される。家族がたとえ，「本人の臓器を提供して，どこかで生きていてほしい」と切に願っても，本人が臓器提供を拒否していたと推定できるような言動を残していれば（たとえば，「死んでまで働きたくない」，「きれいなまま逝かせてほしい」という言葉を臓器提供拒否の意思表示とみなした事例もあった），家族の臓器提供の希望は叶わない。臓器移植法改正により，本人意思不明の場合は，その者の拒否の意思表示がない場合に限り，家族に最終決定が委ねられることにより（法第6条第2項），拒否の意思表示が重要視されることになった。そして，この意思表示に関しては，知的障害者等の臓器提供に関する意思表示が困難となる障害を有する者については，当面，臓器摘出を見合わせることになっている（ガイドライン第1）。この規定により，患者に臓器提供の意思表示が困難になるような知的障害等が判明した場合には，臓器提供に関する判断能力について，かかりつけ医等に照会するなどして，「問題ない」という医学的な確認を得てから，移植コーディネーターは承諾書を取得することになっている。

しかしながら，臓器提供のなんたるかを理解できるような年齢ではない幼い子どもにおいては，拒否の意思表示をどのように確認すべきであろうか。ガイドライン第1においては，「知的障害者等の臓器提供に関する意思表示が困難となる障害を有する者」と明言されているので，たとえ乳幼児であっても，精神遅滞等がないと思われる場合には，「臓器提供に関する意思表示

が困難となる」とは考えず，両親に確認をすることになっている。それには，子ども本人の考え方ではなく，親の価値観が大きく影響する。逆に，幼児であっても，発育遅滞があることが明らかな場合，ガイドライン第1により臓器提供は見合わせる，すなわち行えないことになっている。

　拒否の意思表示を担保できないという理由で知的障害者等からの臓器提供を禁止するガイドライン第1の規定には，意思判断能力のない幼い子どもからの臓器提供は，その児が知的障害者等にあたらない限り，親の承諾で行えることになることとの不均衡や矛盾が存在することは否定できない。

3　臓器提供のみにおける人の死としての脳死

　我が国の臓器移植法の最大の難点は，臓器提供の場合にのみ脳死を人の死としたことである。その切り分けがないままに立法化したことが，脳死下臓器提供が発展しない大きな要因と考える。国際的には，脳死は人の死であるとするのが標準的ではあるが，本邦では，前述の和田心臓移植事件の影響により，脳死に対する社会的合意形成が非常に困難でなり，対立が激しいままであったので，脳死を人の死であるとする立法的解決を図ることをわが国は選択しなかった。

　日本と欧米（アメリカ，ドイツ，フランス，イギリス）における臓器移植・脳死を質問項目とする社会意識調査結果の比較分析において，欧米諸国においては「脳死が妥当な診断基準である」という割合が高く（アメリカ71％，ドイツ・フランス63％，イギリス60％），日本では欧米諸国に比べてやや低く43％であり，日本の場合特徴的なことは「脳死がどのようなものか，わからない」とする割合が29％（アメリカ11％，ドイツ6％，フランス8％，イギリス19％）と欧米諸国に比べて高いことである，という報告がある[7]。

　このように，多くの日本国民にとっては，脳死は，理解しづらく，なじみのない死であり，脳死を以て人の死とすべからくできるかというと，現状では甚だ問題が大きいと感じる。その意味では，事実上，脳死の拒否権を認めた現行法は，多くの日本人の現状認識に沿ったものと考える。

　しかしながら，脳死は臓器提供・移植のためにある概念ではなく，現代医

---

(7)　峯村芳樹他「生命観の国際比較からみた臓器移植・脳死に関するわが国の課題の検討」保健医療科学59巻3号309頁（2010年）。

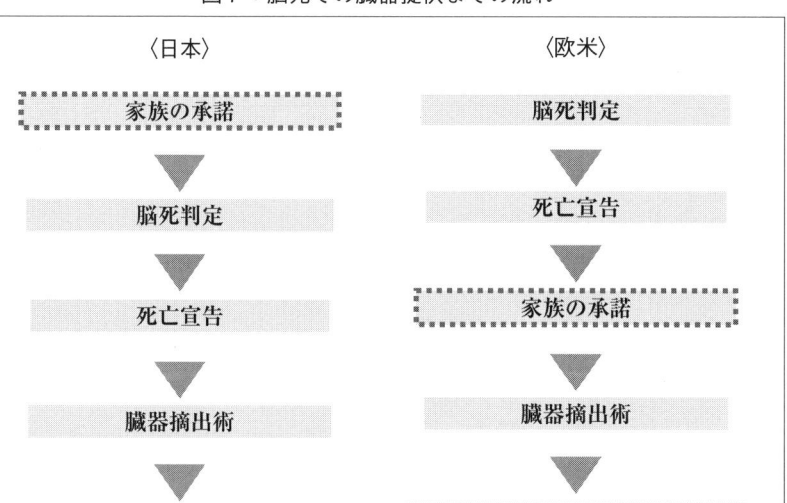

図7：脳死での臓器提供までの流れ

〈日本〉	〈欧米〉
家族の承諾	脳死判定
▼	▼
脳死判定	死亡宣告
▼	▼
死亡宣告	家族の承諾
▼	▼
臓器摘出術	臓器摘出術
▼	▼
臓器移植	臓器移植

療が生んだ治療限界としての人の死の概念として存在することを改めて認識せざるを得ない。「脳死は臓器提供・移植のためのみの概念である」という解釈ではなく，誰もが迎える終焉の1つの在り方（脳死を経て死亡する人はごく一部に限られる）と理解し，死亡宣告された先の遺体の処理の自己決定に関する1つの選択肢として臓器提供が存在するという構成での社会啓発を行うことが必須であると考える。

　筆者は，1人の臓器移植コーディネーターとしてこれまで10名を超える脳死での臓器提供者に接してきた。本邦の臓器移植法に基づき，臓器提供者の家族は本人の死亡宣告前に脳死判定及び臓器摘出の意思決定を行った（図7）。

　患者が脳死判定後に脳死の状態（すなわち，人工呼吸管理下で呼吸循環が維持されている状態）で死亡と宣告される場面に家族の傍らで立ち会ったことがあるが，どの家族も三徴候死で死亡宣告されるのと変わらない感じで受けとめていた。それでも，臨終宣告の場で，「なんだか不思議だね。（死亡宣告）前と全然変わらないのにね」という言葉や，臓器摘出術後の遺体を見て「これで本当に死んでしまったね」という言葉が出るなど，脳死というのは

やはり，なじみのない死であるという印象は否めない。ある家人は，2回目の脳死判定中に，「何時頃に父が死亡するんだ，という先が見えるのが不思議」と言ったことがある。ガイドライン第6の3において，家族は患者の法的脳死判定に立ち会えることになっているので，我々移植コーディネーターは家族にその希望を確認するが，これまでに52.7％の家族が立ち会いを希望した[8]。脳死判定に立ち会うことで，患者が不可逆的であることを自分の目で確認しながら，覚悟を決める家族もいる。

　死は，専門家である医師によって判定されるべきものである。そして，患者家族側の意思決定により，同じ脳死状態であっても，ある患者は死の状態で死亡宣告され，ある患者はそうではないという現象が生じている。死亡宣告をいつ行うかという選択を家族に課す本邦の臓器移植法は，家族にとって非常に酷な法律であると言えよう。また，移植を受けるレシピエントにとっても，臓器提供を決断する家族はこのような重い選択を行わなければならないという心理的重圧を否定できないものと考える。

IV　最後に

　2010年7月施行の改正臓器移植法により，脳死下臓器提供は年10件ほどから50件ほどに増加した。法改正により，本人の書面による意思表示を必須としなくなったことで，家族の選択の幅が広がった。このこと自体は法改正の効果として大きく評価できる。その反面，法により「臓器を提供する時のみ脳死を人の死とする」ダブルスタンダードは依然として存在し，法改正により児童（18歳未満）からの臓器提供においては虐待の疑いを否定するという手続きを提供施設に課した。被虐待児からの臓器提供を阻止するという目的とはいえ，虐待の発覚の問題と臓器提供を同じ土俵上で論じたことは，脳死と臓器移植を同様に論じた論理的混乱を再現している。これらの論点は，分けて考えねばならない。

　統一的に脳死を人の死とするかどうかについては，社会的合意形成を待つとしても，関係者や専門家集団は社会的合意形成を得るような努力を継続的

---

(8)　厚生労働省・前掲注(2)43頁。

に行わなければならない。臓器提供・移植についての啓発と同時に，脳死は不可逆的であり，治療の限界点であるという理解を深めるような啓発が重要である。年間死亡者数の1％程度が脳死を経て死亡すると言われているが，脳死とはどのような状態であるのか，遷延性意識障害（いわゆる植物状態）とどのように違うのか，なぜ脳死状態に陥ると回復不可能であるのか，といったことを一般市民にとって分かり易く，理解可能な内容で伝えることが重要である。

　本邦の臓器移植法においては，脳死を人の死として一般化することを目指すのは難しい。しかしながら，臓器提供が前提とはいえ，脳死で死亡と判定された患者は302名（2014年12月31日現在）おり，脳死で死とすることを選択した日本人がいることは事実である。一般市民の脳死についての理解を深めるために，患者が脳死という状態に陥ったときに，医師が専門的見地から脳死であることを判断し，脳死という状態を患者家族に告知すること，そして，その患者の終末期医療のありかたを医療者が家族とともに考えることが必要ではないだろうか。なぜならば，脳死下臓器提供は，その人らしい終末期医療のありかたの1つの選択肢だからである。大切な家族の終末期に際して，脳死や臓器提供を自らのこととして考える人が1人でも増えることで，脳死下臓器提供や臓器移植に対する社会の理解が深まるのではないかと考える。

　国民の理解が深まった結果，臓器提供の希望が増えるという事態に備えるために，臓器提供施設の体制整備が不可欠である。現在，脳死下臓器提供ができる施設は，高度な救急医療が行える5類型の施設に限定されている。それは，国民に対し，救命医療がおろそかになり，脳死に至らされたという誤解を与えることなく，最善を尽くした結果，脳死に至ったということを担保するためである。5類型に該当する施設は800を超えるが，その中で脳死下臓器提供の体制を整備している施設は半数ほどである。さらに，児童からの臓器提供が可能な施設となると，その半数程度になることから，臓器提供施設の体制整備を人的・経済的・社会的に支援する施策が欠かせない。患者や家族の終末期における選択としての臓器提供を実現するには，臓器提供施設における体制整備が不可欠であり，それにより臓器移植法の基本的理念の達成と本人の意思を尊重する望ましい社会が実現すると考える。

13　臓器移植医療に見る課題と展望

絵野沢　伸

医事法講座 第6巻　臓器移植と医事法

Ⅰ　移植医療の概要
Ⅱ　臓器提供の実際
Ⅲ　臓器移植の現状
Ⅳ　移植医療の今後──再生医療との関係から

I 移植医療の概要

1 臓器移植の種類

現在わが国で行なわれている臓器移植は心，肺，肝，膵，腎，小腸の6臓器である。これらのうち，心以外の5臓器は生体ドナーからの部分移植もなされている。また臓器移植法上は眼球が臓器として挙げられているが，実際は眼球の角膜だけが切り出されて移植されるので，医学的には組織移植の範疇に含まれる。これらの移植術は小腸以外は保険収載されている（適応によっては保険非適用の場合あり）。小腸移植は先進医療Aとして登録，施行されている。組織移植は角膜の他，心臓弁，皮膚，骨，膵島（膵内組織でインスリンを分泌するベータ細胞を有する。別名ランゲルハンス島）移植があり，心臓弁，皮膚，骨移植は保険収載され，膵島移植は先進医療Bとして進められている。

移植を目的として死体からの摘出が法的に認められている臓器は心，肺，肝，腎，膵，小腸，眼球である。摘出における説明と同意は日本臓器移植ネットワークに所属，あるいは同ネットワークから委嘱を受けた都道府県臓器移植コーディネーターが行う（詳しくは朝居・注（1）参照）。その他，法の枠外で心臓弁，骨，皮膚，膵島が組織移植用に採取されている。組織よりもさらに小単位である細胞の移植としては造血幹細胞移植（骨髄，臍帯血，近年は末梢血幹細胞も使われる。保険収載済）や肝細胞移植（臨床研究としての取り組み。わが国では1980年前後に水戸らが脾内自家移植[2]をし，2013年に国立成育医療研究センターにてわが国で初めて第三者の肝細胞が経門脈投与によって新生児に移植された[3]）がある。今後は再生医療の進展とともに組織や細胞の

（1） 朝居朋子「臓器移植制度の運用と課題」本書第12章。
（2） Mito M, Kusano M, Kawaura Y. Hepatocyte transplantation in man. Transplant Proc 24(6): 3052-3, 1992.
（3） Enosawa S, Horikawa R, Yamamoto A, Sakamoto S, Shigeta T, Nosaka S, Fujimoto J, Nakazawa A, Tanoue A, Nakamura K, Umezawa A, Matsubara Y, Matsui A, Kasahara M. Hepatocyte transplantation using the living donor reduced-graft in a baby with ornithine transcarbamylase deficiency: a novel source for hepatocytes.

移植がさらに増加すると考えられる。

2　臓器ドナーの種別

(a) 死体ドナー

　移植用の臓器，組織を提供するドナーには死体ドナーと生体ドナーの別がある。さらに死体ドナーは脳死ドナーと心停止ドナーに分かれる。歴史的には当初心停止ドナーの臓器が移植に使われたが，脳死の概念と診断基準の確立以降は脳死ドナーが主流となった。わが国の流れも一応同じであるが，脳死判定が確立し，移植用臓器の摘出が開始されたのは世界各国に比べて極めて遅く，1997年の臓器移植法施行後であった。現在わが国では心，肺，肝，小腸は脳死ドナーからのみ摘出・移植され，腎，膵，眼球のみ脳死，心停止両方のドナーから摘出され移植に用いられる。

　海外では慢性的なドナー不足から心停止ドナーからの移植が増加している。腎はもちろんのこと，肝の使用も増えている。さらに心までもが使われたとの報告[4]があるが実験的挑戦であり普及の段階ではない（後述）。ここで注意すべきは，心停止ドナーの概念がわが国と欧米で大きく異なり，同一線上ですべてを語ることができない点である。わが国では救命救急治療を尽くしながらも心停止が訪れた時をもって移植用臓器の摘出を開始している。死に至る最終段階を死戦期と言い，心臓は動いていても血圧が低下し，肝不全，腎不全，酸素欠乏，脱水症などが起き身体の各所で障害が進む。さら血流が停止すると，身体全体の臓器・組織が受ける障害が加速度的に増す。そういった障害に反応して体内でさまざまな反応が起こり，本来の恒常性が著しく乱れ，サイトカインシンドロームといわれる状態になる。移植にはその死戦期を経た臓器を用いているのである。ところが米，欧では，救命救急医療の途中で，脳死ではないが回復不能との判断がなされた時点で心停止ドナーとしての適格性の評価が行われ，ドナーとして認められると臓器が摘出される[5][6]（ただし，欧州でも独はこの臓器提供を認めていないという[7]）。評価の

Liver Transplantation 20; 391-393, 2014.

(4)　The Australian. World-first dead heart transplant at Sydney's St Vincent's Hospital a game changer. Oct 24, 2014, 毎日新聞「「死んだ心臓」の移植に成功，世界初の偉業＝豪医療チーム」(2014年10月27日) 他.

最終段階で人工呼吸器を止めて5分から20分の経過観察を行ない,自発呼吸や心拍動に回復の見込みがなければ死亡宣告される。従って欧米の心停止ドナーは「治療中止」による臓器提供である。

(b) **生体ドナー**

生体ドナーからの臓器提供は当然ながら部分移植が可能な腎,肝,肺,膵,小腸で行われる。生体ドナー手術で最も重要なことは,ドナーの負担をできるだけ軽減することである。生体腎移植は左右1対ある腎臓の片方を移植するもので,わが国では1956年に新潟大学で初めて行われ,現在までに2万件を越している(注(8)の表20「年代別生存率・生着率の解析症例数」から積算。同表によると死体腎移植数は生体の約1/3の6,000件弱)。比較的な安全な手術と考えられてきたが,2013年1月に60歳代の生体ドナーが術後に肺の合併症で死亡,2013年4月に腹腔鏡による腎摘出時に出血のためドナーが死亡している[9]。

生体肝移植はわが国で脳死移植が一向に開始されないことから緊急回避的に親から子への移植として1989年から始まった。その頃のドナー肝は左側小部分の「外側区域」を移植に用いていた。しかしながら成人レシピエントの増加に伴い,ドナー肝の摘出範囲が徐々に拡大し,1993年からは右葉移植も行われるようになった。現在,右葉移植は30%超の症例で行われてい

---

(5) Bernat JL, D'Alessandro AM, Port FK, Bleck TP, Heard SO, Medina J, Rosenbaum SH, DeVita MA, Gaston RS, Merion RM, Barr ML, Marks WH, Nathan H, O'Connor K, Rudow DL, Leichtman AB, Schwab P, Ascher NL, Metzger RA, McBride V, Graham W, Wagner D, Warren J, Delmonico FL. Report of a national conference on donation after cardiac death. Am J Transpl 6; 281-291, 2006.

(6) Wind J, Faut M, van Smaalen TC, van Heurn ELW. Variability in protocols on donation after circulatory death in Europe. Critical Care 17: R217, 2013 〈http://ccforum.com/content/17/5/R217〉.

(7) 出河雅彦・櫛島次郎『移植医療』(岩波書店,2014年)。

(8) 日本移植学会・日本臨床腎移植学会「腎移植臨床登録集計報告2013年実施症例の集計報告と追跡調査結果」移植49巻2号240-260頁(2014年)。

(9) 日本移植学会.埼玉医科大学国際医療センターにおける腎移植生体ドナー死亡事例に関する経過報告と提言〈http://www.asas.or.jp/jst/news/20140227.html〉,生体腎ドナー死亡事故調査の経過報告と提言〈http://www.asas.or.jp/jst/pdf/info_20130812.pdf〉。

る[10]。健常人の場合，部分切除された肝は細胞増殖を開始し，6ヶ月程度で元の重量に戻り，代謝能も回復する。ただし形態がそっくり元に戻る訳ではない。また，肝部分切除は大きな手術なので合併症が生じることがある。完全に回復したとするドナーは52.2%に留まるとのアンケート結果もある[11]。世界的には少なくとも7例の死亡例があり（日本肝移植研究会調べ，2003年），わが国でも2003年に1例生じた[12]。このドナーは近年増加した非アルコール性脂肪肝炎（NASH）を有していたために，右葉切除に耐えきれなかったとされる。その後，ドナー評価がより厳格に行われるようになった。

　生体肺移植の場合は通常二人のドナーからそれぞれ一部（右下葉と左下葉）を提供してもらう。その結果，ドナーは15～20%の肺活量を失う。生体膵移植は，ドナーの膵尾部を切り出す。膵には再生力がなく，ドナーに残した膵機能が廃絶すると糖尿病になってしまう。従って，症例選択は厳格でドナーの膵機能がいたって健常であることと，レシピエントが末期腎不全を伴ったⅠ型糖尿病（インスリン分泌ができないことが原因の糖尿病）である場合に膵腎同時移植として行われる。小腸移植は2013年末までに25例（再移植を含む）行われ，死体ドナー13例，生体ドナー12例と双方相半ばしている[13]。小腸疾患では肝障害を併発することが多く，重症になれば肝小腸同時移植が必要となる。しかしながら，ひとりの生体ドナーから2臓器の提供は避けるべきである。そこで，この25例中にはまず生体肝移植を行ない，後に脳死小腸移植を行ったという例もあったという。患者にもドナーにも医療者にも極めて負担が大きい施術である。いずれにしろ生体ドナーはさまざまな問題を抱えており，移植医療における臓器提供は死体からなされるべきというのが原則である。生体ドナーの増加は日本に限ったことではなく，世界的な現象で，移植医療における一大問題となっている。

(10)　日本肝移植研究会「肝移植症例登録報告」移植49巻2号261-274頁（2014年）。
(11)　日本肝移植研究会ドナー調査委員会「生体肝移植ドナーに関する調査報告書」（2005年3月）〈http://jlts.umin.ac.jp/images/donor_survey_full.pdf〉。
(12)　Yamamoto K, Takada Y, Fujimoto Y, Haga H, Oike F, Kobayashi N, Tanaka K. Nonalcoholic steatohepatitis in donors for living donor liver transplantation. Transplantation 83(3): 257-62, 2007.
(13)　日本小腸移植研究会「本邦小腸移植症例登録報告」移植49巻2号298-302頁（2014年）。

3 脳　死

　脳死と移植，とくに心移植は不可分の関係にあるので，まずは心移植の歴史を簡単に記す[14]。初の心移植は 1967 年 12 月 3 日に南アフリカ共和国の Christiaan N Barnard が行なった。実はこの時のドナーは心停止ドナーであった。ドナーは母が運転する車に同乗し，交通事故に遭い病院に搬送された 24 歳女性。母は即死したが娘は病院に搬送され人工呼吸器につながれ集中治療を受けた。しかしながら重篤な頭部外傷により回復の見込みはないと医師が判断。父の同意のもとに人工呼吸器を止めたところ，心電図の波形が消失，すなわち心停止となり，自発呼吸も起きず，そのまま 5 分を経過した時に死亡宣告がなされた。その後再び人工心肺装置を装着して心臓を蘇生させて摘出，移植した。レシピエントは繰り返し心筋梗塞発作を起こしていた 54 歳男性。この患者の心不全症状は移植によってきれいに消失したが，肺炎のため術後 18 日目に死亡した。この後，米国を中心に数多くの心移植がなされるようになり，免疫抑制剤の進歩とともに末期心不全治療の主要選択肢となった。なお，2014 年 10 月にオーストラリアで心停止ドナーから摘出した心臓を「世界で初めて」移植したとの報道[15]は，以上述べたように正しくはない。Barnard の時代はドナーとレシピエントが同一の病院にいたが，オーストラリアのケースは遠隔のドナー病院から特殊な保存方法である持続灌流保存で搬送してきたという点が世界初である。

　初の心臓移植とそれに続く多くのチャレンジは社会に脳死という概念を投げかけた。これら初期の心停止ドナーは脳死であったと考えられ，ハーバード大学は脳死に関する特別委員会を立ち上げ，不可逆的昏睡として脳死を定義した[16]。この背景には人工呼吸器を用いた集中治療が進み，回復不能の脳損傷を受けた患者が機械で生かされ続けることができるようになり，家族や

---

(14) Barnard CN. A human cardiac transplant: an interim report of a successful operation performed at Groote Schuur Hospital, Cape Town. South African Med J 41; 1271-1274, 1967.
(15) 前掲注(4)参照。
(16) A definition of irreversible coma: report of the ad hoc committee of the Harvard Medical School to examine the definition of brain death. JAMA 205(6); 337-340, 1968.

病院にとって重い負担となっていたという事実がある（ただし，現在の脳死は必ずしも当時の「回復不能の脳損傷」と同義ではないようにも思われる）。脳死は集中治療の発展に伴って発生した概念で，移植医療の発展とは切り離すべきとの考えも近年出されている[17]。

　脳死は脳が不可逆的に機能不全に陥った状態である。しかしながら異変が起きているのは脳だけでなく，ホルモンや神経の異常によって身体全体で恒常性が乱れ，前述のサイトカインシンドロームも起きる。利尿ホルモンが増えて尿量が増し脱水を起こすことも，逆に乏尿から尿毒症に至ることもある。脳死は静かな状態との認識があるが，現実には生体の均衡性が破れたきわめて危ない死戦期である。

　法的脳死判定は，簡単に言うと，1）脳波が平坦であること，2）脳から直接発する脳神経の無反応（顔面の疼痛反射，対光反射，角膜反射などの消失），3）無呼吸試験，による。脳波はチャート紙送り速度を増した最大感度で30分間以上測定するので記録紙が50メートル以上になる。無呼吸試験は人工呼吸器を止めて行うため，他の試験が完了し，脳死に限りなく近いと判断された場合に行う。これらの判定は6歳以上は6時間以上，6歳未満は24時間以上の間隔を置いて2回行われる。2回目の判定時が死亡となり，仮にその後の経過によって臓器提供がなされない場合も死亡宣告は取り消されない。臓器提供がなされない理由としては，身体の急激な変化によって臓器が移植に適さなくなった場合の他，家族による同意撤回もあり得る。同意撤回は概ね摘出手術が始まるまでは認められることになっている[18]からである。これらの場合に，1）人工呼吸器を停止できるか，2）停止しない場合の医療費負担，に関して次の解釈がなされている。すなわち「人工呼吸器による呼吸管理等を中止することは，通常の医療行為の過程で蘇生不可能となった患者に対して当該施設において行われている対応と基本的に同一と考えられ

---

(17) Machado C, Korein J, Ferrer Y, Portela L, de la C García M, Manero JM. The concept of brain death did not evolve to benefit organ transplants. J Med Ethics 33; 197-200, 2007 doi:10.1136/jme.2006.016931.

(18) 厚生労働科学研究費補助金厚生労働科学特別研究事業「臓器提供施設における院内体制整備に関する研究」臓器提供施設のマニュアル化に関する研究班『臓器提供施設マニュアル（平成22年度）』〈http://www.jotnw.or.jp/jotnw/law_manual/pdf/flow_chart01.pdf〉。

る」と「法的脳死判定終了後に家族が同意を撤回するなどにより臓器提供が行われなくなった場合にも，法的脳死判定を行った施設には，ネットワークの費用配分基金から所定の費用が支払われることとなっている。また，生命保険については，それぞれの保険会社の判断によるものと考えられる」とされる[19]。前者に関しては平成19年5月に出された厚生労働省の終末期医療の決定プロセスに関するガイドライン[20]が参考になる。ちなみにこのガイドラインが出されて以降，これに関連する領域の訴訟は出ていないということから，実効性はあると考えられる。なお，わが国で脳死判定がなされてから臓器提供に至らなかったのは2000年6月の1件のみと見られる[21]。この時は脳死判定後に身体の状態が急変し，臓器が移植に適さなくなってしまったためのようである。

4　世界各国の死体ドナー数

図1Aに現状の最新データである2013年の世界各国の死体ドナー数を示した（注[22]をもとに[21]，[23]，[24]のデータを追加）。上述のように，心停止ドナーからも移植用臓器が摘出されるようになったため，脳死と心停止ドナーの合計数に着目した。各国を比較するため，死体ドナー全数を人口百万人で除したPMP値（per million population値）としてある。わが国は0.66（脳死ドナー47，心停止ドナー37の計84と人口1億2730万人から算出），1位はスペインの35.29（死体ドナー実数1,655），米国は7位で25.87（同8,268），

---

(19) 『臓器提供手続に係る質疑応答集（平成21年改正反映版）』32頁問5 〈http://www.jotnw.or.jp/jotnw/law_manual/pdf/situgi.pdf〉。

(20) 厚生労働省『終末期医療の決定プロセスに関するガイドライン（平成19年5月）』〈http://www.mhlw.go.jp/bunya/iryou/zaitaku/dl/h260425-03.pdf〉。

(21) 日本臓器移植ネットワークホームページ 〈http://www.jotnw.or.jp/〉。

(22) Organizacion Nacional de Trasplantes (ONT) - Spain. International data on organ donation and transplantation activity, waiting list and family refusals. Year 2013. Newsletter Transplant 2014; 14: 34-40. 〈http://www.ont.es/publicaciones/Documents/NEWSLETTER%202014.pdf〉。

(23) Organ Procurement and Transplantation Network Home Page 〈http://optn.transplant.hrsa.gov/converge/data/〉。

(24) KONOS Korean Network for Organ Sharing 〈http://www.konos.go.kr/konosis/index.jsp〉。

図1：世界各国の2013年の死体ドナーPMP値（per million population；人口100万人当り数）(A) および同値の2008年値からの増減 (B)。

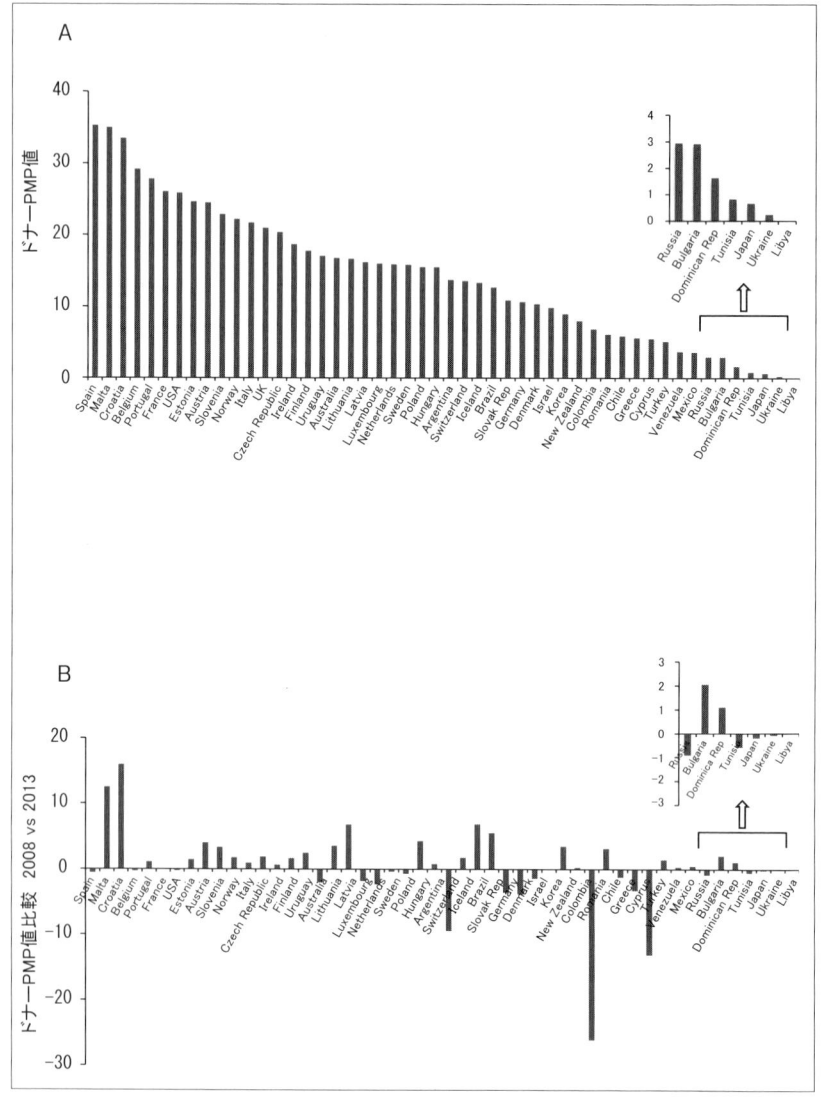

出典：注(21)をもとに(20), (22), (23)のデータを追加。

EU 加盟 28 カ国平均は 18.64。アジアでは韓国が 8.98（脳死ドナー 416，心停止ドナー 35 の計 451，人口 5,022 万人）だった。わが国は 2010 年に改正臓器移植法が施行され，世界標準といえる家族による同意で脳死ドナーからの臓器摘出が可能となり，ドナーの大幅な増加が期待された（詳しくは甲斐・注(25)参照）。そこで，**図 1B** に 5 年前に筆者が調べた 2008 年のデータ(26)との増減を記した。ドナー PMP 値が 5 以上増加したのは，クロアチア（増加分 15.9，以下同），マルタ（12.5），アイスランド（6.9），リトアニア（6.8），ブラジル（5.5）で，その他ポーランド（4.3），オーストリア（4.0），韓国（3.5），オーストラリア（3.6），スロベニア（3.4），ルーマニア（3.2）の増加が目立つ。マルタは人口 40 万人の小国で，死体ドナーが 9 人から 14 人に増加したことによって大きく数字を伸ばしたので，年変動の可能性もある。クロアチアでは実数が 79 人から 144 人に増加しており，国内の制度整備などが奏功したとみられる。人口が多いブラジル，韓国，ポーランド，オーストラリアで増加していることも制度改革の効果をうかがわせる。

　さて，わが国は法改正後も死体ドナー数が延びず − 0.2 と微減した。実は改正後に脳死ドナーは増加しているのだが（**表 1**），心停止ドナーが減少し，総数としてほぼ不変となっている。改正前は脳死提供に本人の生前の意思表示が必須だったのに対し，改正後は家族同意が認められたことから，心停止を待たずに脳死の段階での提供が増えたのである。上述のように，心停止ドナーからの提供は腎，膵，眼球のみなので，脳死ドナーが増えたことから提供臓器数と移植を受けた患者数は増加している（注(21)，**表 1**）。

5　ドナークライテリアと臓器利用率

　ドナーは体格（特に肥満）や持病，死線期の影響を受け，さまざまに障害を受けている。ドナー適格性の違いによって，Standard criteria donor と Expanded criteria donor（Extended criteria donor とも言う）に分けられる。後者は移植可能限界付近のドナーということからマージナルドナーと言われ

---

(25)　甲斐克則「臓器移植と医事法の関わり」本書第 1 章。
(26)　絵野沢伸「ドナー数増加に向けた海外の取り組み」移植 特別号〈わが国における臓器移植の現況と将来展望——脳死移植実施 10 周年を記念して〉44 巻 221-224 頁（2009 年）。

医事法講座 第6巻 臓器移植と医事法

表1：わが国における臓器移植法施行(1997年)以降2014年12月31日までの
　　脳死臓器提供数と移植件数

		件数	摘出臓器							摘出臓器計	摘出臓器計眼球込	移植を受けた患者数
			心	肺	肝	膵	腎	小腸	眼球			
1999	計	4	3		2		8		1	13	14	13
	1件当り		0.75		0.50		2.00		0.25	3.25	3.50	3.25
2000	計	5	3	2	5	1	7			18	18	19
	1件当り		0.60	0.40	1.00	0.20	1.40			3.60	3.60	3.80
2001	計	8	6	5	6	5	16	1	2	39	41	35
	1件当り		0.75	0.63	0.75	0.63	2.00	0.13	0.25	4.88	5.13	4.38
2002	計	6	5	4	5	3	10		2	27	29	27
	1件当り		0.83	0.67	0.83	0.50	1.67		0.33	4.50	4.83	4.50
2003	計	3		2	2	2	4		1	10	11	9
	1件当り			0.67	0.67	0.67	1.33		0.33	3.33	3.67	3.00
2004	計	5	5	4	3	4	6		1	22	23	18
	1件当り		1.00	0.80	0.60	0.80	1.20		0.20	4.40	4.60	3.60
2005	計	9	7	5	4	6	16		1	38	39	33
	1件当り		0.78	0.56	0.44	0.67	1.78		0.11	4.22	4.33	3.67
2006	計	10	10	6	5	9	16		5	46	51	38
	1件当り		1.00	0.60	0.50	0.90	1.60		0.50	4.60	5.10	3.80
2007	計	13	10	8	9	12	24	2	5	65	70	59
	1件当り		0.77	0.62	0.69	0.92	1.85	0.15	0.38	5.00	5.38	4.54
2008	計	13	11	10	13	10	26	1	6	71	77	68
	1件当り		0.85	0.77	1.00	0.77	2.00	0.08	0.46	5.46	5.92	5.23
2009	計	7	7	7	7	7	14	1	6	43	49	37
	1件当り		1.00	1.00	1.00	1.00	2.00	0.14	0.86	6.14	7.00	5.29
2010	計	32	23	19	28	25	62	4	12	161	173	145
	1件当り		0.72	0.59	0.88	0.78	1.94	0.13	0.38	5.03	5.41	4.53
2011	計	44	31	30	37	35	86	3	21	222	243	204
	1件当り		0.70	0.68	0.84	0.80	1.95	0.07	0.48	5.05	5.52	4.64
2012	計	45	28	28	38	27	78		18	199	217	187
	1件当り		0.62	0.62	0.84	0.60	1.73		0.40	4.42	4.82	4.16
2013	計	47	38	35	37	33	88	1	18	232	250	214
	1件当り		0.81	0.74	0.79	0.70	1.87	0.02	0.38	4.94	5.32	4.55
2014	計	50	37	31	42	29	85		25	224	249	211
	1件当り		0.74	0.62	0.84	0.58	1.70		0.50	4.48	4.98	4.22
全	計	301	224	196	243	208	546	13	124	1430	1554	1317
	1件当り		0.74	0.65	0.81	0.69	1.81	0.04	0.41	4.75	5.16	4.38

出典：日本臓器移植ネットワークホームページ(注(21)掲載データ)から集計。分割肺移植（肺葉移植）の場合，片葉でも移植に用いられていれば摘出数に入れた。多臓器同時移植（心肺，肝腎，膵腎）の場合，それぞれの臓器移植件数に含めた。眼球については提供数および移植件数は同ホームページに公開されていない。このため移植を受けた患者数に角膜移植件数は含めていない。腎は2個摘出され，通常それぞれ別の患者に移植されるので，1件当たり数は，他臓器に比べ倍の値を示すことになる。空欄はゼロ件。

ることも多い。米国が定めるクライテリアをわが国のドナーにあてはめるとかなりの臓器がマージナルドナーになる言われる。このような状況でわが国はきわめて高い臓器利用率を上げている（表1，後述Ⅱ3ドナー適格性評価）。

Ⅱ 臓器提供の実際

1 ドナー病院が必要な組織上の準備

脳死体からの臓器提供を行うことが可能な病院は，大学附属病院，日本救急医学会の指導医指定施設，日本脳神経外科学会の専門医訓練施設A項，救命救急センター認定施設，日本小児総合医療施設協議会会員施設の5つの類型に属する病院である。わが国の病院数は8,540（平成25年10月1日現在，厚労省発表）で臓器移植に対応しうる5類型病院は401（平成25年6月30日現在，日本臓器移植ネットワーク調べ）である。脳死提供を行う場合，病院の倫理委員会等による審査が必要である。医学研究に関する倫理委員会（臨床研究指針，ヒトゲノム指針などに基づくもの）とは異なり，委員会の構成に関して特別な規則はないが，通常，内部委員の他に外部委員も加えて公正性を持たせている。脳死臓器提供を想定する5類型病院ではほとんどの場合，心停止提供についても同じ委員会で審議を行うこととしているようである。

心停止ドナーからの臓器提供は上記5類型以外の病院でも法的には問題ない。また，倫理委員会等の審査も必要なく，院長など組織の長の了解が得られればよい。しかしながら，ドナーからの臓器摘出に関わる一連の作業を行うには，人的，施設的（例えば手術室の空き）な余裕が必要で，小規模な病院が臓器提供を行うことには困難を伴う。

2 説明と同意——現状の問題点

詳細は朝居・注（1）に譲るが，法の枠によって生じるひとつの問題について述べたい。提供に関する説明と同意は臓器と組織で別々になされる。臓器については法によって唯一の臓器あっせん機関と認められている日本臓器移植ネットワークのコーディネーターが行う。したがって法の枠外にある組織提供に言及することは難しい。お役所的とのそしりを受けかねないが，現状

ではいたしかたないと考えられる。コーディネーターは同意を得た以上，必ずその意思を生かす責務があり，それはすなわち自分達が関与できる範囲しか責任を持てないのである。組織摘出チームへの連絡システムが整備されていないにもかかわらず同意だけ得ればよいということにはならない。今までの法整備は臓器移植の実現を目標として進められてきたが，今後は組織移植についても包括的にカバーし，実務上のあっせんのしくみも整備してゆくことが必要である。

3　ドナー適格性評価

前項の同意の範囲について別の角度から見ると，法に基づいて同意を得た臓器は臓器移植にしか使うことができない。例えばマージナルドナーから移植に適するか否かの境界線上にある臓器を摘出後に，やはり移植に適さないとの最終判断が下れば，厚生省令に定める焼却処分をしなければならない。臓器移植に使えないなら組織移植や細胞移植に，あるいは研究に使えないかと考えてしまうが，現状では叶わない。脳死体から移植を行う目的で摘出されたが最終的な判断で移植に至らず焼却処分されたのは，2014年12月31日までに肝3件（肝提供全243件中），膵1件（同208件中）がある[27]。腎の場合は脳死提供と心停止提供の合算になるが，脳死提供が始まってからの18年の年間平均が6.4%（実数で3〜23）ともう少し多い（図2）。米国の廃棄率は肝10%，腎18%であること[28]に比べるとわが国のドナー適格性の判断は非常に優れている。この背景には摘出チーム側に存在するメディカルコーディネーターという医師の存在が大きい[29]。メディカルコーディネーターはすべての臓器に関して精通し，全体の流れを調整し，ドナーの呼吸循環管理を行う。

---

(27)　前掲注(21)参照。
(28)　United States Organ Transplantation OPTN/SRTR 2012 Annual Data Report 〈http://srtr.transplant.hrsa.gov/annual_reports/2012/pdf/2012_SRTR_ADR.pdf〉。
(29)　浅野武秀監修，福嶌教偉＝剣持敬＝絵野沢伸編『移植のための臓器摘出と保存』（丸善出版，2012年）。

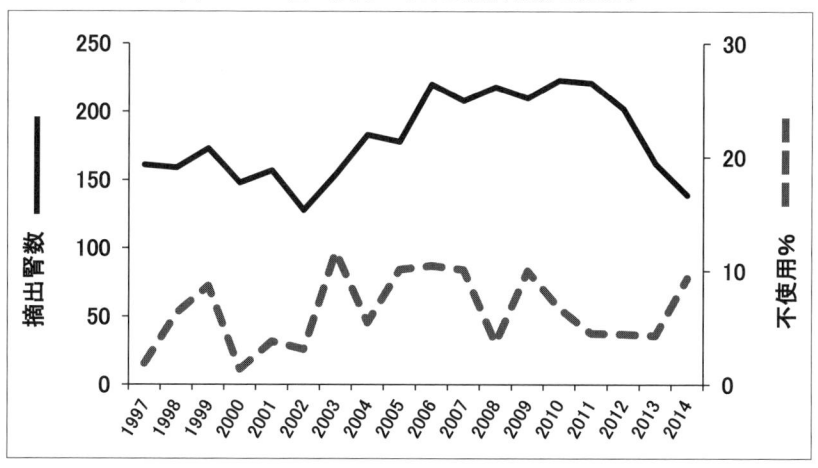

図2：わが国の脳死・心停止提供腎数と廃棄率

出典：注(21)の「臓器移植に関する提供件数と移植件数」の「腎臓の内訳」から廃棄数を求め算出。

4 臓器利用率

　前述のように死体ドナーの状態はさまざまであり，摘出可能7種類の臓器がすべて移植に適するとは限らない。また，ドナーや家族の意思により提供臓器が限定される場合もある。さらに，小腸は適合するレシピエントがいない場合もある。臓器利用率に関し，わが国は脳死提供で1ドナー当たり4.75臓器（表1：眼球を除いた方の数値）と世界最高レベルを保っている。米国の同値は2012年に3.02で，2000年以降3.00から3.24を推移しているにすぎない[30]。わが国は，脳死移植元年といえる1999年の3.25から始まり，2009年には6.14という驚異的な数値を記録している。この年はドナー数こそ7と少なかったが，そのすべてのケースで小腸以外の全提供臓器が移植された。

　臓器別の利用率を見ると腎（1.81，2個であることを補正すると0.91），肝（0.81），心（0.74），膵（0.69），肺（0.65）の順となる。小腸移植は待機患者が少ないこととレシピエントの病態，病状に制約されることがあり，臓器提

---

(30)　前掲注(28)参照。

供の機会があっても移植がなされないことも多く，この値を他臓器と比較することはできない。今回集計してわかったこととして，眼球の利用率が0.41と思いのほか低かった。医学的理由によるか提供意思に関わるか（眼球提供に抵抗がある，など）あるいは体制によるかは不明である。眼球は心停止提供もなされるため，ここで調べた脳死提供事例だけでは全体像を把握できない可能性も考えられる。

表1には移植を受けた患者数（角膜移植は数のデータがないため除く）も記した。1件当りで移植を受けられた患者数は平均4.38人，第一例以来16年間に1,317回の移植がなされている。中には再移植もあるかもしれないが，優に1,300余名の患者が恩恵を受け，しかも各臓器移植とも良好な生存率を示している。肺と肝はしばしば分割移植がなされ，1ドナーが救い得る患者を増している。分割移植は，小児ドナーが少ないわが国の肺，肝移植をささえてもいる。

5　待機患者数とドナー不足の影響

わが国と米国の移植希望登録者数（待機患者数，2014年10月31日現在）を表2に示した。両国に共通するのは，1）腎を必要とする人が大多数を占める（日92.5%，米82.7%），2）膵を必要とする人の3分の2以上が膵腎同時移植の適応である（日77.0%，米64.4%），3）心，肺を必要とする人の割合は双方でほぼ同じ，4）小腸移植を希望する人は少ない，の4点である。腎移植希望者が多いのは，対象患者が多いこともさることながら血液透析という代替手段があるためである。一方，相違点は，1）登録者PMP値が日107.1に対し米423.1とほぼ4倍の開きがあり，米国で移植医療への依存が高い，2）肝を必要とする人が日本の3.0%に対し米国で12.0%と高い，である。

いずれにしろ，臓器提供数に比べ希望者が圧倒的に多い。わが国ではこの不均衡に対処するために，1）生体ドナーからの提供，2）分割移植（肺，肝），そして今なお3）渡航移植が行われている。渡航移植は2008年の国際移植学会で発せられたイスタンブール宣言が移植ツーリズムを問題視したことにより各国は臓器の自給体制を整えることに本腰を入れ始めた。当時，わが国では臓器移植法の規定により15歳未満の脳死臓器提供ができなかった。

表2：日米の移植希望登録者数

	心	肺	肝	膵	腎	小腸	総希望者数
日本	347 (2.5%)	236 (1.7%)	406 (3.0%)	200 (1.5%)	12,612 (92.5%)	5 (0.03%)	13,635 PMP値 107.1
	うち心肺 3 〔0.9%〕	うち心肺 3 〔1.3%〕	うち肝腎 13 〔3.2%〕	うち膵腎 154 〔77.0%〕	うち膵腎 154 〔1.2%〕	うち肝小腸 1 〔20.0%〕	
					うち肝腎 13 (0.1%)		
米	4093 (3.0%)	1731 (1.2%)	16249 (12.0%)	3278 (2.4%)	111,981 (82.7%)	258 (0.2%)	135,428 PMP値 423.1
	うち心肺 51 〔1.2%〕	うち心肺 51 〔2.9%〕		うち膵腎 2,111 〔64.4%〕	うち膵腎 2,111 〔1.9%〕		

出典：日本臓器移植ネットワークホームページ（注(21)）と米国 Organ Procurement and Transplantation Network ホームページ（注(23)）のデータによる。日本の数値は 2014 年 10 月 31 日現在，米国の数値は 2014 年 11 月 7 日現在。数値の後の括弧内は総希望者数に対する％（同時移植希望者数を差し引いていないため合計はそれぞれ 101.2％（日），101.6％（米）となる）。うち数の後のカギ括弧内は当該臓器の希望者に対する％。PMP 値は総希望者数を人口百万人当りに割った数字。日米の人口は図1で使った値（127.3 百万人（日），320.1 百万人（米））を使用。

これは生体移植や分割移植ができない小児心移植に深刻に影響し，渡航移植を余儀なくされていた[31]。わが国では，イスタンブール宣言に後押しされ 2009 年に法改正がなされたが，小児脳死ドナー，特に 6 歳未満のドナーは改正後の 215 例中 2 例である（2014 年 12 月 31 日現在）。そのため渡航心移植は今でも行われている。2009 年以降に渡航心移植（心肺移植含む）のために募金を行った方々は 19 人，渡航予定先は米国 15，カナダ 4，うち 2 名は日本で待機中に死亡，3 名は渡航後死亡した。今後わが国がとるべき道は，臓器提供の推進と再生医療の進展であろう（後述Ⅳ 1 心筋細胞移植）。

---

(31) 絵野沢伸「渡航移植の労苦――時間と費用を視点として」移植 44 巻 1 号 43-52 頁（2009 年）。

III 臓器移植の現状

1 臓器の搬送，保存

　臓器保存は質の維持と，時間の確保・延長という目標に向かって研究が進められてきた。ドナー臓器は血行遮断，体外留置，血行再開という非生理的な3ステップを経るためさまざまな障害が生じる[32]。これらに対し温阻血時間の短縮，組織内血液の除去，保存液組成の改良，低温保存，阻血再灌流障害の抑止といった戦略がとられてきた。臓器がドナーから摘出されレシピエントに移植されるまでの平均総阻血時間は心4.25時間（米国3.27時間，以下括弧内同），肺7.70時間（4.93時間），肝9.32時間（7.57時間），膵11.7時間（13.3時間），腎12.9時間（18.4時間）である[33]。このデータから明らかなように心は最も阻血に弱い。したがって搬送にチャーター機を使うことが多くコストがかかる。心保存を筆頭に，保存法はまだまだ開発の要がある。

　わが国では薬事法上，保存に関わる諸技術は保存液を含めクラスII医療機器となる[34]。保存液は臓器と一緒にレシピエント体内に入るのだが，医薬品としては扱われない。あくまでも保存装置の一構成物なのである。これは薬価がつかないことを意味し，企業は保存液開発への意欲をかきたてられないのである。

　最近の臓器保存のトレンドは，保存時間の延長よりも臓器の蘇生・回復を指向し始めた。移植医療の進展を阻む最大の要因であるドナー不足は，マージナルドナーの利用を増加させた。ことに欧米では，今まであまり顧みられなかった心停止ドナーに腎あるいは肝を求めるようになった。障害を受けた臓器を回復させるには，従来の単純冷却保存ではなく，灌流保存法が適するとされる[35]。灌流システムは工学センシング技術の進歩と相まって，臓器機

---

(32) 浅野武秀監修，福嶌教偉=剣持敬=松野直徒編『マージナルドナー』（丸善出版，2011年）。
(33) 浅野監修・前掲注(29)参照。
(34) 石川廣「臓器保存・搬送装置と薬事法」Organ Biology 20巻2号107-114頁（2013年）。
(35) 浅野監修・前掲注(32)参照。

能の客観的かつ詳細な評価系にもなり得る。さらに組織や細胞の活動を維持させる新たな成分を加えるなど，灌流保存に適した保存液デザインにも目が向けられている。

2　免疫抑制

初期の臓器移植では，拒絶反応に関わるリンパ球の増殖を抑えるために代謝拮抗剤（抗がん剤と同種類の薬剤）やステロイド剤が投与されるのみであった。基礎免疫学の進歩により，体内で起る反応を体外で再現する技術が確立，混合リンパ球培養という手段によって，免疫抑制剤の開発速度が増した。この結果，拒絶反応の主役であるTリンパ球の活性化を特異的に抑制するさまざまな薬が上市されるようになった。この契機となったのが，欧州で開発されたシクロスポリンで，その後わが国でタクロリムスが生み出され，これが今の免疫抑制療法の基本薬となっている。その後，リンパ球活性化における別の経路を抑制する薬や，モノクローナル抗体製剤など数多くの切り札が得られ，急性拒絶反応はかなり克服されたといえる。現在の課題としては，慢性拒絶反応とBリンパ球による抗体依存性拒絶反応の抑制がある。また，ドナー臓器に対して免疫寛容状態を誘導し，免疫抑制剤を減量，離脱することも大きな課題である。

3　わが国の臓器移植——各論

（a）心移植

わが国では，1968年のいわゆる和田移植は症例数に入れず，1997年10月の臓器移植法施行以降で統計がとられている。法のもとで行われた第一例は1999年2月で，法施行後1年半を経ていた。その後2013年までの統計によると移植を受けた患者総数は185名で，再移植症例はなかった[36]。原疾患は拡張型心筋症が最も多く119例（64％）で，心筋梗塞といった虚血性心疾患は比較的少ない（8％）。移植待機患者は累計759名で，217名が待機中死亡，20例が登録末梢，47例が海外渡航移植となった。米国では同じく拡張型心筋症が67.5％を占めるが，冠動脈疾患（ほとんどが虚血性心疾患と考えられ

---

(36)　川島康生『心臓移植を目指して——四十年の軌跡』（中央公論事業出版，2009年）。

る）が 13.8％，先天性心疾患 7.7％，再移植 3.3％といったところが異なる。先天性心疾患の場合，患者は乳幼児が多いと考えられ，その年齢のドナーがほとんどいない日本では必然的に原疾患としても記録が残らないのではないだろうか。治療の目安となる 5 年生存率はわが国では 92.5％，10 年生存率は 89.8％と極めて良好である。米国では 5 年生存率が 75％である[37]。

（b）肺移植

2013 年末までに脳死肺移植が 197 例，生体肺移植が 145 例の計 344 例が行われた[38]。脳死肺移植の 5 年および 10 年生存率は 73.2％，64.0％で，国際登録データ（53.1％，31.0％）を大きく上回っている。疾患別では，片肺移植（肺葉移植）は肺リンパ脈管筋腫症が最も多く，脳死両肺移植は肺動脈性肺高血圧症が最も多い。近年，閉塞性細気管支炎に対する肺移植が増えているという。この疾患は特発性（原因不明）の他，白血病などの治療である骨髄移植後に発症することがある。

（c）肝移植

2013 年末までに 7,474 件の肝移植が行われ，うち死体移植が 219 件，生体移植が 7,255 件であった[39]。小児と成人では対象疾患が異なり，18 歳未満では圧倒的に胆汁うっ滞性疾患が多く（生体肝移植だけのデータだが 18 歳未満全体の 74.3％），18 歳以上ではウィルス性あるいはアルコール性肝硬変（同 29.1％），それらの悪化による肝がん（同 32.1％）が多い。その他，自己免疫性肝炎，代謝異常，劇症肝炎に対して行われている。5 年および 10 年生存率は死体ドナーで 80.2％，72.8％，生体ドナーで 77.1％，71.9％とドナーの違いによる差はほぼない。米国の 5 年生存率は 80％前後とされている。肝移植で問題となるのは生体ドナーへの依存である。親から子への提供として始まったが，成人患者の増加とともに子から親への提供が増えている。現在までの通算で親から子への移植は 40.7％，子から親への移植は 27.8％である[40]。

---

(37) 絵野沢・前掲注(31)参照。
(38) 日本心臓移植研究会「本邦心臓移植登録報告（2014）」移植 49 巻 2・3 号 275-280 頁（2014 年）。
(39) 日本肺および心肺移植研究会「本邦肺移植症例登録報告（2014）」移植 49 巻 2・3 号 281-284 頁（2014 年）。

（d）腎移植，膵移植，膵島移植

　腎移植の適応疾患は糸球体腎炎が最も多く，直近のデータで30.5%であった[41]。腎不全に対しては移植の他に血液透析という代替治療が確立されている。しかしながら血液透析は通常週3回通院し，各回毎に半日程度かかる。また，摂取水分量などの制限があり，生活の質が損なわれる。さらに海外に行くことが多い人は現地での施療に不安を抱く場合がある。このような理由から血液透析をしながらも腎移植を希望する。糸球体腎炎に次いで全身性疾患が16.6%となっているが，このほとんどは糖尿病性腎症である。糖尿病はインスリンを産生する膵島障害によるⅠ型（インスリン依存性糖尿病とも言う。インスリンを注射で補えば血糖値が下がる）と身体の方がインスリンに反応しなくなるⅡ型（インスリン非依存性糖尿病とも言う。インスリンを補っても血糖値はあまり下がらない）がある。頻度としてはⅡ型の方が多く，腎移植患者もⅠ型対Ⅱ型は1対3である[42]。糖尿病の両病型とも高血糖症状が出，血液浸透圧が上がることによって全身性に血管を障害する。腎の主機能は血液の成分バランスの調整であり，持続する高血糖は腎への負荷を増し障害を与える。このため，Ⅰ型，Ⅱ型のいずれにかかわらず，重症例では腎障害が起き，血液透析や腎移植が必要となる。

　膵移植は基本的に上記Ⅰ型糖尿病に対して行われる。膵移植は腎移植との関係から膵腎同時移植，腎移植後膵移植，膵単独移植の3形態がある[43]。死体ドナーからの膵移植は181例で，143例（79.0%）が膵腎同時移植だった。インスリン分泌機能を移植によって回復することを目的としているので，膵のインスリン分泌組織である膵島（ランゲルハンス島とも言う）だけを移植する方法も採られている。世界では2,000例になろうかとしており，わが国でも先進医療Bとして認可され，臨床試験が開始されている[44]。移植の場は

---

(40)　日本肝移植研究会・前掲注(10)参照。
(41)　日本移植学会・日本臨床腎移植学会「腎移植臨床登録集計報告（2014）――2013年実施症例の集計報告と追跡調査結果」移植49巻2・3号240-260頁（2014年）。
(42)　日本移植学会ほか・前掲注(42)参照。
(43)　日本膵・膵島移植研究会膵臓移植班「本邦膵移植症例登録報告（2014）」移植49巻2・3号285-291頁（2014年）。
(44)　日本膵・膵島移植研究会膵島移植班「膵島移植症例登録報告（2014）」移植49巻2・3号292-297頁（2014年）。

肝内で，体表からレントゲン透視でカニューレを肝内の血管に指して移植する。膵移植よりも手術侵襲が小さく，複数回の移植も可能である。現状の課題としては，肝内での生着率が月日とともに低下し，膵島機能が見られなくなることである。膵島移植はⅠ型糖尿病患者にとってきわめて好ましい治療法であり，諸外国の例から考えるに，将来の保険収載は可能ではないかと思う。

糖尿病に起因する腎不全の場合，血液透析や腎移植だけでは原病を治療したことにならず，他の腎不全に比べて生命予後も悪い。また腎単独移植ではせっかく移植された腎が再び障害を受けてしまう。そのため，膵腎同時移植あるいは腎移植後膵移植が優先して行われる。このため腎単独移植希望者の移植機会が少なくなることが問題となっている。

(e) 小腸移植

小腸はリンパ組織が豊富で，その免疫原性が原因となり拒絶反応の制御が難しい。また，臓器の中で障害を受けやすいもののひとつで，移植に適する臓器を得にくいという面も有する。移植対象疾患は，腸管運動機能障害（48％）が最も多く，その他は胎児期の発生過程に基因する中腸軸捻転，小腸閉鎖症，短腸症候群である[45]。移植小腸生着率，患者生存率ともによくなってきている。

Ⅳ 移植医療の今後──再生医療との関係から

再生医療への関心，期待が高まっているが，現在取り組まれているものは組織移植である。すなわち，眼の組織（網膜，角膜疾患治療），脳神経（ドーパミン産生細胞移植によるパーキンソン病治療），関節内組織（軟骨，滑膜障害の治療），脊髄（損傷脊髄の再生）などである。これらの中で，臓器移植に代わりうる可能性を秘めたものとして，心筋細胞移植，肝細胞移植，幹細胞分化膵島移植を紹介する。

---

(45) 日本小腸移植研究会・前掲注(13)参照。

1 心筋細胞移植

骨格筋の中の筋芽細胞の存在，そして骨髄間葉系幹細胞やES細胞から拍動する筋細胞が分化することは比較的早くから知られていた。これらの細胞を障害を受けた心筋組織に移植して機能を回復させようという研究がなされている。移植方法としては心筋内に注射する方法と細胞シートを作り心表面に張り付ける方法がある[46]。骨髄間葉系細胞の心筋内注射と骨格筋芽細胞シートは臨床例もある。2014年10月30日にはテルモ株式会社が骨格筋芽細胞シート移植の製造販売承認を申請している。機械式人工心臓とならび心機能補助治療として期待されている。臓器移植を補完する再生医療としては現状で最も進んでいると考えられる。

2 肝細胞移植

肝細胞移植は比較的古くから取り組まれ，肝臓移植に比べ低侵襲であり，生後間もない新生児にも施行可能である[47]。採取した細胞を凍結保存し，使用時に解凍し投与することができ，細胞医薬品として成り立つ可能性がある。移植方法は膵島移植と同じく肝に流入する門脈に輸注する方法がとられている。しかしながら，治療効果の指標に乏しいため，プロトコールが確立されていない。世界的にはおよそ100例の報告があり，さまざまな肝疾患に対して行われているが，最も効果が期待できそうなのが，小児の代謝性肝疾患である。筆者らが行った例も遺伝的にアンモニアを代謝することができない尿素回路異常症児であった[48]。

近年，未成熟な状態の肝幹細胞を移植する治療も試みられている[49]。臨床

---

(46) 澤芳樹・Alshammary S「骨格筋芽細胞シートによる心筋再生治療」Organ Biology 20巻2号186-191頁（2013年）。
(47) 絵野沢伸「臨床研究としての肝細胞移植プロトコール作成に向けて」Organ Biology 16巻4号459-465頁（2009年）。
(48) Enosawa et al, supra note (3).
(49) Sokal EM, Stéphenne X, Ottolenghi C, Jazouli N, Clapuyt P, Lacaille F, Najimi M, de Lonlay P, Smets F. Liver engraftment and repopulation by in vitro expanded adult derived human liver stem cells in a child with ornithine carbamoyl transferase deficiency. JIMD Rep 2013 Oct 20. [Epub ahead of print]

で移植される細胞は臓器移植で使われない肝組織から分離している。こういった細胞は，質が一定しない，量が限られる，凍結保存により生細胞率が落ちるといった欠点を有する。そこで基礎研究では ES 細胞や iPS 細胞から分化させた肝細胞様細胞による治療に向けた研究が精力的におこなわれている[50]。

3 代替膵島の利用

膵島移植は，上述の肝細胞移植同様，膵島の質や量に問題があり，そのうえ肝細胞よりさらに凍結融解に弱く，事実上保存することができない。このため ES 細胞や iPS 細胞から膵島を分化誘導する研究がなされている。膵島の機能としては，単にインスリンを産生するだけでは不足で，グルコース濃度に反応してインスリンを分泌する必要がある。基礎研究では膵島の機能に近づいているので，安全性，特に造腫瘍性などが否定できれば案外早く臨床試験が行えるかもしれない。また，膵島の場合は異種動物由来のブタ膵島を移植する臨床試験も行われている[51]。

4 むすびにかえて——未来予測

今からおよそ 50 年前の 1964 年，大やけどをした東京の小学生が善意の皮膚移植を受けて回復したと新聞が伝えた[52]。近隣 38 人からの植皮では足りずに全国から 156 人の皮膚の提供を受けた。その後，瘢痕拘縮を警察病院で治療してもらい，無事退院できたという。記事は美談として終わっているが，警察病院で治療にあたった専門家，大森清一医師の所見は手厳しい[53]。第三

---

(50) Takebe T, Sekine K, Enomura M, Koike H, Kimura M, Ogaeri T, Zhang RR, Ueno Y, Zheng YW, Koike N, Aoyama S, Adachi Y, Taniguchi H. Vascularized and functional human liver from an iPSC-derived organ bud transplant. Nature 499(7459): 481-484, 2013 doi: 10.1038/nature12271.

(51) Wynyard S, Nathu D, Garkavenko O, Denner J, Elliott R. Microbiological safety of the first clinical pig isletxenotransplantation trial in New Zealand. Xenotransplantation 21(4): 309-323, 2014 doi: 10.1111/xen.12102.

(52) 朝日新聞「ヤケドの正ちゃん退院　一五六人の皮膚移植 全国からの善意で回復」（1964 年 9 月 12 日朝刊）。

(53) 大森清一・平山俊・木村信「下肢の高度な熱傷瘢痕の治療について」形成外科 8 巻

者からの過剰な皮膚移植を問題視し，この治療を行わなければ瘢痕はもっと軽度で済んだという。50年後の現在，重度熱傷に対して自己細胞を使った人工皮膚「ジェイス」が保険医療として使用できる時代になった。IT技術の発展もさることながら医療も着々と進歩しているのである。

　再生医療の目標は当面は組織移植であるが，それによって臓器移植を必要としなくなることも考えられる。さらに研究を進め臓器そのものを作り出そうという計画も進んでいる[54]。人工皮膚作成に必要な基礎技術の開発は50年前から取り組まれていた。これから50年後にはジェイスに相当する再生臓器が保険収載されている可能性も十分予想できる。と同時に，そこに至るまではまだまだ人の臓器を必要とする時代が続くであろうことを心しておかなくてはならないだろう。

3号200-205頁（昭和40年7月）。
[54]　小林英司・横尾隆「ブタを利用してヒトの腎臓をつくる」今日の移植25巻4号355-358頁（2012年）。

〈編 者〉

甲斐克則（かい・かつのり）

1954年10月　大分県朝地町に生まれる
1977年3月　九州大学法学部卒業
1982年3月　九州大学大学院法学研究科博士課程単位取得
1982年4月　九州大学法学部助手
1984年4月　海上保安大学校専任講師
1987年4月　海上保安大学校助教授
1991年4月　広島大学法学部助教授
1993年4月　広島大学法学部教授
2002年10月　法学博士（広島大学）
2004年4月　早稲田大学大学院法務研究科教授（現在に至る），広島大学名誉教授
　　　　　　日本刑法学会理事，日本医学法学会代表理事，日本生命倫理学会代表理事

〈主要著書〉

アルトゥール・カウフマン『責任原理──刑法的・法哲学的研究』（九州大学出版会，2000年，翻訳）
『海上交通犯罪の研究［海事刑法研究第1巻］』（成文堂，2001年）
『安楽死と刑法［医事刑法研究第1巻］』（成文堂，2003年）
『尊厳死と刑法［医事刑法研究第2巻］』（成文堂，2004年）
『医事刑法への旅Ⅰ』（現代法律出版、2004年）
『責任原理と過失犯論』（成文堂，2005年）
『被験者保護と刑法［医事刑法研究第3巻］』（成文堂，2005年）
『医事刑法への旅Ⅰ［新版］』（イウス出版，2006年）
『遺伝情報と法政策』（成文堂，2007年，編著）
『企業犯罪とコンプライアンス・プログラム』（商事法務，2007年，共編著）
『終末期医療と生命倫理』（太陽出版，2008年，共編著）
『ブリッジブック医事法』（信山社，2008年，編著）
『企業活動と刑事規制』（日本評論社，2008年，編著）
『企業活動と刑事規制の国際動向』（信山社，2008年，共編著）
ペーター・タック『オランダ医事刑法の展開──安楽死・妊娠中絶・臓器移植』（慶應義塾大学出版会，2009年，編訳）
『医事法講座第1巻　ポストゲノム社会と医事法』（信山社，2009年，編著）
『医事法六法』（信山社，2010年，編集）
『刑法は企業活動に介入すべきか』（成文堂，2010年，共著）
『レクチャー生命倫理と法』（法律文化社，2010年，編著）
『生殖医療と刑法［医事刑法研究第4巻］』（成文堂，2010年）
『生命倫理と法』（法律文化社，2010年，編著）
『新版　医療事故の刑事判例』（成文堂，2010年，共編著）
『確認　医事法用語250』（成文堂，2010年，編著）
『医事法講座第2巻　インフォームド・コンセントと医事法』（信山社，2010年，編著）
『中華人民共和国刑法』（信山社，2011年，共編訳）
『医事法講座第3巻　医療事故と医事法』（信山社，2012年，編著）
『現代社会と刑法を考える』（法律文化社，2012年，編著）
ウルリッヒ・ズィーバー『21世紀刑法学への挑戦──グローバル化情報社会とリスク社会の中で』（成文堂，2012年，共監訳）
『シリーズ生命倫理学第5巻　安楽死・尊厳死』（丸善出版，2012年，共編著）
『医療事故と刑法［医事法研究第5巻］』（成文堂，2012年）
『医事法講座第4巻　終末期医療と医事法』（信山社，2013年，編著）
アルビン・エーザー『「侵害原理」と法益論における被害者の役割』（信山社，2014年，編訳）
『医事法講座第5巻　生殖医療と医事法』（信山社，2014年）
『刑事コンプライアンスの国際動向』（信山社，2015年，共編著）
『実践刑法演習』（法律文化社，2015年，編著）

◆医事法講座 第6巻◆
臓器移植と医事法

2015年9月30日 第1版第1刷発行

編　者　　甲　斐　克　則
発行者　　今　井　　　貴
発行所　　株式会社　信山社
〒113-0033 東京都文京区本郷6-2-9-102
Tel 03-3818-1019
Fax 03-3818-0344
info@shinzansha.co.jp

出版契約 No.2015-1206-8-01010　Printed in Japan

©甲斐克則, 2015　印刷・製本／亜細亜印刷・渋谷文泉閣
ISBN978-4-7972-1206-8-01010 012-040-010 C3332
分類328.700.b006 P320.医事法

〈(社)出版者著作権管理機構 委託出版物〉
本書の無断複写は著作権法上での例外を除き禁じられています。複写される場合は、
そのつど事前に、(社)出版者著作権管理機構(電話 03-3513-6969, FAX03-3513-6979,
e-mail:info@copy.or.jp)の許諾を得てください。

◆医事法講座◆
甲斐克則 編

法理論と医療現場の双方の視点から、また、日本のみならず、
広く世界の最新状況も見据え、総合的に医事法学の深化を図る待望のシリーズ

◆第1巻 ポストゲノム社会と医事法

◆第1部◆医事法学の回顧と展望／1 日本の医事法学—回顧と展望／甲斐克則 2 医事(刑)法のパースペクティブ／アルビン・エーザー〔訳：甲斐克則・福山好典〕 ◆第2部 ポストゲノム時代に向けた比較医事法学の展開—文化葛藤の中のルール作り／〈序論〉現代バイオテクノロジーの挑戦下における医事法のパースペクティブ／アルビン・エーザー〔訳：甲斐克則・新谷一朗・三重野雄太郎〕◆第1編 人体利用と法的ルール／4 人体商品化論—人体商品化は立法によって禁止されるべきか／粟屋剛 5 フィリピンにおける腎臓提供／ラリーン・シルーノ〔訳：甲斐克則・新谷一朗〕6 人格性と人体の商品化：哲学的および法倫理学的パースペクティブ／ジョージ・ムスラーキス〔訳：一家綱邦・福山好典・甲斐克則〕7 日本法における人体・臓器の法的位置づけ／岩志和一郎 ◆第2編 ゲノム・遺伝情報をめぐる比較医事法—生命倫理基本法への途／8 ポストゲノム時代における遺伝情報の規制：オーストラリアのおよび国際的なパースペクティブ／ドン・チャーマーズ〔訳：新谷一朗・原田香菜〕9 日本における遺伝情報の扱いをめぐるルール作り—アメリカ法との比較憲法的視点から／山本龍彦 10 人体組織・遺伝情報の利用に起因する紛争等の処理のための法的枠組みについて／手嶋豊 11 比較法的観点からみた先端医療・医学研究の規制のあり方—ドイツ・スイス・イギリス・オランダの議論と日本の議論／甲斐克則 12 ポストゲノム社会における生命倫理と法—わが国における生命倫理基本法の提言／位田隆一

◆第2巻 インフォームド・コンセントと医事法

1 インフォームド・コンセント法理の歴史と意義／手嶋 豊 2 インフォームド・コンセントの法理の法哲学的基礎づけ／野崎亜紀子 3 治療行為とインフォームド・コンセント(刑事法的側面)／田坂 晶 4 終末期とインフォームド・コンセント／加藤摩耶 5 生殖医療とインフォームド・コンセント／中村 恵 6 遺伝子検査とインフォームド・コンセント／永水裕子 7 臨床研究とインフォームド・コンセント／甲斐克則 8 疫学研究とインフォームド・コンセント／佐藤恵子 9 ヒトゲノム研究とインフォームド・コンセント／佐藤雄一郎 10 高齢者医療とインフォームド・コンセント／寺沢知子 11 精神科医療とインフォームド・コンセント／神野礼斉 12 小児医療とインフォームド・コンセント／多田羅竜平

信山社

◆第3巻 医療事故と医事法

1 未熟児網膜症姫路日赤事件最高裁判決と医療現場感覚との落差―司法と医療の認識統合を求めて／川崎富夫　2 医療事故に対する刑事処分の最近の動向／押田茂實　3 医療事故に対する行政処分の最近の動向／勝又純俊　4 医療水準論の機能について―医療と司法の相互理解のために／山口斉昭　5 診療ガイドラインと民事責任／手嶋豊　6 注意義務論と医療慣行―日米比較の視点から／峯川浩子　7 術後管理と過失／小谷昌子　8 看護と過失／和泉澤千恵　9 診療録の記載内容と事実認定／鈴木雄介　10 医療過誤紛争におけるＡＤＲ（裁判外紛争解決）／大澤一記　11 医療事故と刑事過失責任―イギリスにおける刑事医療過誤の動向を参考にして／日山恵美　12 刑事医療過誤と過失の競合及び管理・監督過失／甲斐克則　13 医療事故の届出義務・医事審判制度・被害者補償／甲斐克則

◆第4巻 終末期医療と医事法

1 終末期医療における患者の意思と医療方針の決定―医師の行為が法的・社会的に問題にされた事例を踏まえて／前田正一　2 安楽死の意義と限界／加藤摩耶　3 オランダにおける安楽死論議／平野美紀　4 医師による自殺幇助（医師介助自殺）／神馬幸一　5 人工延命処置の差控え・中止（尊厳死）論議の意義と限界／秋葉悦子　6 アメリカにおける人工延命処置の差控え・中止（尊厳死）論議／新谷一朗　7 イギリスにおける人工延命措置の差控え・中止（尊厳死）論議／甲斐克則　8 フランスにおける人工延命処置の差控え・中止（尊厳死）論議／本田まり　9 ドイツにおける治療中止―ドイツにおける世話法改正と連邦通常裁判所判例をめぐって／武藤眞朗　10 終末期医療とルールの在り方／辰井聡子　11 成年後見制度と終末期医療／神野礼斉　12 認知症の終末期医療ケア―"認知症ケアの倫理"の視点から／箕岡真子　13 小児の終末期医療／甲斐克則

◆第5巻 生殖移植と医事法

1 生殖補助医療と医事法の関わり／岩志和一郎　2 医療現場からみた生殖医療技術の現実と課題／石原理　3 日本における挙児希望年齢の高齢化をめぐる生殖補助医療の実際／片桐由起子　4 生殖補助医療と法／中村恵　5 人工妊娠中絶と法／石川友佳子　6 出生前診断と法／丸山英二　7 アメリカにおける生殖補助医療の規制―代理母契約について考える／永水裕子　8 イギリスにおける生殖医療と法的ルール／甲斐克則　9 ドイツにおける生殖医療と法的ルール／三重野雄太郎　10 フランスにおける生殖医療と法規制／本田まり　11 スウェーデンにおける生殖医療と法的ルール／千葉華月　12 韓国における生殖医療と法的ルール／洪賢秀　13 生殖ツーリズム構造の背景に潜む国内の実情―始動する当事者／起動する支援／荒木晃子　14 晩産化時代の卵子提供ツーリズムと国内解決法／日比野由利　15 養子縁組と生殖補助医療／野辺陽子

信山社

甲斐克則・田口守一 編著　　　　　　　　　　　〈2015.7最新刊〉
刑事コンプライアンスの国際動向

アルビン・エーザー 著／甲斐克則 監訳
「侵害原理」と法益論における被害者の役割

医事法六法
甲斐克則 編
学習・実務に必備の最新薄型医療関連法令集

ブリッジブック医事法　甲斐克則 編

刑事医療過誤Ⅲ　飯田英男 著

医事法講義（新編第2版）　前田和彦 著

生と死、そして法律学　町野朔 著

ブリッジブック社会保障法　菊池馨実 編

井上正仁・渡辺咲子・田中開 編著　　昭和刑事訴訟法編
刑事訴訟法制定資料全集11
山下泰子・辻村みよ子・浅倉むつ子・二宮周平・戒能民江 編著
ジェンダー六法（第2版）
佐伯千仭　　　　　　　　佐伯千仭著作選集 第四巻
刑事法の歴史と思想、陪審制
ドイツ憲法判例研究会 編／鈴木秀美 編集代表　講座 憲法の規範力 第4巻
憲法の規範力とメディア法

渡辺咲子 著
刑事訴訟法講義（第7版）
高橋則夫 編
ブリッジブック刑法の考え方（第2版）

― 信山社 ―